医学助记图表与歌诀丛书

外科学助记图表与歌诀

主　编　余国春　刘　征　余承高　陈栋梁

副主编　田　锐　赵东明　祖由昆　黄　觅　吴　莹

编　委　（按姓氏笔画排序）

于　兰　田　锐　白　融　刘　征
杜　鸣　吴　莹　余国春　余承高
陈　曦　陈栋梁　赵东明　祖由昆
莫朝晖　晏汉娇　黄　觅

北京大学医学出版社

WAIKEXUE ZHUJI TUBIAO YU GEJUE

图书在版编目（CIP）数据

外科学助记图表与歌诀 / 余国春等主编．—北京：北京大学医学出版社，2019. 5
ISBN 978-7-5659-1977-0
（医学助记图表与歌诀丛书）

Ⅰ．①外…　Ⅱ．①余…　Ⅲ．①外科学　Ⅳ．① R6

中国版本图书馆 CIP 数据核字（2019）第 062103 号

外科学助记图表与歌诀

主　　编：余国春　刘　征　余承高　陈栋梁
出版发行：北京大学医学出版社
地　　址：（100191）北京市海淀区学院路 38 号　北京大学医学部院内
电　　话：发行部 010-82802230；图书邮购 010-82802495
网　　址：http：//www.pumpress.com.cn
E-mail：booksale@bjmu.edu.cn
印　　刷：中煤（北京）印务有限公司
经　　销：新华书店
责任编辑：王　霞　郭　颖　　**责任校对**：靳新强　　**责任印制**：李　啸
开　　本：710 mm × 1000 mm　1/16　　**印张**：17.25　　**字数**：442 千字
版　　次：2019 年 5 月第 1 版　2019 年 5 月第 1 次印刷
书　　号：ISBN 978-7-5659-1977-0
定　　价：48.00 元

前　言

外科学是一门重要的临床医学科学，其内容十分丰富。学习、记忆并掌握其繁杂的基本理论知识，需要采取一些行之有效的方法。在许多辅助记忆的方法中，使用歌诀已被证明是收效显著的方法之一。以歌诀为体裁的医学著作在我国古代颇为多见，其特点是内容简要，文从语趣，富有韵律，朗读上口，记忆入心。

在多年的教学工作中，我们体会到，总结性图表具有提纲挈领、概括性强，条理分明、逻辑性强，直观形象、易于理解，简明扼要、便于记忆等特点，通过对比分析，将知识融会贯通，从而启发思维，培养能力。将歌诀与总结性图表结合起来学习，可以收到珠联璧合、相得益彰的良好效果。有鉴于此，我们也试将外科学的基本内容编成歌诀，并用总结性图表加以注释，旨在为广大医学生提供一种新颖、独特、有效的外科学学习方法。

随着医学的不断发展，现在的医学书籍和教材已很难用歌诀体裁来系统描述和阐明相关知识，但我国语言博大精深，为编写外科学歌诀奠定了深厚的基础。鲁迅先生曾说："地上本没有路，走的人多了，也便成了路。"我们殷切地希望有更多的同仁和我们一道，将外科学歌诀编写得越来越好，共同开辟出一条用歌诀的方式学习外科学的新途径。

在华中科技大学、中南大学、武汉肽类物质研究所和北京大学医学出版社等单位的大力支持和鼓励下，本丛书才能得以顺利出版，在此致以衷心的感谢！

为满足更多读者的需求，本书在编写中参考了多种教科书，但由于我们的水平有限，错误、疏漏和不妥之处在所难免，敬希广大同仁和读者不吝指正。

编者

目 录

第一章 无菌术

一、手术器械、物品的灭菌、消毒法

手术器械和物品的灭菌和消毒

临床消毒方法多，主分物理和化学。

表 1-1 手术器械和物品的灭菌和消毒

方法	条件	适用范围	备注
高压蒸气灭菌法	压力：104.0 ~ 137.3 kPa 温度：121 ~ 126℃ 时间：30 min	能耐高温的物品：金属、玻璃、橡胶制品敷料、搪瓷等	最常用 能杀灭包括细菌芽孢在内的一切微生物
煮沸法	杀灭细菌：100℃、15 ~ 20 min 杀灭芽孢、细菌：100℃、60 min 压力锅：124℃、10 min	金属、玻璃、橡胶制品	时间从水煮沸后算起，中途加入物品应重新计算灭菌时间
火烧法	95% 乙醇燃烧	金属器械	紧急情况下适用
药物浸泡法	1/1000 苯扎溴铵或氯己定 30 min 10% 甲醛溶液 20 ~ 30 min 70% 乙醇 30 min、2% 戊二醛 30 min	内镜、腹腔镜、锐利器械等不耐热器械	乙醇浓度每周校准 1 次
甲醛蒸气熏蒸法	①甲醛熏蒸柜：每 0.01 m^3 使用高锰酸钾 10 g + 40% 甲醛 4 ml，熏蒸 1 h ②手术间消毒	①不耐热物品 ②空气灭菌：少用，因消毒后刺激性太大	熏蒸 1 h 可达到消毒目的，灭菌需 6 ~ 12 h

二、手术人员和患者手术区域的准备

手术人员和患者手术区域的准备

刷手穿衣戴手套，无菌原则要记牢。

表 1-2　刷手、戴手套、穿手术衣

项目	说明
刷手	见表 1-3
戴手套	①戴手套： a．戴干手套：先穿手术衣，后戴手套 b．戴湿手套：先戴手套，后穿手术衣 ②戴手套的原则：尚未戴无菌手套的手，只允许接触手套套口的向外翻折部分，不能接触手套外面
接台手术洗手、穿手术衣	①应先做相对无菌手术，再做相对有菌手术 ②如前一台为污染手术，则接连施行手术时，应重新洗手 ③如前一台为无菌手术，手术完毕时手套已破，则需重新洗手 ④如无菌手术完毕，手套未破，连续施行另一台手术时，可不重新刷手，仅需用乙醇或苯扎溴铵溶液浸泡 5 min；或环丙沙星溶液涂擦手及前臂，再穿手术衣、戴无菌手套

表 1-3　常见的刷手方法

刷手方法	要求
肥皂水刷手法	肥皂水刷手 3 遍，共 10 min，泡手 5 min（现已很少使用）
氯己定刷手法	肥皂水刷手 3 min，0.5% 氯己定涂抹 1 遍
灭菌王刷手法	灭菌王刷手 3 min，灭菌王涂抹 1 遍
聚维酮碘刷手法	肥皂水刷手 2 遍，共 5 min，0.5% 聚维酮碘涂抹 2 遍

手术区域皮肤消毒方法

手术区域要消毒，消毒方法有讲究。

表 1-4　手术区域皮肤消毒方法

项目	说明
消毒药物的选择	①对婴儿、面部皮肤、口腔、肛门、外生殖器等部位，不能用碘酊消毒，应选用刺激性小的 0.75% 吡咯烷酮碘 ②在植皮时，供皮区的消毒可用 70% 乙醇涂擦 2 ～ 3 次
消毒顺序	涂擦皮肤消毒剂时，一般由手术区域中心部向外周涂擦。如为感染性伤口、肛门部、结肠造瘘口等部位手术，则应自手术区域外周向切口部涂擦
注意事项	已接触污染部位的药液纱布，不应再返擦清洁处

无菌操作原则

无菌操作很重要，基本原则有五条。

表 1-5　无菌操作原则

原则	说明
手术人员无菌区的规定	手术人员肩以下、腰以上、腋中线以前的区域属于无菌区域
手术野无菌区的规定	手术台边缘以上、麻醉架及托盘以内的区域
同侧手术人员的换位	一人先退后一步，背对背转身达另一位置，以防触及对方不洁区
器械的传递	禁止从手术人员背后传递器械及用品
术中如手套破损或触及有菌处，应立即更换手套	前臂或肘部碰到有菌的地方，应加戴无菌袖套。无菌巾、布单如已湿透，应加盖干的无菌单

三、手术进行中的无菌原则

手术进行中的无菌原则

手术进行过程中，无菌原则意义重。

表 1-6　手术进行中的无菌原则

手术有关项目	无菌原则
有菌地带和禁区	穿无菌手术衣和戴无菌手套后，手不能接触背部、腰部以下和肩部以上部位，这些区域属于有菌地带；也不要接触手术台边缘以下的布单
传递手术器械	禁止在手术人员的背后传递手术器械及用品
落到台外物品	落到无菌巾或手术台边以外的器械物品，禁止拾回再用
手套破损	术中如手套破损或接触到有菌处，应更换无菌手套
物品已被湿透	如无菌巾、布单等物品已被湿透，应加盖干的无菌布单
调换位置	在术中，同侧手术人员如需调换位置，一人应先退后一步，背对背地转身到达另一位置，以防触及对方背部不洁区
切口边缘	应以无菌大纱布垫或手术巾遮盖，并用巾钳或缝线固定，仅显露手术切口。术前手术区粘贴无菌塑料薄膜可达到相同目的
缝合皮肤前	做皮肤切口以及缝合皮肤前，需用 70% 乙醇溶液再涂擦消毒皮肤 1 次
切开空腔脏器前	要先用纱布垫保护周围组织
凡进入手术室的人员	必须换上手术室的清洁鞋帽、衣裤和口罩
患有急性感染性疾病，尤其是上呼吸道感染者	不得进入手术室
参观手术的人员	不宜超过 2 人

手术室与敷料器械消毒

敷料器械手术室，彻底消毒并保持。

表 1-7 手术室与敷料器械消毒

	手术室	敷料手套	器械
化脓性感染术后	手术室空气消毒：最常用乳酸消毒法	0.1% 苯扎氯铵浸泡 1 ~ 2 h	0.1% 苯扎氯铵清洗后，煮沸 10 min。锐利器械浸泡 1 ~ 2 h
铜绿假单胞菌感染术后	乳酸消毒 1 ~ 2 h，0.1% 苯扎氯铵拭擦室内物品	0.1% 苯扎氯铵浸泡 2 ~ 3 h	0.1% 苯扎氯铵浸泡 1 ~ 2 h，煮沸 10 min。锐利器械浸泡 2 h
HBsAg 阳性术后	地面手术台 0.1% 次氯酸钠液或 5% 碘擦拭	2% 戊二醛或 0.2% 过氧乙酸浸泡 1 h	2% 戊二醛或 0.2% 过氧乙酸浸泡 1 h
破伤风、气性坏疽术后	40% 甲醛熏蒸 12 h	0.1% 苯扎氯铵浸泡 4 h	0.1% 苯扎氯铵浸泡 2 h，煮沸 20 min。锐利器械浸泡 4 h

第二章　外科患者的体液和酸碱平衡失调

一、水和钠的代谢紊乱

高渗性脱水

烦渴发热唇发干，尿量极少密度高；血钠增高胞液少，低渗盐糖可治疗。

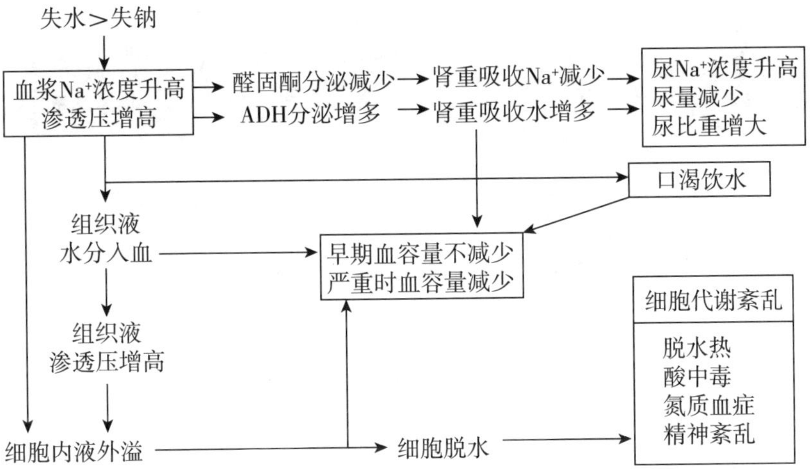

图 2-1　高渗性脱水的病理生理变化

低渗性脱水

少有口渴多乏力，尿量正常密度低；血液浓缩血钠少，高渗盐水来治疗。

等渗性脱水

缺水缺钠大致等，乏力尿少血压降；血液浓缩钠正常，等渗输液宜大量。

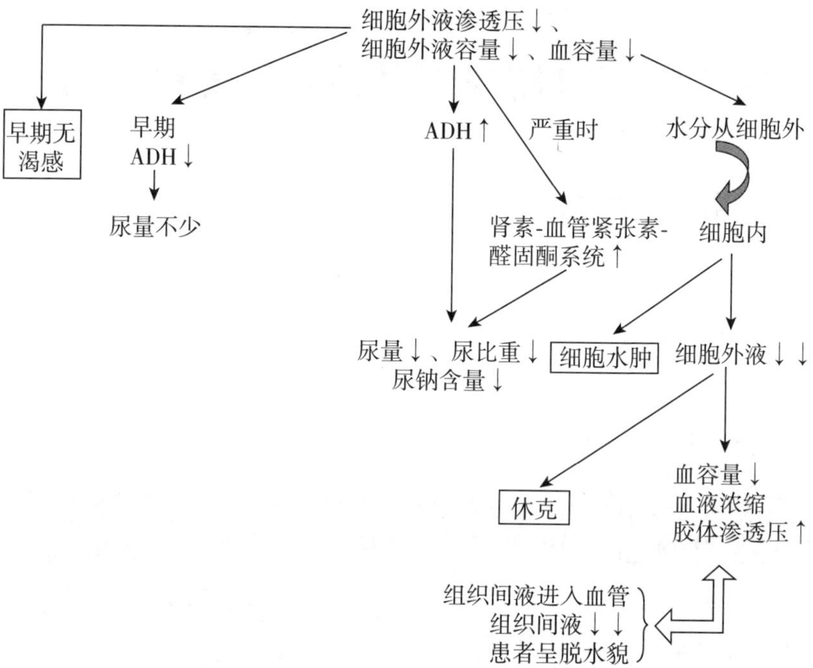

图 2-2 低渗性脱水的病理生理变化

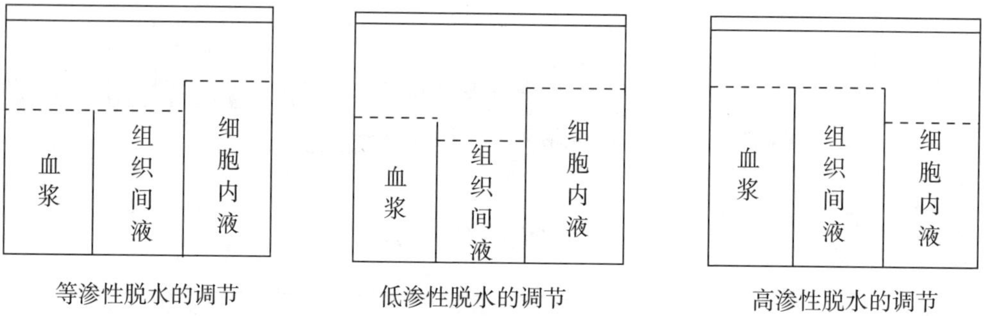

图 2-3 三种常见类型的脱水经机体调节后的结果

注释：图中的双横线表示人体正常水平

表 2-1 脱水的类型

	等渗性脱水	低渗性脱水	高渗性脱水
别称	急性脱水，混合性脱水	慢性脱水，继发性脱水	原发性脱水
血 Na^+ 值	135 ～ 150 mmol/L（正常值）	＜ 135 mmol/L	＞ 150 mmol/L
渗透压	正常	降低	升高

续表

	等渗性脱水	低渗性脱水	高渗性脱水
主要病因	消化液或体液急性丢失（大量呕吐、肠外瘘、肠梗阻、烧伤、腹腔内或腹膜后感染）	消化液或体液慢性丢失（慢性肠梗阻、长期胃肠减压、大创面慢性渗液）；排钠性利尿剂	水分摄入不足（食管癌）、大量出汗、糖尿病昏迷、溶质性利尿、大面积烧伤暴露疗法
脱水调节	①细胞外液↓→醛固酮↑→远曲小管重吸收 Na^+↑ ②若持续脱水→细胞内液外移→细胞缺水	①早期：细胞外液低渗→ADH↓→水钠重吸收↓、尿量↑，维持渗透压 ②晚期：为避免循环血量减少→兴奋肾素-醛固酮系统、ADH↑→少尿	①细胞外液高渗→ADH↑→水重吸收↑→尿量↓ ②继续缺水→循环血量↓→醛固酮↑→保 Na^+ 排 K^+、血容量↑→细胞内液向外液转移→细胞内缺水
失水部位	细胞外液为主 组织间液与血浆等比例丢失	细胞外液为主 组织间液丢失比例大于血浆	细胞内液为主 组织间液与血浆丢失
血压	降低	严重降低（易发生休克）	正常（严重时降低）
休克	偶尔发生	容易发生	不容易发生
尿量	减少	早期正常，休克时减少	减少
尿比重	增加	降低（$<$ 1.010）	增加（$>$ 1.025）
尿 Na^+ 值	降低	严重降低（$<$ 20 mmol/L）	早期升高（$>$ 50 mmol/L）
临床表现	①恶心、厌食、乏力、少尿，不口渴 ②脱水征：皮肤干燥、眼窝凹陷	①恶心呕吐、视物模糊，不口渴 ②头晕、起立时容易晕倒	①口渴、乏力 ②唇舌干燥、烦躁不安、谵妄昏迷
补液	平衡液或生理盐水，纠正原发病	含盐溶液或高渗盐水	5% 葡萄糖溶液或 0.45% 生理盐水
补液量	丢失量 + 日需量 （水 2000 ml+NaCl 4.5 g）	补 Na^+ = [正常 Na^+ – 测量 Na^+] × 体重（kg）×0.6（女性为 0.5）	补水量 ml = [测量 Na^+ – 正常 Na^+] × 体重（kg）×4
用法	平衡液或等渗盐水静脉滴注	先快后慢，总量分次补完	计算量分 2 天补

水中毒

摄水过多排水少，血液稀释脑压高；胞内胞外水潴留，限水利尿疗效好。

表 2-2 水中毒

项目	基本要点
定义	当机体摄入的水量超过排出量以至水在体内潴留超过正常体液量时为水过多，若过多的水进入细胞内，导致细胞内水过多，则称水中毒，水中毒属于稀释性低钠血症
病因和病理	①各种原因，如右心衰竭、缩窄性心包炎、肝硬化、下腔静脉阻塞以及术后 12 ~ 36 h 内，均可导致抗利尿激素（ADH）分泌过多 ②肾功能不全，排尿功能下降 ③机体摄入水分过多或静脉补液过多
临床表现	①急性：脑细胞水肿，颅内压增高而出现神志障碍、头痛、谵妄、躁动抽搐，甚至昏迷 ②慢性：发展较慢，有软弱无力、头痛、恶心、呕吐、嗜睡和体重增加，唾液、泪液增多等表现
实验室检查	①红细胞、血红蛋白、血细胞比容和血浆蛋白均减低 ②红细胞平均容积（MCV）增高 ③红细胞平均血红蛋白浓度（MCHC）降低 ④血清钠和血浆渗透压均下降
治疗	首先应防止其发生。轻度水中毒者，限制水的入量，即可自动恢复；严重水中毒者，除禁水外还需应用利尿剂。一般可用渗透性利尿剂（如 20% 甘露醇或 25% 山梨醇 200 ml 静脉快速滴注）、袢利尿剂如呋塞米和依他尼酸，还应补充 3% ~ 5% 的高渗氯化钠溶液改善低渗状态

二、体内钾的异常

低钾血症

大量利尿少进食，倦怠腹胀肌无力；血钾少于三点五，T 宽 V 现 ST 低。

静脉补钾或口服，勿超二十每小时。

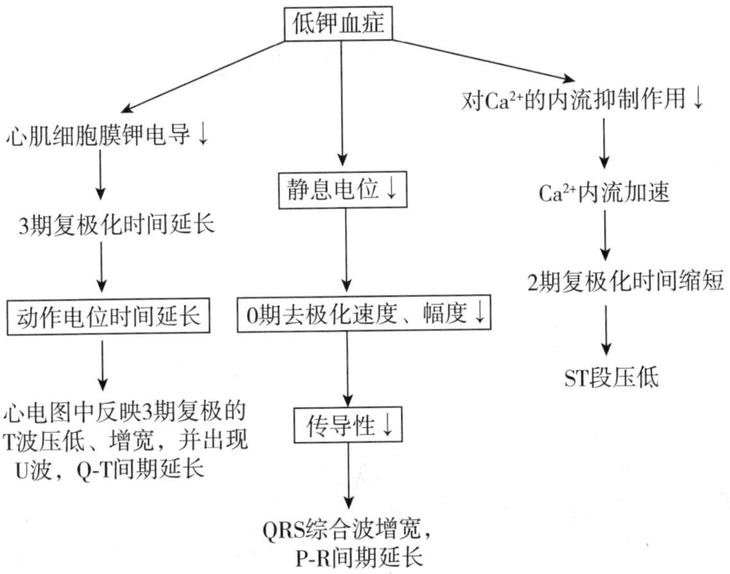

图 2-4　低钾血症时的心电图特征及其产生原因

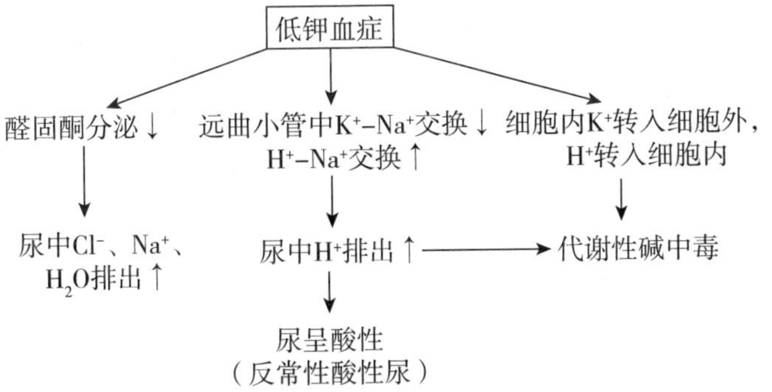

图 2-5　低钾血症对水、电解质代谢和酸碱平衡的影响

高钾血症

高钾降低兴奋性，心肌传导受抑制；兴奋不能传心室，心室停搏要人命。

去除病因降血钾，促进血钾入胞内；拮抗高钾心毒性，其他措施亦相随。

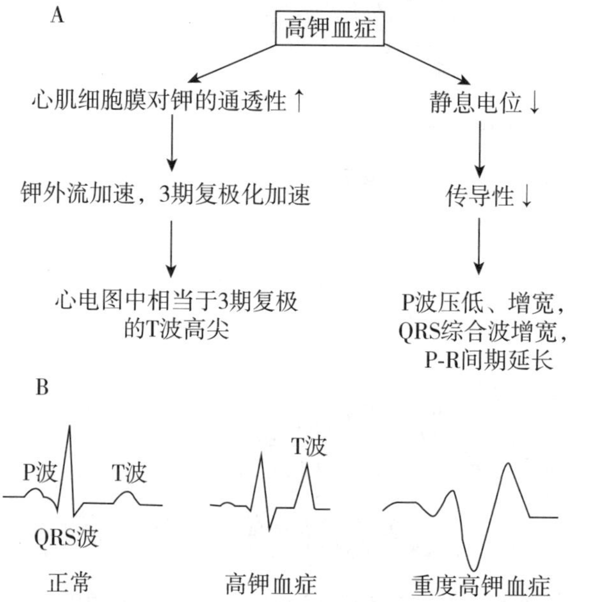

图 2-6 高钾血症对心电图的影响

A．作用机制；B．典型的心电图改变

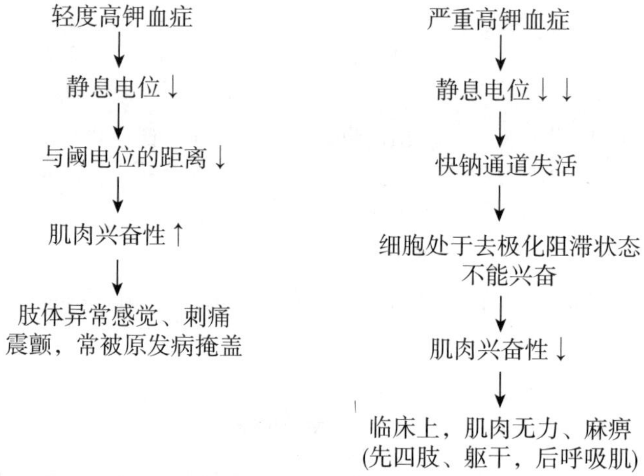

图 2-7 高钾血症对神经肌肉应激性的影响

表 2-3　低钾血症与高钾血症的鉴别

	低钾血症	高钾血症
血钾	< 3.5 mmol/L	> 5.5 mmol/L
病因	①摄入不足：长期进食不足、全胃肠外营养（TPN）液中补钾不足 ②丢失过多：呕吐、肠瘘、持续胃肠减压、使用排钾性利尿剂、醛固酮增多症、肾衰竭多尿期 ③分布异常：大量输葡萄糖和胰岛素、碱中毒	①摄入过多：口服或静脉给予过量氯化钾、库存血 ②排出障碍：肾衰竭、使用保钾性利尿剂、醛固酮缺乏 ③分布异常：急性酸中毒、溶血、挤压伤综合征
临床表现	①神经肌肉系统：最早出现肌无力，从四肢、躯干至呼吸肌，后出现腱反射减弱 ②中枢神经系统：精神萎靡、冷漠、嗜睡 ③消化系统：肠蠕动减弱、腹胀、恶心、呕吐 ④对心脏的影响：传导阻滞、节律异常 ⑤酸碱紊乱：低钾性碱中毒、反常性酸性尿	临床表现无特异性 ①神经肌肉系统：肢体软弱无力、感觉异常 ②中枢神经系统：神志模糊 ③心脏：心动过缓、心律不齐 ④酸碱紊乱：高钾性酸中毒、反常性碱性尿
ECG	①早期 T 波降低、变平或倒置，ST 段下移，QT 间期延长 ②典型表现为 U 波出现	①早期 T 波高尖，P 波波幅下降，后出现 QRS 波增宽 ②典型表现为 T 波高尖
合并症	碱中毒、反常性酸性尿	酸中毒、反常性碱性尿
治疗	①补钾浓度 < 40 mmol/L（3 g/L） ②补钾速度 < 20 mmol/h ③补钾量 40 ~ 80 mmol/d（3 ~ 6 g/d）	①停止含钾药物 ② 5%$NaHCO_3$ 溶液 60 ~ 100 ml ③ 25% 葡萄糖液 100 ~ 200 ml + 胰岛素 ④阳离子交换树脂 ⑤透析 ⑥对抗心律失常
备注	临床上判断缺钾程度很难；根据血钾测定值补钾并不十分准确，故只能分次补钾，边治疗边观察（1 g KCl=13.4 mmol K^+）	

三、体内钙的异常

体内钙的异常

血钙增高或降低，对于机体均不利；血钙降低较常见，及时补钙要注意。

表 2-4 低钙血症和高钙血症的鉴别

	低钙血症	高钙血症
血钙	< 2 mmol/L	> 2.75 mmol/L
病因	①急性重症胰腺炎、甲状旁腺功能受损或手术时损伤 ②消化道瘘、肾衰竭、坏死性筋膜炎	①甲状旁腺功能亢进（甲旁亢）：甲状旁腺增生或腺瘤 ②骨转移性癌
临床表现	①神经肌肉兴奋性增高 ②口周和指（趾）尖麻木及针刺感 ③手足抽搐、腱反射亢进及 Chvostek 征阳性	①早期症状无特异性 ②头痛、恶心、乏力、肌力下降 ③尿路结石、骨痛、病理性骨折
治疗	①纠正原发疾病 ②补充钙剂（10% 葡萄糖酸钙溶液、5% 氯化钙溶液静脉注射） ③长期低钙者，口服钙剂、维生素 D	①甲旁亢：手术切除腺瘤或增生的组织 ②对骨转移性癌者给予低钙饮食 ③硫酸钠静脉注射可使尿钙排出增加

四、体内镁的异常

体内镁的异常

镁与钙很相类似，能够抑制钠内流；降低组织兴奋性，与钙作用相雷同；
进入胞内拮抗钙，降低心肌收缩力。血镁增高或降低，对于机体均不利。
临床低镁较常见，及时防治要注意。

表 2-5 体内镁的异常

	镁缺乏	镁过多
血镁	血镁高低与机体镁缺乏并不平行	血清镁浓度 > 1.25 mmol/L
病因	①摄入过少：饥饿、TPN 配方中未加入镁 ②丢失过多：长期胃肠消化液丢失（如肠瘘） ③急性胰腺炎	①排出障碍：肾功能不全 ②补充过量：大量应用硫酸镁治疗子痫 ③烧伤早期、严重酸中毒、外科应激反应
临床表现	①神经肌肉兴奋性增高：与低钙血症类似 ②肌震颤、手足搐搦及 Chvostek 征阳性 ③临床上缺镁常伴发缺钾、缺钙，当补充钙剂后抽搐症状仍未缓解，应考虑镁缺乏	①神经肌肉兴奋性降低：腱反射消失 ②乏力、疲倦、血压下降 ③严重时心脏传导障碍：与高钾血症类似
治疗	①补充镁剂：硫酸镁或氯化镁静脉注射 ②纠正镁缺乏需时较长，症状解除后仍应每天补镁，持续 1 ~ 3 周	① 10% 葡萄糖酸钙或氯化钙静脉注射，对抗镁对心脏和肌肉的抑制作用 ②纠正酸中毒、缺水
注意事项	①由于血镁高低与机体镁缺乏并不平行，也就是说镁缺乏时血清镁浓度并不一定降低，故病名并不是“低镁血症或高镁血症”，而是“镁缺乏或镁过多” ②由于上述特点，临床上诊断镁缺乏多采用“排除法”。若出现抽搐等神经系统兴奋性增高的症状，补充钙剂后，症状仍不缓解，应考虑镁缺乏	

五、体内磷的异常

体内磷的异常

血磷增高或降低，对于机体均不利。

表 2-6　体内磷异常

	低磷血症	高磷血症
血磷值	血清无机磷＜ 0.8 mmol/L	血清无机磷＞ 1.62 mmol/L
异常发生情况	临床上多见	临床上少见
病因	甲状旁腺功能亢进 严重烧伤或感染 磷摄入不足，大量输入葡萄糖及胰岛素	甲状旁腺功能低下 急性肾衰竭 酸中毒时磷从细胞内逸出
临床表现	无特异性。可有头晕、厌食、肌无力、抽搐、昏迷等	低血钙表现，可因异位钙化而出现肾功能损害
治疗	补充磷剂：甲状旁腺功能亢进者，应手术治疗	治疗原发病：治疗低钙血症

六、酸碱平衡失调

代谢性酸中毒（代酸）

肾的功能有障碍，难以保碱和排酸；乳酸酮症酸中毒，代谢功能亦障碍；
酸性物质摄过多，碱性物质过量排。代酸影响多抑制，血液心脏包括全。
中枢能量与递质，骨钙释放皆有关。治疗重在除病因，酌情补碱可解难。

代谢性碱中毒（代碱）

代碱代酸两相较，大致情况恰相反。

表 2-7　代谢性酸中毒和代谢性碱中毒

	代谢性酸中毒	代谢性碱中毒
病因	①酸性物质产生过多，如乳酸性酸中毒，休克、剧烈运动，组织缺氧；酮症酸中毒，糖尿病酸中毒、长期不进食；过量供给，如氯化铵、盐酸精氨酸 ②碱性物质丢失过多：腹泻、肠瘘、胆瘘、胰瘘 ③肾功能不全	①碱性物质摄入过多：长期服用碳酸氢钠、大量输入库存血 ②酸性物质丢失过多：幽门梗阻（最常见）、长期胃肠减压 ③缺钾（导致碱中毒）、应用利尿剂（呋塞米、依他尼酸）

续表

	代谢性酸中毒	代谢性碱中毒
临床表现	轻度代酸无明显症状。重度代酸可有呼吸深快，酮味。面颊潮红，肌张力降低，腱反射减弱	一般无症状 可有呼吸浅慢、神经精神症状、腱反射亢进
pH	↓	↑
$[HCO_3^-]$	↓	↑
治疗	①病因治疗是首要 ② $[HCO_3^-] > 16 \sim 18$ mmol/L 无需补碱 ③ $[HCO_3^-] < 15$ mmol/L 酌情补碱 5%$NaHCO_3$ 100 ~ 250 ml	①积极治疗原发疾病 ②丧失胃液所致的代谢性碱中毒可输注等渗盐水或葡萄糖盐水 ③严重碱中毒可给予稀盐酸溶液 ④纠正碱中毒不宜过速

呼吸性酸中毒（呼酸）

呼酸影响像代酸，中枢表现更明显；急性呼酸失代偿，慢性呼酸肾当先。
改善通气纠缺氧，病因治疗记心间。呼吸困难潴留碳，气促心快唇发绀；
结合力高分压高，改善呼吸最重要。

呼吸性碱中毒（呼碱）

呼碱呼酸两相较，大致情况恰相反。

表 2-8 呼吸性酸中毒和呼吸性碱中毒

	呼吸性酸中毒	呼吸性碱中毒
定义	指肺泡通气及换气功能减弱，不能充分排出体内生成的 CO_2，以至血液 $PaCO_2$ 增高，引起高碳酸血症	指肺泡通气过度，体内生成的 CO_2 排出过多，以至血液 $PaCO_2$ 降低，引起低碳酸血症
常见病因	①通气不足：全身麻醉过深、镇静剂过量致中枢神经系统（CNS）损伤、气胸、急性肺水肿 ②换气不畅：肺组织纤维化、重度肺气肿	癔症、焦虑、疼痛、发热、创伤、CNS 疾病、低氧血症、肝衰竭、呼吸机过度通气
临床表现	胸闷，呼吸困难，躁动不安，头痛，发绀，谵妄，昏迷等	呼吸急促，眩晕，手足、口周麻木感，肌震颤等
治疗	治疗原发病，改善通气，纠正缺氧 慢性呼酸很难治愈	治疗原发病，用纸袋罩住口鼻，增加呼吸无效腔。如因呼吸机使用不当，调节呼吸频率及潮气量

表 2-9　四种常见酸碱平衡紊乱的鉴别

	代谢性酸中毒	代谢性碱中毒	呼吸性酸中毒	呼吸性碱中毒
病因	①碱性物质丢失过多（如腹泻、肠瘘、胆胰瘘） ②酸性物质过多：乳酸中毒，酮症酸中毒 ③肾功能不全	①胃酸丢失过多最常见（如幽门梗阻，胃肠减压） ②碱性物质摄取过多（如长期服用碱性药物，大量输注库存血） ③缺钾或大量利尿剂的应用	肺泡通气过度（如癔症、发热）	肺泡通气及换气障碍（如麻醉过深、急性肺水肿、中枢神经损伤）
临床表现	最明显的表现为呼吸深快，呼气中带有酮味	无明显症状，伴有低氯血症和低钾血症	呼吸急促	呼吸困难，缺氧表现
血气分析	pH 和 $[HCO_3^-]$ 明显↓，BE、$PaCO_2$ 代偿性↓	pH 和 $[HCO_3^-]$ 明显↑，BE、$PaCO_2$ 代偿性↑	pH↑和 $PaCO_2$↓，$[HCO_3^-]$ 代偿性↓	pH↓　和 $PaCO_2$↑，$[HCO_3^-]$ 代偿性↓

水、电解质和酸碱失调的治疗原则

询问病史查病情，化验检测作辅助；确定类型及程度，正确措施来抢救。

表 2-10　水、电解质和酸碱失调的治疗原则

治疗原则	说明
充分掌握病史，详细检查患者体征	了解是否存在导致水、电解质和酸碱失调的原发病。检查患者是否存在相应的症状和体征
即刻的实验室检查	包括血尿常规、血细胞比容、肝肾功能、血糖、血电解质、血气分析、血尿渗透压等检测
确定水、电解质及酸碱失调的类型及程度	
优先处理	①积极恢复患者的血容量，保证循环状态良好 ②积极纠正缺氧状态 ②纠正严重的酸中毒或碱中毒 ④重度高钾血症的治疗

第三章 输 血

一、输血的适应证和注意事项

输血适应证和注意事项

严重失血或贫血，安全输血应关切。

表 3-1 输血适应证和注意事项

项目	基本要点
适应证	
大量失血	①失血量在 30% 以下时，原则上不输全血 ②失血量超过 30% 时，可输全血与浓缩红细胞各半，再配合晶体液和胶体液及血浆以补充血容量 ③当失血量超过 50% 且大量输入库存血时，还应及时发现某些特殊成分，如白蛋白（清蛋白）、血小板及凝血因子的缺乏，并给予补充
贫血或低蛋白血症	常因慢性失血、烧伤、红细胞破坏增加或白蛋白合成不足所致。手术前应结合检验结果输注浓缩红细胞纠正贫血，补充血浆或白蛋白治疗低蛋白血症
重症感染	全身性严重感染或脓毒症、恶性肿瘤化疗后致严重骨髓抑制继发难治性感染者，当其中性粒细胞低下和抗生素治疗效果不佳时，可考虑输入浓缩粒细胞以控制感染
凝血异常	输入新鲜冰冻血浆以预防和治疗因凝血异常所致的出血。如血友病患者输凝血因子Ⅷ或抗血友病因子，纤维蛋白原缺乏症患者补充纤维蛋白原或冷沉淀制剂，血小板减少症或血小板功能障碍者输血小板等
注意事项	①输血前必须仔细核对患者和供血者的姓名、血型和交叉配血单，并检查血袋是否渗漏，血液颜色有无异常及保存时间 ②除生理盐水外，不向血液内加入任何其他药物和溶液，以免产生溶血或凝血 ③输血时应严密观察患者，询问有无不适症状，检查体温、脉搏、血压及尿液颜色等，发现问题及时处理 ④输血完毕后仍需要观察病情，及早发现延迟型输血反应 ⑤输血后血袋应保留 2 h，以便必要时化验检查

注：根据 2000 年原卫生部输血指南建议，Hb ＞ 100 g/L 不需要输血；Hb ＜ 70 g/L 可输入浓缩红细胞；Hb 为 70 ～ 100 g/L 时，应根据患者的具体情况决定是否输血。对于可输可不输的患者应尽量不输血。

二、输血的不良反应

输血的并发症

输血并发症多种，发热溶血与过敏；相应处理要及时，预防工作要抓紧。

表 3-2 输血的常见并发症

	发热反应	过敏反应	溶血反应
发生特点	最常见的早期并发症，发生于输血开始后 15 min 至 2 h	多发生在输血数分钟后	最严重的输血并发症，发生在输入十几毫升血型不合的血液后
原因	①免疫反应：经产妇或多次输血 ②致热原：最常见病因 ③细菌污染和溶血	①过敏性体质患者 ②多次反复输血者 ③免疫功能低下者	①血型不合时 ②输入有缺陷的红细胞，诱发溶血 ③自身免疫性溶血
临床表现	畏寒、高热 无血压变化	①过敏表现：如皮肤红斑，荨麻疹，支气管痉挛，血管神经性水肿；无发热 ②过敏性休克（血压↓）	①寒战高热，血压下降，休克 ②少尿或无尿，急性肾衰竭 ③溶血性黄疸，延迟性溶血反应
治疗	①立即减慢输血速度，重症者停止输血 ②退热：阿司匹林 ③寒战者肌内注射异丙嗪或哌替啶	①轻症者，口服抗组胺药 ②重症者，停止输血，皮下注射肾上腺素和糖皮质激素 ③呼吸困难者，气管切开	①停止输血，抗休克 ②保护肾，碱化尿液（5% 碳酸氢钠），促使血红蛋白结晶溶解，防止肾小管阻塞
预防	①输血器严格消毒 ②多次输血者或经产妇输注不含白细胞和血小板的成分血	①有过敏史的患者输血前服用抗过敏药 ② IgA 低下者输洗涤红细胞 ③有过敏史者不宜献血	①加强输血、配血的检查 ②尽量输同型血

表 3-3 输血的其他并发症

并发症	说明
细菌污染反应	输血前应观察颜色透明度
碱中毒	抗凝剂枸橼酸钠在肝内转化为碳酸氢钠
暂时性低血钙	大量输入含枸橼酸钠的血制品
高钾血症	大量输入库存血，细胞内的钾释放到细胞外
循环超负荷	输血速度超过了心脏的负担能力

大量输血对机体的影响

大量输血有不利，引起“一高”和“三低”；预防措施要及时，发现问题早处理。

表 3-4 大量输血对机体的影响

项目	基本要点
概念	24 h 内用库存血细胞置换患者全部血容量或数小时内输入血量超过 4000 ml
对机体的影响（“三低一高”）	①低体温：输入大量冷藏血所致 ②碱中毒：枸橼酸钠在肝内转化成碳酸氢钠 ③暂时性低血钙：输入大量含枸橼酸钠的血制品，产生不溶性枸橼酸钙 ④高血钾：一次输入大量库存血所致，库存血中细胞内的钾常释放到细胞外 ⑤凝血异常：凝血因子被稀释和低体温
预防及治疗措施	①输血前适当加温 ②注意患者保暖 ③监测血气、电解质、酸碱平衡及凝血功能变化，并及时纠正

三、自体输血

自体输血

自体输血多优点，节约简便又安全。

表 3-5 自体输血

项目	说明
自体输血优点	节约、简便、安全、有效，不需检测血型和进行交叉配血试验
回收式自体输血	适用于外伤性脾破裂、异位妊娠造成的腹腔内出血
预存式自体输血	术前 1 个月开始，每 3 ～ 4 天采血 1 次，每次 300 ～ 400 ml，直到术前 3 天
稀释式自体输血	采血量 800 ～ 1000 ml，采血速度约 200 ml/5 min
保存方法	室温 4 h
回输原则	后采的血先输，先采的血后输
自体输血的禁忌证	①已被胃肠道内容物、消化液或尿液污染 ②血液可能受瘤细胞沾污 ③肝肾功能不全 ④严重贫血 ⑤有脓毒症或菌血症 ⑥胸、腹腔开放性损伤超过 4 h

四、血液成分制品

血液成分制品和血浆代用品

血液制品代用品，制剂种类有很多；根据需要选择用，增强疗效又节约。

表 3-6 血液成分制品和血浆代用品

血液制品	特点	适应证
红细胞制品		
浓缩红细胞	每袋含 200 ml 中的全部红细胞，总量 110 ~ 120 ml，HCT 70% ~ 80%	①各种急性失血、慢性贫血 ②心功能不全者输血
洗涤红细胞	浓度为 170 ~ 190 ml/200 ml 血液，含少量血浆，无白细胞和血小板，去除了肝炎病毒和抗 A、B 抗体	①对白细胞凝集素有发热反应者 ②肾功能不能耐受库存血中之高钾者
冰冻红细胞	浓度为 170 ~ 190 ml/200 ml 血液，不含血浆，保存时间长	①同洗涤红细胞 ②自身红细胞的储存
LPRBC	LPRBC（去白细胞的红细胞）去除了 90% 白细胞	①多次输血后产生白细胞抗体者 ②预期需要长期或反复输血者
浓缩白细胞	输注后并发症多	现已少用
血小板制剂	输入 2 袋后 1 h 血小板至少增加 5×10^9/L	再生障碍性贫血、血小板低下、大量输库存血或术后血小板锐减者
FFP 和 FP	新鲜冰冻血浆（FFP）中 FⅧ、FV 及部分纤维蛋白原含量较冻干血浆（FP）高	多种凝血因子缺乏症、肝胆疾病引起的凝血障碍、大量输库存血后的出血倾向
冷沉淀（Cryo）	每袋 20 ~ 30 ml 内含纤维蛋白原 ＞ 150 mg F Ⅷ ＞ 80 ~ 120U、vW 因子	血友病甲、纤维蛋白原缺乏症
血浆蛋白		
白蛋白	有 5%、20%、25% 三种浓度	营养不良性水肿、低蛋白血症
免疫球蛋白	包括肌内注射免疫球蛋白、静脉注射免疫球蛋白、特异性免疫球蛋白	肌内注射免疫球蛋白用于预防病毒性肝炎，静脉注射丙种球蛋白用于低球蛋白血症引起的严重感染
浓缩凝血因子	含抗血友病因子、凝血酶原复合物等	血友病、凝血因子缺乏症

续表

血液制品	特点	适应证
血浆代用品		
右旋糖酐	中分子量（75 kD）渗透压较高，维持 6 ~ 12 h 低分子量（40 kD）渗透压低，维持 1.5 h	低血容量性休克、输血准备 24 h 用量不超过 1500 ml
羟乙基淀粉	在体内维持时间较长（24 h 尚有 60%）	低血容量性休克、术中扩容
明胶类代血浆	能有效增加血容量，防止组织水肿	改善组织灌注

第四章　外科休克

一、概论

休克的发生机制

失血失液或心源，过敏创伤尤感染。病因促放儿茶胺，交感神经缩血管，灌注不良微循环，脉细压降皮花斑。组织缺氧酸中毒，体温下降减尿量。微管淤血回流少，弥散内凝循更难。

休克对内脏器官的继发性损害

水电酸碱不平衡，物质代谢很紊乱，多个器官和系统，功能活动受损害。

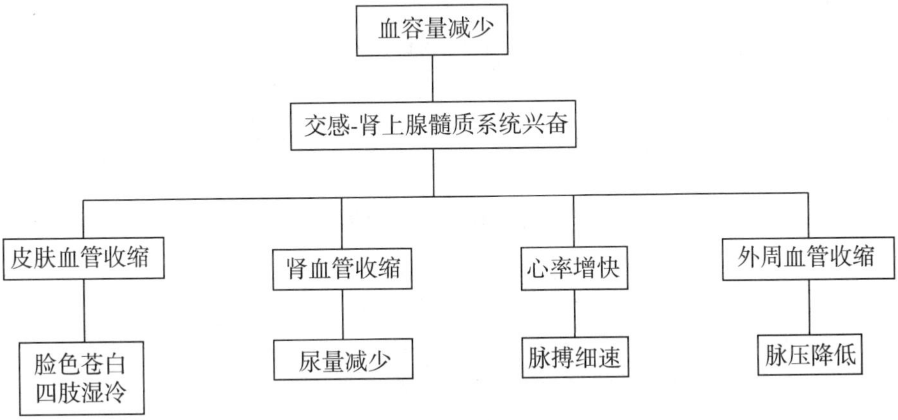

图 4-1　休克代偿期的临床表现和发生机制（以低血容量性休克为例）

表 4-1　休克对内脏器官的继发性损害

器官	继发性损害
肺	①缺氧使肺毛细血管内皮细胞和肺泡上皮受损，表面活性物质减少 ②复苏过程中，如大量使用库存血，则所含较多的微聚物可造成肺微循环栓塞，使部分肺泡萎陷和不张，水肿，肺血管嵌闭或灌注不足，引起肺分流和死腔通气增加，严重时导致呼吸窘迫综合征（ARDS）

续表

器官	继发性损害
肾	①血压下降、儿茶酚胺分泌增加，使肾的入球血管痉挛，有效循环血量减少，肾小球滤过率明显下降而发生少尿 ②休克时，肾内血流重新分布并转向髓质，不但滤过尿量减少，还可导致皮质区的肾小管缺血坏死，可发生急性肾衰竭
脑	①脑灌注压和血流量下降将导致脑缺氧、缺血，CO_2潴留和酸中毒会引起脑细胞肿胀，血管通透性增高而导致脑水肿和颅内压增高 ②患者可出现意识障碍，严重者可发生脑病、昏迷
心	①冠状动脉血流减少，导致缺血和酸中毒，从而损伤心肌，当心肌微循环内血栓形成，可引起心肌的局灶性坏死 ②心肌易遭受缺血-再灌注损伤，电解质异常将影响心肌的收缩功能
胃肠道	①休克时肠系膜上动脉血流量可减少70%。肠黏膜因灌注不足而遭受缺氧性损伤 ②肠黏膜细胞缺血-再灌注损伤，可引起胃应激性溃疡和肠源性感染 ③细菌移位和内毒素移位，形成肠源性感染，这是导致休克继续发展和形成多器官功能障碍综合征的重要原因
肝	①休克可引起肝缺血、缺氧性损伤，可破坏肝的合成与代谢功能 ②可见肝小叶中央出血、肝细胞坏死等 ③生化检测有谷丙转氨酶、血氨升高等代谢异常 ④受损肝的解毒和代谢能力均下降，可引起内毒素血症，并加重已有的代谢紊乱和酸中毒

休克代偿期

灌注不良微循环，脉细压降皮花斑。

休克抑制期

静脉淤血血流慢，血液浓缩血变黏，微管淤血回流少，弥散内凝循更难，
血压进行性降低，循环衰竭难恢复，毛细血管无复流，多个脏器功能衰。

表 4-2 休克的临床表现及分期

	轻度休克（休克代偿期）	中度休克（休克抑制期）	重度休克（休克抑制期）
神志	神志清楚，表情痛苦	神志尚清楚，表情淡漠	意识模糊，甚至昏迷
口渴	口渴	很口渴	非常口渴，可能无主诉
皮肤色泽	开始苍白	苍白	显著苍白，肢端青紫
皮肤温度	正常，发凉	发冷	厥冷，肢端更明显
脉搏	＜100次/分，尚有力	100～200次/分	速而细弱，或摸不清

续表

	轻度休克（休克代偿期）	中度休克（休克抑制期）	重度休克（休克抑制期）
血压	①收缩压正常或稍升高 ②舒张压升高，脉压缩小	①收缩压 70 ~ 90 mmHg ②脉压小	收缩压＜ 70 mmHg 或测不到
体表血管	正常	表浅静脉塌陷 毛细血管充盈迟缓	表浅静脉塌陷 毛细血管充盈非常迟缓
尿量	正常	尿少	尿少或无尿
估计失血量	＜ 20%（＜ 800 ml）	20% ~ 40%（800 ~ 1600 ml）	＞ 40%（＞ 1600 ml）

表 4-3　休克的诊断

项目	基本要点
诊断要点	凡遇到严重损伤、大量出血、重度感染以及过敏患者和有心脏病史者，应想到并发休克的可能
疑似诊断	临床观察中，对于有出汗、兴奋、心率加快、脉压差小、尿量少等症状者，应疑有休克
分期诊断	若患者出现神志淡漠、反应迟钝、皮肤苍白、呼吸浅快、收缩压低于 90 mmHg 以下及尿少者，标志患者已进入休克失代偿
诊断的关键	应早期及时发现休克

休克的监测

休克监测项目多，一般监测有五项，精神血压与脉率，皮肤尿量 CVP。

特殊监测项目多，根据需要可选用。

表 4-4　休克的监测指标

监测指标	意义
精神状态	反映脑组织灌流和全身循环状况
皮肤温度、色泽	体表灌流情况的标志
血压	收缩压＜ 90 mmHg、脉压＜ 20 mmHg 是休克存在的表现
脉率	休克指数 = 脉率 / 收缩压；休克指数 =0.5，无休克；＞ 1.0 ~ 1.5，有休克；＞ 2.0，严重休克
尿量	反映肾灌注情况，休克早期尿量＜ 30 ml/h，＜ 20 ml/h 提示急性肾衰竭
中心静脉压（CVP）	休克时，CVP 的变化比动脉压早
肺毛细血管楔压（PCWP）	①可反映肺静脉、左心房、左心室的功能状态 ②正常值 0.8 ~ 2.0 kPa（6 ~ 15 mmHg），PCWP 增高可反映左心房压力增高

续表

监测指标	意义
心排血量和心脏指数	心排血量（CO）= 心率 × 每搏输出量；心脏指数（CI）= 心排血量 / 体表面积
动脉血气分析	反映患者肺通气情况
动脉血乳酸盐测定	反映组织灌注情况。正常值 1 ~ 1.5 mmol/L。持续升高提示预后不良
DIC 的检测	①血小板＜ 80×10^9/L ②血浆纤维蛋白原＜ 1.5 g/L ③凝血酶原时间较对照组延长 3 s 以上 ④“3P”试验阳性 ⑤血涂片中破碎红细胞＞ 2%。 结合临床，以上 5 项中有 3 项阳性即可确诊
胃肠内 pH 测定	反映胃肠组织局部灌注和供氧情况，可发现早期的隐匿性休克

休克的治疗原则

消除病因防休克，积极改善微循环，炎症反应要控制，保护细胞和器官，
注意营养与代谢，支持疗法亦跟上。

表 4-5 休克的治疗原则

治疗原则	具体措施	
	低血容量性休克	感染性休克
一般紧急治疗	保持呼吸道通畅、注意体位、建立静脉通路、吸氧、保温，监测生命体征	保持呼吸道通畅、注意体位、建立静脉通路、保温，监测生命体征
体液复苏（扩容）	“容量第一，输血第二”，最初复苏用晶体液，然后为胶体液，二者比例为 2 ∶ 1	集束化治疗，补充血容量
积极处理原发病	手术止血 + 输血	切除病灶或引流 + 抗生素
纠正酸碱平衡失调	首先改善组织灌流，不主张早期使用碱性药物，避免血红蛋白氧离曲线左移加重组织缺氧	同低血容量性休克
血管活性药物的应用	①血管收缩剂：多巴胺、去甲肾上腺素 ②血管扩张剂：酚妥拉明 ③强心药	同低血容量性休克

续表

治疗原则	具体措施	
	低血容量性休克	感染性休克
治疗 DIC，改善微循环	肝素抗凝，一般 1.0 mg/kg，每 6 h 一次，成人首次 10 000 U（1 mg 相当于 125 U）	同低血容量性休克
皮质激素和其他药物	一般不用	多用于感染性休克，一般只用 1 ～ 2 次

二、常见休克的特点

几种常见休克的特点

休克类型有数种，临床表现有特征，低血容量最典型，感染性者病情重，
过敏休克发病急，心源影响泵功能。

表 4-6　低血容量性休克概况

项目	基本要点
病因	大量出血或体液丢失，或液体积存于第三间隙，导致有效循环血量降低所致，在迅速失血超过全身总血量的 20% 时，出现休克
分类	①低血容量性休克：大血管破裂或脏器出血引起 ②创伤性休克：各种损伤或大手术后同时出现失血及血浆丢失而发生
主要表现	①低血压、CVP 降低，回心血量减少 ②外周血管收缩，心率加快 ③各种组织器官功能不全和病变
治疗关键	①及时补充血容量，根据 CVP 高低进行处理 ②治疗其病因 ③阻止继续失血、失液

表 4-7　检测 CVP 在休克治疗中的作用

CVP	血压	原因	治疗原则
低	低	血容量严重不足	充分补液
低	正常	血容量不足	适当补液
高	低	心功能不全或血容量相对过多	给强心药物，纠正酸中毒，舒张血管
高	正常	容量血管过度收缩	舒张血管
正常	低	心功能不全或血容量不足	补液试验

注：补液试验：取等渗盐水 250 ml，于 5 ～ 10 min 内经静脉注入，如血压升高而中心静脉压不变，提示血容量不足；如血压不变而中心静脉压升高，则提示心功能不全。

表 4-8 感染性休克的临床表现

	暖休克	冷休克
类型	高排低阻型休克	低排高阻型休克
发病率	少见	多见
致病菌	革兰氏阳性菌为主，革兰氏阴性菌少见	革兰氏阴性菌
血管反应	以扩张为主	以收缩为主
失液	少见	多见
脉压	> 30 mmHg	< 30 mmHg
脉搏	有力，慢	细速
尿量	> 30 ml/h	< 25 ml/h
皮肤温度	暖，干燥	冷，湿
皮肤色泽	红润	苍白，发绀
毛细血管充盈时间	1 ~ 2 s	延长
神志	清楚	躁动，淡漠或嗜睡

表 4-9 感染性休克的治疗

治疗措施	基本要点
补充血容量	首先以输入平衡盐溶液为主，保证正常的心脏充盈压、动脉血氧含量和较理想的血黏度
控制感染	应用抗菌药物和处理原发感染灶
纠正酸碱平衡	休克伴有严重酸中毒，应及时纠正
心血管活性药物的应用	适时采用血管扩张药物
皮质激素治疗	应用糖皮质激素
其他治疗	营养支持，及时处理 DIC、重要器官功能障碍等

注：首先是病因治疗，原则是在休克未纠正以前，着重治疗休克，同时治疗感染，在休克纠正后应重点治疗感染。

第五章　麻　醉

一、麻醉前准备和麻醉前用药

麻醉前准备与术前准备

麻醉前与手术前，各项准备要到位，合并疾病早处理，手术麻醉才安全。

表 5-1　麻醉前准备与术前准备

项目	麻醉前准备	术前准备
胃肠道准备	①常规排空胃，以免发生胃内容物的反流、呕吐和误吸 ②成人择期手术前应禁食 12 h、禁饮 4 h ③小儿术前应禁食（奶）4 ～ 8 h、禁水 2 ～ 3 h	①排空胃（术前 12 h 禁食，4 h 禁饮） ②一般手术前一天，肥皂水灌肠 ③口服肠道制菌药，前一天即手术当天行清洁灌肠
合并心脏病	有心力衰竭史、心房颤动或心脏明显扩大者应以洋地黄类药物治疗。术前以洋地黄维持治疗者，手术当天应停药。长期服用β受体阻滞药治疗心绞痛、心律失常和高血压者，最好术前停药 24 ～ 48 h，停药症状加重者，用药直至手术当天	同左
合并高血压	术前血压控制在低于 180/100 mmHg，避免用中枢性降压药或酶抑制剂，应用其他降压药可维持至手术当天，以免血压波动	高血压患者血压在 160/100 mmHg，不做特殊准备
合并呼吸系统疾病	术前应做肺功能、动脉血气分析、肺影像学检查。停止吸烟至少 2 周，进行呼吸功能训练，行雾化吸入和胸部物理治疗以促进排痰，应用有效抗生素 3 ～ 5 天以控制急、慢性肺部感染	术前停止吸烟 1 ～ 2 周，急性感染需加用抗生素，COPD 应用支气管扩张剂，发作喘息时推迟择期手术
合并糖尿病	控制空腹血糖，尿糖低于（++），尿酮体阴性，急诊伴酮症酸中毒者，应静脉滴注胰岛素	①择期手术控制血糖 ②术前 1 天（氯磺丙脲于术前 2 ～ 3 天）晚停用口服降糖药 ③糖尿病酮症酸中毒患者使用胰岛素

麻醉前用药

选择药物适使用，做好麻醉前用药，患者紧张可消除，麻醉之时好效果。

表 5-2 麻醉前用药

项目	说明
用药目的	①消除患者紧张、焦虑及恐惧的心情，同时可增强全身麻醉药的效果 ②提高患者的痛阈，缓和或解除原发疾病引起的疼痛 ③抑制呼吸道腺体的分泌，减少唾液分泌，保持口腔干燥，防止误吸 ④消除因手术或麻醉引起的不良反应，特别是迷走神经反应，抑制交感神经兴奋，维持血液动力学稳定
用药时间	麻醉前 30 ～ 60 min，肌内注射，神经紧张者手术前晚口服催眠药或安定药
用药种类	①镇静药（地西泮）：安定、镇静、催眠、抗焦虑、抗惊厥 ②催眠药（苯巴比妥）：镇静、催眠作用 ③镇痛药（吗啡、哌替啶）：镇痛、镇静作用 ④抗胆碱药（阿托品、东莨菪碱）：抑制腺体分泌，解除平滑肌痉挛和迷走神经兴奋
麻药选择	全身麻醉选择镇静药、抗胆碱药，腰椎麻醉选择镇静药，硬膜外麻醉选择镇痛药

二、全身麻醉

全身麻醉药

吸入静脉两大类：前者乙醚与“笑气”，后者“硫喷”氯胺酮，短易手术复合用。另有肌松辅助药，提高效果有作用。

表 5-3 全身麻醉药

药物分类	说明
吸入麻醉药	一般用于全身麻醉的维持，有时也用于麻醉诱导，常用药物见表 5-4
静脉麻醉药	对呼吸道无刺激，麻醉诱导快，常用药物见表 5-5
肌肉松弛药	只能使骨骼肌麻痹，不产生麻醉作用，常用药物为去极化肌松药（如琥珀胆碱）和非去极化肌松药（如筒箭毒碱、泮库溴铵、维库溴铵、阿曲库铵等）
麻醉辅助用药	地西泮、咪达唑仑、氟哌利多、吗啡、哌替啶等

表 5-4 吸入麻醉药

最低肺泡有效浓度（MAC）		药理特点	临床应用	适应证
氧化亚氮	105%	对心肌和呼吸有轻度抑制作用，麻醉性能较弱，肠梗阻禁用	与其他全身麻醉药复合用于麻醉维持	临床上少用
安氟醚	1.7%	对心肌和呼吸有较强的抑制作用，有肾毒性，癫痫者禁用	麻醉诱导和维持	内眼手术（可降低眼内压）

续表

最低肺泡有效浓度（MAC）		药理特点	临床应用	适应证
异氟醚	1.15%	对心肌、呼吸轻度抑制，无肝、肾毒性，可扩张冠状动脉，舒张支气管	麻醉诱导和维持	控制性降压（可扩张外周血管）
七氟醚	2%	对心肌轻度抑制，对呼吸较强抑制	麻醉诱导和维持	-
地氟醚	6.0% ~ 7.25%	对心肌、呼吸轻度抑制，抑制神经-肌接头效应，肝、肾毒性低	麻醉诱导和维持	心脏手术（对循环影响小）

表 5-5 静脉麻醉药

静脉麻醉药	临床特点
硫喷妥钠	容易引起喉痉挛和支气管痉挛。应用于短小手术、全麻诱导、小儿基础麻醉
氯胺酮	可升高血压及眼内压，禁止用于高血压及青光眼患者
依托咪酯	插管诱导，短效催眠药，对心血管系统干扰小，适用于心血管病患者
咪达唑仑	具有较强镇静、催眠、抗忧虑、抗惊厥及降低肌张力作用，具有顺行性遗忘、呼吸抑制作用
异丙酚	对心血管系统抑制作用大

表 5-6 麻醉方法的分类

分类	说明
全身麻醉	吸入全身麻醉、静脉全身麻醉
局部麻醉	表面麻醉、局部浸润麻醉、神经阻滞
椎管内麻醉	蛛网膜下腔阻滞（腰麻）、硬脊膜外腔阻滞（硬膜外麻醉）、骶管阻滞
复合麻醉	

麻醉深度

麻醉深度分三期，浅麻手术深麻期，手术麻醉期手术，进入深麻要警惕。

表 5-7 临床麻醉深度判断标准

麻醉分期	呼吸系统	循环系统	眼征	其他
浅麻醉期	呼吸不规则 呛咳 气道阻力↑ 喉痉挛	血压↑ 心率↑	睫毛反射（–），眼球运动（+），眼睑反应（+），流泪	刺激时体动，吞咽反射（+），出汗，分泌物↑
手术麻醉期	呼吸规律 气道阻力↓	血压稍低但稳定 手术刺激无改变	眼睑反射（–） 眼球固定中央	刺激时无体动 黏膜分泌物消失
深麻醉期	膈肌呼吸 呼吸↑	血压↓	对光反射（–），瞳孔散大	

全身麻醉并发症

反流强吸及梗阻，低氧血症血压低。发生应当查原因，相应处理应及时。

表 5-8 全身麻醉并发症及其防治

并发症	常见原因	防治
反流及误吸	全身麻醉后患者意识丧失，反流物造成误吸	减少胃潴留，促进胃排空，降低胃内压
上呼吸道梗阻	上呼吸道的机械性梗阻	防止舌后坠，预防喉痉挛，注射阿托品
下呼吸道梗阻	气管导管扭折，支气管痉挛	麻醉前仔细挑选气管导管 经常听诊肺部，及时清除呼吸道分泌物
低氧血症	麻醉机故障，弥散性缺氧 肺不张，误吸，肺水肿	进行相应治疗及处理
血压过低	麻醉过深，术中失血，过敏反应，肾上腺皮质功能低下等	减浅麻醉补充血容量，恢复血管张力，病因治疗

三、局部麻醉

常用局部麻醉（局麻）方法

麻醉表浸传腰硬，根据需要来选用。

表 5-9 常用局麻方法及应用

局麻方法	选用药物	具体操作	临床用途
表面麻醉	丁卡因	涂于黏膜表面	五官科、食管、气管、泌尿道、生殖道手术

续表

局麻方法	选用药物	具体操作	临床用途
浸润麻醉	利多卡因 普鲁卡因	注入皮下或手术术野附近	浅表手术
传导麻醉	利多卡因、普鲁卡因、布比卡因	注射到外周神经干附近	四肢手术
蛛网膜下腔麻醉（脊椎麻醉、腰麻）	利多卡因 丁卡因 普鲁卡因	注入蛛网膜下腔	下腹部、下肢手术
硬膜外麻醉	利多卡因 丁卡因 普鲁卡因	注入脊椎膜外腔，剂量较腰麻大 5 ~ 10 倍	胸腹部手术

局麻药的分类

局麻药物分两类：酰胺类药与酯类。

表 5-10　常用的局麻药分类

项目	酰胺类局麻药	酯类局麻药
代谢途径	在肝中为线粒体酶水解，肝功能不良应减量	被血浆假性胆碱酯酶水解
过敏反应	少见	多见
毒性反应	可见	可见
药物	利多卡因、布比卡因	普鲁卡因、丁卡因
一次极量	布比卡因 150 mg；利多卡因 100 mg（表面麻醉），400 mg（局麻、神经阻滞）	普鲁卡因 1000 mg；丁卡因 40 mg（表面麻醉），80 mg（神经阻滞）

注：局麻药内加入 1 ∶ 200 000 肾上腺素的目的是延缓药物吸收，避免或减轻中毒。

局麻药的毒性反应

药物过量有毒性，防治措施要记清。

表 5-11　局部麻醉的毒性反应

项目	说明
原因	超过限定量、误入血管内、吸入过快、患者耐受力低（高敏反应）
临床表现	以中枢神经系统和心血管系统症状为主，轻者嗜睡、眩晕、多语、肌颤、舌麻木、昏迷、惊厥不安和定向障碍，重者血压、脉率升高，最终降低和停博

续表

项目	说明
预防	不超过限量，防止误入血管内，加入缩血管药，地西泮或巴比妥类，术前给药
处理	停止用药，吸氧，予地西泮止惊处理，呼吸支持，如应用机械通气辅助呼吸，心血管支持予升压药、阿托品

四、椎管内麻醉

椎管内麻醉方法

椎管内麻有三种，根据需要来选用。

表 5-12 几种椎管内麻醉方法的比较

项目	硬膜外麻醉（连续）	腰椎麻醉	骶管麻醉
部位	硬膜外腔	蛛网膜下腔	骶管
常用药	利多卡因、丁卡因、布比卡因	普鲁卡因、利多卡因、丁卡因、布比卡因	利多卡因、布比卡因
调节	剂量、体位、穿刺间隙、导管方向，注药速度、方式、局麻药容积	剂量（最主要）、体位（重要），穿刺间隙、注药速度	剂量、体位
术中并发症	血压下降、心动过缓、呼吸抑制、恶心呕吐、全脊椎麻醉、局麻药毒性反应	血压下降、心动过缓、呼吸抑制、恶心呕吐	全脊髓麻醉、局麻药毒性反应
术后并发症	尿潴留（少见）、神经根损伤、硬膜外血肿、硬膜外脓肿	头痛、尿潴留、脑神经麻痹、粘连性蛛网膜炎、马尾综合征、化脓性脑脊膜炎	尿潴留（常见）

五、麻醉期间和麻醉恢复期的监测和管理

麻醉期间监测指标

监测指标有多种，主要监测生命征，发现问题早处理，手术安全有保证。

表 5-13 麻醉期间监测指标

监测指标	说明
体温	将探头放入口腔、鼻咽、食管或肛门，用监护仪持续监测
脉搏	脉搏血氧饱和度：用特制的氧饱和度探头放在患者的手指、脚趾、耳垂、鼻翼等处，持续监测。有时可因休克、四肢凉、局部血运差等因素，影响数值的准确性
潮气量和每分通气量	通过麻醉机或呼吸机监测，正常潮气量（Vt）400 ~ 500 ml，每分通气量 6 ~ 8 L，低于 3 L 为通气不足，大于 10 L 为通气过度
动脉血气分析	监测 PaO_2、pH、$PaCO_2$、BE、AB、SB、SaO_2 等指标
呼吸末二氧化碳	$P_{ET}CO_2$ 正常值 35 ~ 45 mmHg（4.67 ~ 6.0 kPa）
血压	分有创和无创两种
中心静脉压（CVP）	通常为右颈内静脉、锁骨下静脉或股静脉穿刺监测。CVP 正常值 0.588 ~ 1.176 kPa（6 ~ 12 mmHg）
其他	肺毛细血管楔压（PCWP）、心输出量（CO）、失血量及血容量、心电图、尿量、肌松、脑电图、颅内压等

麻醉后苏醒期间的监测和管理

麻醉后入苏醒期，注意监测和管理，意外事故要严防，平安度过苏醒期。

表 5-14 麻醉后苏醒期间的监测和管理

监测管理项目	说明
监测指标	常规监测心电图、血压、体温、呼吸、脉搏、血氧饱和度（SpO_2），重症、全麻未醒、老龄或大手术后最好进行动态监测
呼吸循环	维持呼吸循环功能稳定，防止低血压和呼吸抑制
体位	多取仰卧位，头偏向一侧，以减少呼吸道阻塞的危险
了解病情	了解患者资料，年龄、麻醉方法、手术方式、术中是否平稳、术中出血量、尿量、入量等
严防意外事故	①常规给氧吸入 ②及时观察、处理恶心呕吐 ③注意保暖 ④保持静脉通路及引流管通畅 ⑤严密观察有无头痛、下肢运动障碍 ⑥严防患者在苏醒期抓脱敷料、管道或坠床

第六章　重症监测治疗与复苏

一、重症监测治疗

呼吸功能监测治疗

监测指标有多项，机械通气及吸氧。

表 6-1　呼吸功能监测治疗要点

项目	基本要点
呼吸功能监测	检测肺功能和血气分析，见表 6-2
治疗措施	①氧治疗：治疗低氧血症的方法之一，给氧方法包括高流量系统和低流量系统 ②机械通气：治疗呼吸衰竭的有效方法

表 6-2　呼吸功能的监测指标及其正常值

参数	正常值	机械通气指征
潮气量（Vt，ml/kg）	5 ~ 7	–
呼吸频率（RR，BPM）	12 ~ 20	＞ 35
无效腔量 / 潮气量（VD/VT）	0.25 ~ 0.40	＞ 0.6
$PaCO_2$（mmHg）	35 ~ 45	＞ 55
PaO_2（mmHg）	80 ~ 100	＜ 70（吸氧）
SaO_2（%）	96 ~ 100	–
肺内分流量（QS/QT，%）	3 ~ 5	＞ 20
肺活量（VC，ml/kg）	65 ~ 75	＜ 15
最大吸气力（MIF，cmH_2O）	75 ~ 100	＜ 25

循环功能监测治疗

监测血流动力学，指导抢救和用药。

表 6-3　血流动力学参数

参数	正常值	参数	正常值
收缩压	90 ～ 140 mmHg	心脏指数（CI）	2.8 ～ 4.2 L/（min · m^2）
舒张压	60 ～ 90 mmHg	每搏输出量（SV）	60 ～ 90 ml/beat
平均动脉压	70 ～ 105 mmHg	心搏指数（SI）	40 ～ 60 ml/（beat · m^2）
中心静脉压（CVP）	6（1 ～ 10）mmHg	左室做功指数	45 ～ 60 g · m/m^2
肺毛细血管压	9（5 ～ 16）mmHg	右室做功指数	5 ～ 10 g · m/m^2
心输出量（CO）	5 ～ 6 L/min	外周血管总阻力	90 ～ 150 kPa · s/L
		肺血管阻力	15 ～ 25 kPa · s/L

表 6-4　循环系统监测结果评估和治疗

监测结果评估	治疗
肺毛细血管楔压＜ 10 mmHg	表示心脏前负荷降低，有效循环血量不足。应参考血细胞比容及胶体渗透压，选择不同液体（晶体液、胶体液或全血）补充
肺毛细血管楔压＞ 18 mmHg	表示心脏前负荷升高，应用利尿药或血管扩张药降低前负荷
外周血管总阻力＜ 100 kPa · s/L	表示心脏后负荷降低，应补充血容量，并辅以适量血管收缩药物治疗
外周血管总阻力＞ 200 kPa · s/L	表示心脏后负荷升高，应使用血管扩张药使 SV 和 CO 增加，并降低心肌氧耗
CI 和左心室排血做功指数降低	表示心肌收缩性降低，可使用正性肌力药物治疗，必要时应用主动脉内球囊反搏辅助

二、心肺脑复苏

心肺脑复苏（CPCP）概况

头向后仰气通畅，人工呼吸莫遗忘，重建循环按心脏，各种药物紧跟上，
心电监护判真相，治疗室颤应妥当，血气尿量要检查，减低代谢体温降，
集中治疗纠异常，脑肾病变要预防。

表 6-5 心肺脑复苏概况

复苏阶段	基本要点
初期复苏（BLS）	①特点：现场进行；非专业人员实施 ②主要任务：迅速有效地恢复心、脑等生命器官的血液灌流及氧供 ③主要措施：人工呼吸和心脏按压（表 6-6） ③具体步骤：ABC A：保持呼吸道通畅 B：进行有效的人工呼吸 C：建立有效的人工循环
后期复苏（ALS）	①呼吸道的管理和呼吸支持 ②胸内心脏按压 ③药物治疗：肾上腺素、血管升压素、氯化钙、碳酸氢钠等 ④电击除颤 ⑤监测：ECG、BP、CVP、肾功能等
复苏后治疗（PRT）	①维持呼吸功能良好 ②维持循环功能稳定 ③脑复苏 ④防止肾衰竭

表 6-6 初期复苏措施的基本要求

项目	基本要求（应达到的指标）
胸外心脏按压的部位	胸骨下 1/2 处或剑突以上 4 ~ 5 cm
胸外心脏按压的按压频率	100 次 / 分
胸内心脏按压的按压频率	60 ~ 80 次 / 分
胸外心脏按压的胸骨下陷深度	前后径的 1/3 或至少 5 cm，婴儿 4 cm
胸外心脏按压时，按压与放松的时间之比	1 ∶ 1
气管内插管，人工呼吸频率	8 ~ 12 次 / 分
现场急救人员，胸外按压与人工呼吸的比例	不管是成人还是儿童都为 30 ∶ 2
专业人员及儿童，胸外按压与人工呼吸的比例	15 ∶ 2
胸外按压时，外周动脉收缩压目标值	80 ~ 100 mmHg，以防脑细胞不可逆损害
单相波形除颤器电除颤能量	360 J
双相波形除颤器电除颤能量	150 ~ 200 J（效果更好）
小儿胸外电除颤能量	2 ~ 4 J/kg

三、急性肾衰竭与急性肾损伤

急性肾衰竭

急性肾衰分三期：少尿多尿恢复期，功能代谢有变化，原因机制有差异。
积极治疗原发病，肾毒性药不可用，维持正常内环境，出现混乱要纠正。
少尿多尿恢复期，治疗重点不相同。

表 6-7　急性肾衰竭

项目	基本要点
临床表现	①典型临床病程：可分起始期、维持期（少尿期）、恢复期（多尿期）3 期，见表 6-8 ②非少尿型肾衰竭：成人尿量＞400 ml/24 h，但肾功能指标血肌酐、尿素氮仍进行性升高，升幅不高，很少出现高钾血症，预后较好
实验室检查	①血液检查：轻度贫血，血肌酐（CR）和血尿素氮（BUN）进行性上升，pH 常降低，血钾升高，血钠正常或偏低，血钙降低，血磷升高 ②尿液检查：尿蛋白阳性，尿比重降低且较固定，多在 1.015 以下，尿渗透压＜350 mmol/L
诊断	基于血肌酐的绝对或相对值的变化进行诊断，如血肌酐绝对值每日平均增加 44.2 μmol/L 或 88.4 μmol/L；若在 24 ～ 72 h 内血肌酐相对增加 25% ～ 100%
鉴别诊断	见表 6-8 和表 6-9
治疗	
治疗原则	①加强液体管理，维持液体平衡 ②维持内环境稳定，调节电解质及酸碱平衡 ③控制感染 ④肾替代治疗，清除毒素以利于损伤细胞的修复 ⑤早期发现导致 AKI 的危险因素，积极治疗原发病
少尿期治疗	①液体管理：应坚持“量出为入”的原则。每日输液量为前一日的尿量，加上显性失水量和非显性失水量约 400 ml（皮肤、呼吸道蒸发水分 700 ml，减去内生水 300 ml） ②纠正电解质、酸碱平衡紊乱 ③营养支持 ④控制感染 ⑤肾替代治疗又称血液净化，包括血液透析、血液滤过、连续性肾替代治疗和腹膜透析
多尿期治疗	治疗重点为维持水及电解质和酸碱平衡，控制氮质血症，治疗原发病和防治各种并发症

表 6-8 少尿期与多尿期的比较

	少尿期（维持期）	多尿期（恢复期）
尿量	< 400 ml/24 h	> 400 ml/24 h
持续时间	一般 7 ~ 14 天，可长达 1 个月，持续越长，病情越重	一般 14 天
死因	高钾血症，水中毒	低钾血症、感染
水代谢	水中毒	尿量大时，可有脱水
氮平衡	BUN 升高，CR 升高，氮质血症	早期 BUN 和 CR 升高，氮质血症
血钾水平	高钾	早期高钾，晚期低钾（随尿排出）
血钠水平	水中毒，稀释性低钠，低氯	低钠，大量脱水时可高钠
血钙水平	降低	降低
其他	高血镁、高血磷、出血倾向（DIC）、代谢性酸中毒	低血压（尿量增加，体液减少）

表 6-9 肾前性少尿与急性肾小管坏死（ATN）比较

项目	肾前性少尿	急性肾小管坏死（ATN）
尿管型	透明管型	棕色颗粒管型
尿比重	> 1.020	< 1.010
尿渗透压（mmol/L）	> 500	< 300
尿钠浓度（mmol/L）	< 20	> 40
血尿素氮 / 血肌酐	> 20	< 20
肾衰指数	< 1	> 1
钠排泄分数（%）	< 1	> 1
尿蛋白含量	阴性或微量	阳性
补液原则	充分扩容	量出而入，宁少勿多

四、急性肝衰竭

急性肝衰竭的诊治

肝臭出血及震颤，乏力纳差伴黄疸，肝功检查损伤重，胆 - 酶分离小肝界。
静卧通便限蛋白，酸肠导泻阻氨来，支链氨酸降血氨，能量 ω - 3 脂肪酶。
唯一有效肝移植，人工肝可暂替代。

表 6-10　急性肝衰竭的诊治

项目	基本要点
病因	病毒性肝炎（乙型肝炎最常见）、化学物中毒、外科疾病、脓毒症、肝豆状核变性、妊娠期急性脂肪肝等
早期症状	非特异性表现，如恶心、呕吐、腹胀、极度乏力、纳差、黄疸
意识障碍	主要是肝性脑病：肝不能代谢和排出毒性物质导致血氨升高
肝臭	呼出气似烂水果味，为肝代谢紊乱所致血中硫醇增多引起
出血	纤维蛋白原和肝内合成的凝血因子减少、DIC 或消耗性凝血病引起
诊断	血胆红素持续升高，且伴随升高的转氨酶下降，说明已经发生急性肝衰竭，应及时治疗
营养支持	尽量使用肠内营养，肠外必须使用富含支链氨基酸的制剂和葡萄糖，使用脂肪乳剂时应选用中 / 长链脂肪乳剂
肝移植	治疗急性肝衰竭，特别是肝病变引起的肝衰竭唯一有效的方法
肝性脑病的治疗	①应用硫喷妥钠、氧化剂，抗惊厥、抑制脑血管痉挛、减轻脑水肿和大脑氧代谢率 ②频繁多次换气，减少二氧化碳张力和颅内压力，并使用甘露醇 ③降体温至 32 ～ 33℃，降低颅内压，增加脑血流量和脑灌注压

第七章　疼痛治疗

慢性疼痛的治疗

治疗方法有多种，药物治疗最常用。

表 7-1　慢性疼痛的治疗

治疗类型	分类	注射部位	（注射）药物	治疗疾病
药物治疗	解热镇痛消炎药	–	布洛芬、塞来昔布	头痛、牙痛、神经痛
	麻醉性镇痛药	–	吗啡、可待因	急性剧痛、晚期癌症疼痛
	抗癫痫药	–	苯妥英钠、卡马西平	三叉神经痛
	抗抑郁药	–	丙米嗪、多塞平	慢性疼痛并抑郁症者
神经阻滞	星状神经节阻滞	C6 横突	布比卡因、利多卡因	偏头痛、雷诺综合征
	腰交感神经阻滞	L3 横突	布比卡因、利多卡因	血管闭塞性脉管炎
椎管内药物治疗	蛛网膜下腔注药	蛛网膜下隙	无水乙醇、5% 酚甘油	晚期癌痛
	硬脊膜外间隙注药	硬膜外腔	类固醇、吗啡	颈椎病、癌性痛、腰椎间盘突出症
痛点注射	–	压痛点	布比卡因、利多卡因	腱鞘炎、肩周炎、腰肌劳损

癌性疼痛的治疗

推荐用药三阶梯，由弱到强为顺序。

表 7-2　癌性疼痛的治疗

治疗方法	基本要点
基本原则	根据疼痛程度选择镇痛药物；口服给药，一般以口服药为主；按时服药，根据药理特性有规律地按时给药；个体化用药，应根据患者具体情况和疗效给药
第一阶段	轻度疼痛时，用非阿片类药物，代表药物是阿司匹林，也可选用胃肠道反应较轻的布洛芬和对乙酰氨基酚等

续表

治疗方法	基本要点
第二阶段	在轻中度疼痛时，应用非阿片类镇痛药不能控制疼痛，应加用弱阿片类药物以提高镇痛效果，代表药物是可待因
第三阶段	选用强阿片类药物，代表药物是吗啡，其选用是根据疼痛的程度而定，常用缓释剂型或控释剂型

术后镇痛

患者自控硬膜外，两种方法均可采。

表 7-3　术后镇痛

项目	说明
镇痛药物	最常用的有阿片类药（吗啡、芬太尼）、非阿片类药（曲马多）等，解热镇痛药效果差，故少用
镇痛方法	目前以硬膜外镇痛和患者自控镇痛法较常见
硬膜外镇痛	通过留置的硬膜外导管单次或持续给药，常选用吗啡，不良反应有恶心、呕吐、皮肤瘙痒、尿潴留和呼吸抑制，药液中加入氟哌利多可增强镇痛效果，减少恶心、呕吐的发生
患者自控镇痛	可通过静脉或硬膜外导管给药，常选用吗啡、芬太尼和曲马多等

第八章　围术期处理

一、术前准备

术前一般准备

术前一般要准备，分为心理和生理，如有其他内科病，特殊准备要注意。

表 8-1　术前一般准备

一般准备项目	基本要点
心理准备	患者术前难免有恐惧、紧张及焦虑等情绪，或对手术及预后有多种顾虑。医务人员应从关怀、鼓励出发，就病情、施行手术的必要性及可能取得的效果、手术的危险性及可能发生的并发症、术后恢复过程和预后，以及清醒状态下施行手术因体位造成的不适等，以恰当的语言和安慰的口气对患者进行合适的解释，使患者能以积极的心态配合手术和术后治疗
生理准备	①针对手术后变化的适应性锻炼 ②输血和补液：对有水、电解质及酸碱平衡失调和贫血的患者应在术前予以纠正 ③预防感染 ④补充热量、蛋白质和维生素 ⑤胃肠道准备：术前 8 ～ 12 h 禁食，术前 4 h 禁水 ⑥其他：术前夜可给予镇静剂，月经期可延迟手术，进入手术室前排空尿液、放置胃管等

表 8-2　术前特殊准备

特殊准备项目	基本要求
能量	择期手术术前应补充足够的能量、蛋白质和维生素
营养不良	纠正低蛋白血症和贫血
胃肠道准备	术前 8 ～ 12 h 开始饮食、术前 4 h 禁止饮水，以防止术中呕吐而引起窒息或吸入性肺炎；胃肠道手术者，术前 1 ～ 2 天进流质饮食；幽门梗阻者术前应洗胃；结直肠手术者，术前 2 ～ 3 天开始口服肠道抗菌剂，术前一天和当天凌晨做清洁灌肠或结肠灌洗
脑血管病	近期有脑卒中病史者，择期手术，至少推迟 2 周，6 周更佳
心血管病	血压在 160/100 mmHg 以下，不做特殊准备
肾疾病	根据 24 h 肌酐清除率、血尿素氮等估计肾功能损伤的程度

续表

特殊准备项目	基本要求
呼吸功能障碍	停止吸烟 1 ~ 2 周；术前鼓励患者呼吸训练，增加功能残气量，可减少肺部并发症；对急性呼吸道感染者，择期手术应推迟，至治愈期后 1 ~ 2 周；对慢性阻塞性肺疾病者围术期应用支气管扩张剂；喘息正在发作者，择期手术应推迟；对痰液黏稠者，应用雾化吸入
肝疾病	术前检查肝功能，明确有无肝炎、肝硬化。少量多次输新鲜血、白蛋白，纠正低蛋白血症；补充维生素 K，增加凝血因子；严重肝损害者，除非急诊抢救，不宜实行择期手术
糖尿病	仅饮食控制病情者，术前不需特殊准备，术前评估有无糖尿病慢性并发症 普通降糖药服至手术前一晚，长效降糖药术前 2 ~ 3 天停药；平时用胰岛素者，手术日晨停用；术前控制血糖在 5.6 ~ 11.2 mmol/L，尿糖在（+ ~ ++）；纠正水、电解质失调和酸中毒；缩短术前禁食时间，避免酮症酸中毒；术中给予 5% 葡萄糖溶液（葡萄糖：胰岛素 = 5 ：1）
凝血障碍	术前 7 天停用阿司匹林，术前 2 ~ 3 天停用非甾体抗炎药，术前 10 天停用抗血小板聚集药；血小板低于 50×10^9/L 时应输注血小板，神经系统手术血小板计数不低于 100×10^9/L
下肢静脉血栓形成的预防	有危险因素者，预防应用肝素、间断气袋加压或口服华法林（近期接受神经外科手术或胃肠道出血患者慎用）

二、术后处理

术后处理

术后卧位有讲究，各种不适及时治。注意饮食早活动，缝线拆除定四级。

如果放置引流物，更应妥善来处置。

表 8-3 术后处理

处理方案	具体要点
常规处理	术后医嘱、监测、静脉输液、放置管道及引流
卧位	①全麻清醒后可半卧位，硬膜外麻醉 6 h 后半卧位 ②颅脑手术：如果休克或昏迷可取 15° ~ 20°，头高脚低斜坡卧位 ③颈、胸手术：高半坐位卧式 ④腹部手术：采用低半坐位卧式或斜坡卧位 ⑤休克患者：下肢抬高 15° ~ 20°，头部和躯干抬高 20° ~ 30°

续表

处理方案	具体要点
各种不适处理	①疼痛：术后及时镇痛 ②恶心、呕吐：对症处理 ③腹胀：根据具体情况对症处理 ④呃逆：对症处理；上腹部手术后顽固呃逆，应警惕膈下感染 ⑤尿潴留：对症处理，必要时导尿
活动	术后原则上鼓励早期活动
饮食	非腹部手术：根据手术大小、麻醉方法和患者反应决定开始饮食的时间
缝线拆除	①头、面部、颈部术后 4 ~ 5 天拆线 ②下腹、会阴部术后 6 ~ 7 天拆线 ③胸部、上腹部、臀部、背部术后 7 ~ 9 天拆线 ④四肢手术后 10 ~ 12 天拆线（近关节处适当延长） ⑤减张缝合后 14 天拆线

表 8-4　切口与伤口的分类与愈合

	切口	伤口
分类	一类：清洁切口 二类：可能污染切口 三类：污染切口	清洁伤口：无菌伤口 可能污染伤口：手术时可能污染的伤口 污染伤口：暴露于污染物的伤口
愈合	甲级：愈合优良，无不良反应 乙级：愈合处有炎症但未化脓 丙级：切口已化脓，需切开引流	一期愈合：组织损伤小，创缘整齐，无感染，伤口愈合快，呈线性瘢痕愈合 二期愈合：伤口大，组织缺损多，创缘分离远，污染重，只能在控制感染、坏死组织清除后，才能开始再生，愈合时间长，遗留明显瘢痕

表 8-5　引流物的处理

引流物	拔除时间	拔除指征
胃肠减压管	一般在术后 2 ~ 3 天拔除	拔除指征是肠蠕动恢复、腹胀消失或肛门排气
胸腔闭式引流管	安置 48 h 后	如气体、液体继续排出，体征及胸部 X 线检查证实肺已经完全复张，即可拔管。拔管时先拆除固定缝线，患者深吸气后屏气，迅速拔出胸管的同时立即用凡士林纱布和无菌敷料覆盖伤口
腹腔烟卷引流	在术后 3 天拔除	通常在术后 1 ~ 2 天内渗出较多，需勤换敷料。暴露在伤口外的引流管可用安全别针固定
腹腔双套引流管		适用于引流量较多、需较长时间持续吸引的伤口和胃肠道瘘

511 — 550

采集团投融资效率研			
体制变迁的评价与	中国传媒	59.00	1
生保健机构监管研究	吉林大学	36.00	1
手法——中国新闻奖 闻优秀作品解析	中国传媒	118.00	1
运项目报道手册	中国传媒	98.00	1
市："电子信息+"视	电子科技	88.00	1

续表

引流物	拔除时间	拔除指征
腹腔 T 型管	手术 2 周后	胆汁引流量逐渐减少，夹管 1 ～ 2 天后患者无腹胀、腹痛、黄疸和发热等现象，X 线造影显示胆总管通畅，无残余结石，可拔管
橡胶管引流	视引流量而定	多用于引流深部创面
橡皮片引流	多于术后 1 ～ 2 天内拔出	一般用于浅表伤口

三、术后并发症的防治

术后并发症的处理

术后出血或感染，体温降低或发热。手术切口若裂开，及时处理是原则。

表 8-6　术后并发症的处理

并发症	原因及部位	处理措施
术后出血	术中止血不完善 结扎线脱落 凝血障碍等	手术时务必严格止血，结扎牢靠 术后密切临床观察 确认为术后出血应再次手术止血
术后发热与低体温	非感染性发热 感染性发热 低体温	< 38℃不必处理 > 38.5℃物理降温，对症处理 术中加温，术后注意保暖
术后感染	伤口感染	拆除伤口红肿处缝线，引流伤口
	肺不张、肺炎	鼓励患者咳痰、雾化吸入，防止误吸，抗生素治疗，必要时气管切开
	腹腔脓肿和腹膜炎	①弥漫性腹膜炎急诊开腹探查 ②腹腔脓肿局部定位后穿刺引流或开腹引流，并应用抗生素
	尿路感染	应用抗生素，维持充分尿量并排尿通畅
	真菌感染	行真菌检查，应用抗真菌药物
切口裂开	①营养不良	①预防：采用减张缝合，及时处理腹胀，避免剧烈咳嗽
	②切口缝合技术缺陷	②治疗：重新缝合
	③腹腔内压力突然增高	

第九章　外科患者的代谢及营养治疗

一、营养状况的评定

营养状况的评定

营养状态可评定，评定指标有多种。

表 9-1　患者营养状况的评定

项目	测定方法	临床意义
体重	实际体重、理想体重、患病前体重 %	粗略反映营养状态
三头肌皮褶厚度	用卡尺测量三头肌皮褶厚度（TSF）	测定体脂贮备的指标
上臂周径测量	用软尺测量上臂周径	可反映全身肌肉及脂肪的状况
内脏蛋白质	包括血清白蛋白、转铁蛋白、前白蛋白	评价内脏蛋白质状态是营养评定的重要指标
淋巴细胞计数	外周血淋巴细胞计数	$< 1.8\times10^9/L$ 常提示营养不良
氮平衡测定	氮平衡 = 24 h 氮摄入量 – [24 h 尿量（L）× 尿中尿素氮含量 +（2 ～ 3) g]	①正、负值分别代表正氮平衡或负氮平衡 ②可用于指导营养支持治疗

营养不良的诊断

营养不良三类型：蛋白能量混合型。

表 9-2　营养不良的诊断

分类	诊断要点
蛋白质营养不良	多见于营养良好的患者患严重疾病或应激状态时 只有通过内脏蛋白质与免疫功能的测定才能诊断
蛋白质 - 能量营养不良	患者逐渐消耗肌肉组织和皮下脂肪，临床上容易诊断 表现为体重下降，人体测量数值较低，但血清白蛋白可能正常
混合型营养不良	患者长期营养不良造成的严重、危及生命的营养不良 骨骼肌与内脏蛋白质均下降，多器官功能受损，感染与并发症好发

二、肠外营养

肠外营养

如果禁食难进食，肠外营养暂代替，满足机体需要量，特殊情况也虑及。

表 9-3　肠外营养液的组成

成分	内容	供给量
能量	脂肪乳（10%、20%、30%） 葡萄糖（5%、10%、50%）	每日总量 25 ～ 30 kal/kg 按糖脂比 =1 ∶ 1 或 1 ∶ 2（应激状态）
氮源	氨基酸（7%、8.5%）	每日供氮 14 g 相当于 7% 复方氨基酸 1500 ml
电解质	钾、钠、钙、镁、氯、磷等	根据电解质测定结果酌情决定
微量元素	锌、铜、锰、铁等	复方注射一支
维生素	水溶性、脂溶性维生素	复方维生素注射液一支
生长激素	重组人生长激素	特殊病例使用

表 9-4　完全胃肠外营养（TNP）营养液配方的计算

项目	每天肠外营养液配方实例（以 60 kg 男性为例）	原则
氮量	每天供给氮量 =14 g（7% 复方氨基酸 1500 ml）	补充氨基酸
电解质	即查血清结果，适量补充电解质	钾、钙、镁、氯、磷（10%KCl 10%NaCl、10% 葡萄糖酸钙、25%$MgSO_4$）
微量元素	多种微量元素注射液Ⅱ 10 ml	锌、铜、锰、铁、铬、碘等
维生素	注射性水溶性维生素 10 ml + 脂溶性维生素注射液Ⅱ 10 ml	水溶性和脂溶性维生素
总能量	60 kg × 30 kcal/kg = 1800 kcal。糖脂比 =1 ∶ 1，则葡萄糖 = 900 kcal，900/4 = 225 g 葡萄糖 =10% 葡萄糖溶液 2250 ml；脂肪 = 900 kcal = 20% 脂肪 500 ml	每天总能量 25 ～ 30 kcal/kg。按糖脂比 = 1 ∶ 1（应激状态下 1 ∶ 2）或葡萄糖（5%、10%、50% 葡萄糖）；脂肪乳剂（10%、20%、30% 脂乳）

表 9-5　特殊患者营养液配方

疾病种类	营养液配方要点
糖尿病	应限制葡萄糖用量，充分补充外源性胰岛素，以控制血糖。可增加脂肪乳剂以弥补供能之不足
肝病	肝硬化失代偿期，肝合成及代谢能力减弱，肠外营养液的用量应减少，为全量的 1/2 左右。改用支链氨基酸含量高的氨基酸溶液，脂肪乳剂宜选用中长链三酰甘油

续表

疾病种类	营养液配方要点
肾衰竭	葡萄糖和脂肪乳剂用量一般不受限制，氨基酸溶液常选用以必需氨基酸为主的肾病用氨基酸。除非具备透析条件，否则应严格限制入水量
严重创伤	应选用含更多必需氨基酸或谷氨酰胺二肽的制剂

三、肠内营养

肠内营养

肠内营养多优点，营养支持应首选。

表 9-6　肠内营养概况

项目	基本要点
制剂类型	四种：非要素型制剂，要素型制剂，组件型制剂，疾病专用型制剂
肠内营养途径	①鼻胃 / 十二脂肠、鼻空肠置管，适用于需要短时间（< 2 周）营养支持的患者 ②胃及空肠的造口：适用于需要较长时间（> 2 周）肠内营养患者
输注方式	①一次性投给 ②间隙性重力输注 ③连续经泵输注
并发症	机械性并发症，胃肠道并发症，代谢性并发症，感染性并发症，应及时发现，及时处理

表 9-7　肠外营养与肠内营养的比较

	肠外营养（PN）	肠内营养（EN）
适应证	①总原则：不能或不宜经口摄食超过 5 ～ 7 天者 ②肠道吸收障碍：短肠综合征（早期）、炎症性肠病 ③营养物质丢失过多：消化道瘘、严重呕吐 ④需长期禁食者：重症胰腺炎、复杂手术后严重感染、脓毒症、大面积烧伤、肝肾衰竭	①总原则：能经口进食者尽量经口进食，部分功能存在者也要首选肠内营养 ②胃肠功能正常的营养摄入不足者：昏迷、大面积烧伤、复杂大手术后、危重病症 ③胃肠功能不良者：消化道瘘，短肠综合征
输注途径	中央静脉（输液时间> 2 周） 周围静脉（输液时间< 2 周）	鼻胃管（最常用）、鼻十二指肠管 鼻空肠管、经皮内镜辅助胃 / 空肠造口

续表

	肠外营养（PN）	肠内营养（EN）
营养液	全营养液混合液	商品制剂（能全素、百普素等），流质饮食
优点	简化营养液输注程序 减少营养液的污染机会 可使肠道休息，有利于患者康复 营养液同时输入有利于代谢	可避免肠外营养并发症 保护肠屏障功能 能防止细菌移位 简单、安全、方便、廉价、符合生理
缺点	产生各种并发症，价格昂贵	可有少量并发症
并发症	①技术性并发症：气胸、血胸、空气栓塞（最严重） ②代谢性并发症：电解质紊乱、微量元素缺乏、必需脂肪酸缺乏；低血糖及高血糖、肝功能损害；胆石胆泥形成、胆汁淤积及肝酶谱升高、肠屏障受损 ③感染性并发症：导管性脓毒症	误吸 腹胀

注：放置中央静脉导管最常选用的血管是颈内静脉或锁骨下静脉。放置中央静脉导管最严重的并发症是空气栓塞。长期全胃肠外营养可导致肝功能损害，主要原因是葡萄糖超负荷引起的肝脂肪变性。

表 9-8　肠内、肠外营养选择的依据和原则

肠内、肠外营养选择	基本要点
选择的依据	①病情是否允许经肠道进食 ②胃肠道的供给是否满足需要 ③有无肠外营养支持的禁忌证，如心力衰竭、肾衰竭 ④胃肠功能是否有混乱
选择的原则	①在肠外营养与肠内营养二者之间应优先选择肠内营养 ②周围静脉营养与中心静脉营养二者之间应优先选择周围静脉营养 ③肠内营养不足时可用肠外营养加强 ④营养需要量高或期望短期改善营养状况时可用肠外营养 ⑤营养支持时间较长，应设法应用肠内营养

第十章　外科感染

一、浅部组织细菌性感染

疖

单个毛囊皮脂腺，红肿硬结顶有脓。挑破排脓忌挤压，早涂碘酒能管用。

痈

多个疖肿融合成，一片红肿且剧痛。内含脓液多脓头，寒热局部淋巴肿。
切开排脓勤换药，抗菌针对金葡用。

表 10-1　浅部组织的化脓性感染

	疖	痈	皮下急性蜂窝织炎	丹毒	浅部急性淋巴结炎和淋巴管炎
病原菌	金黄色葡萄球菌	金黄色葡萄球菌	溶血性链球菌、金黄色葡萄球菌	乙型溶血性链球菌	乙型溶血性链球菌、金黄色葡萄球菌
好发部位	颈项、头面、背部毛囊皮脂腺丰富部位	颈部、背部	①一般性：位于手足 ②产气性：下腹或会阴部 ③新生儿：背臀等常受压部位 ④颌下：口腔或面部	下肢、面部	①淋巴结炎：颈部、腋窝、腹股沟 ②淋巴管炎：四肢
临床表现	红、肿、痛，小硬结，进而形成黄白色脓栓，位于鼻、上唇及周围危险三角区的常可引起化脓性海绵窦炎	老年居多，部分伴糖尿病；初期皮肤硬肿、暗红，数个脓点，有轻度疼痛，寒战、高热，逐渐加重，创口呈蜂窝状，中心处坏死脱落，严重者有全身反应	皮肤损伤、肿痛、表皮发红，水疱破溃、出脓，寒战、高热	起病急、寒战、高热、全身不适、局部皮肤红疹、伴有水疱、局部淋巴结肿大	①淋巴管炎：表皮下出现红线或条形触痛区，寒战、高热，全身不适 ②淋巴结炎：局部淋巴结肿大、触痛，发热，白细胞升高，脓肿形成

续表

	疖	痈	皮下急性蜂窝织炎	丹毒	浅部急性淋巴结炎和淋巴管炎
鉴别诊断	皮脂腺囊肿并发感染、痤疮伴轻度感染、痈	—	硬皮病、急性咽炎、气性坏疽	皮疹	急性静脉炎
治疗	①早期理疗或局部消毒 ②局部化脓时及早排脓 ③抗菌治疗	①切开引流 ②全身应用抗生素	①全身应用抗生素 ②切开减压 ③营养支持 ④对症处理	①卧床休息、患肢抬高 ②局部50%硫酸镁湿敷 ③全身应用抗生素	①治疗原发感染灶 ②局部湿敷 ③脓肿形成可切开引流
预防	保持皮肤清洁	注意个人卫生，保持皮肤清洁，及时治疗糖尿病	注意个人卫生，保持皮肤清洁	保持皮肤清洁，及时处理小伤口；积极治疗足癣、皮肤溃疡	保持皮肤清洁

二、手部急性化脓性细菌感染

甲沟炎和脓性指头炎

尽早使用抗生素，化脓切开畅引流。

表 10-2 甲沟炎和脓性指头炎的病因与治疗

	致病菌	治疗
甲沟炎	致病菌多为金黄色葡萄球菌	初期未化脓时，局部可选用鱼石脂软膏等敷贴，或采用超短波、红外线等理疗，并口服抗菌药。对单侧的皮下脓肿，可在甲沟旁纵行切开引流。双侧皮下脓肿则需双侧引流
脓性指头炎	致病菌为金黄色葡萄球菌。感染加重时，指头疼痛反而减轻，皮色由红转白，趋于缺血坏死	在末节指侧面做纵切口，切口远端不超过甲沟1/2，近端不超过指节横纹并分离一部分皮下纤维索，剪去突出的脂肪使脓液引流通畅。必要时在对侧也做一切口，置乳胶片对口引流

手掌深部感染

手部神经很丰富，感染可致剧烈痛，手掌皮厚手背薄，可见手背明显肿。
手部解剖多间隙，感染扩散易蔓延，尽早使用抗生素，选用切口便引流。

表 10-3 手掌深部感染

	临床表现	切口选择
化脓性腱鞘炎	除末节外，患指中、近节均匀性肿胀，压痛，皮肤紧张。指关节轻度屈曲，被动伸指时剧痛	①应早期切开减压，以免肌腱受压坏死 ②切口选择在中、近两指节的侧面
桡侧滑囊炎	①多由拇指腱鞘炎蔓延而来 ②拇指肿胀微屈、不能外展伸直 ③拇指及鱼际处压痛	拇指中节侧面及鱼际掌面各做 1 cm 的切口，做对口引流
尺侧滑囊炎	①多由小指腱鞘炎蔓延而来 ②小指及环指半屈位，伸直时剧痛 ③小指腱鞘区和小鱼际处压痛	小指侧面和小鱼际掌面
鱼际间隙感染	①多由示指腱鞘炎蔓延而来 ②鱼际和拇指指蹼处肿胀压痛 ③掌心陷仍存在 ④示指半屈，拇指外展略屈，活动受限，不能对掌	①鱼际最肿胀和波动最明显处，不宜在虎口背面，以免损伤小动脉 ②可在拇指、示指间做切口 ③可在第二掌骨桡侧做纵切口
掌中间隙感染	①多由中指、环指腱鞘炎蔓延而来 ②掌心隆起，正常掌心消失，压痛明显 ③手背部肿胀明显 ④中指、环指和小指处于半屈位	①纵行切开中指与环指间的指掌面，切口不应超过掌横纹，以免损伤掌浅弓 ②也可在无名指相对位置的掌远侧横纹处做一小横切口，进入掌中间隙

三、全身性外科感染

全身感染的病因

全身感染多病因，多种细菌和真菌。

表 10-4　全身感染的病因

项目	革兰氏阳性球菌	革兰氏阴性杆菌	真菌	无芽孢厌氧菌
种类	金黄色葡萄球菌、肠球菌、表皮葡萄球菌	大肠埃希菌、铜绿假单胞菌、变形杆菌、克雷伯菌	白念珠菌、曲霉菌、毛霉菌、新型隐球菌	拟杆菌、厌氧葡萄球菌、梭状杆菌、厌氧链球菌
特点	金黄色葡萄球菌常致转移性脓肿；表皮葡萄球菌感染率逐渐增高；肠球菌脓毒症不易找到原发灶	主要为内毒素所致；脓毒症严重；可出现“三低”；感染性休克多见	属于条件性感染；可血行播散，血培养阳性率低；可在多个脏器形成肉芽肿和坏死灶	普通细菌培养常阴性；2/3 合并有氧菌感染；混合有氧菌感染时易形成脓肿，脓液恶臭

全身化脓性感染

寒热身痛脉细速，败血瘀点在皮肤，脓血脓灶迁他处，血液细菌培养出。

新旧脓肿均切开，抗菌联合量要足。

表 10-5　脓血症概况

项目	基本要点
临床表现	
症状	①局部症状：红、肿、痛、功能障碍 ②炎症反应：发热、寒战、呼吸和心搏加快、全身不适、食欲减退 ③器官低灌注表现：乳酸酸中毒、少尿、心动过速、低氧血症、神志改变、高胆红素血症、脓毒性休克、器官功能衰竭
体征	轻度的肝、脾大，皮疹、转移性脓肿
类型及特征	见表 10-6
治疗	处理原发感染灶、抑制和杀灭致病菌和全身支持疗法 ①原发感染灶的处理：处理及时、彻底，还要解除相关病因 ②抗菌药物的应用：及早、联合、足量应用估计有效的两种抗生素，再根据细菌培养及抗生素敏感试验结果，指导选用抗菌药物

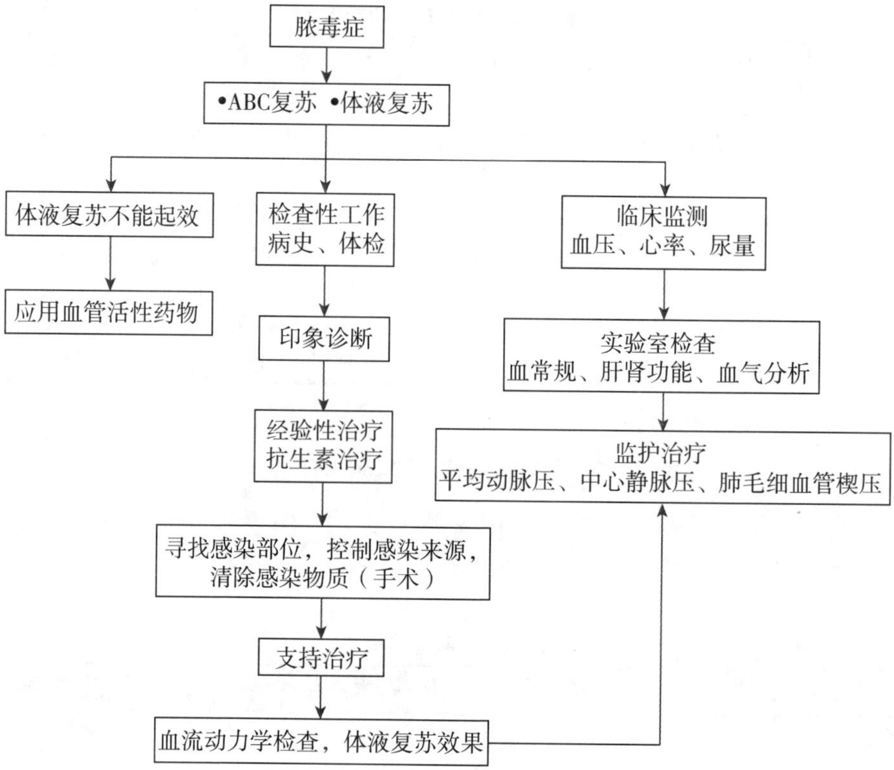

图 10-1　脓毒症治疗流程

表 10-6　脓毒症的鉴别

	革兰氏阳性菌脓毒症	革兰氏阴性菌脓毒症	真菌脓毒症
致病菌	金黄色葡萄球菌	大肠埃希菌、铜绿假单胞菌	白念珠菌、曲霉菌
毒素	外毒素	内毒素	–
血培养	阳性率高	阳性率高	阳性率低
原发病	痈、急性蜂窝织炎、大面积烧伤、骨关节化脓性感染	肠道、胆道感染 大面积烧伤	免疫功能低下、广谱抗生素治疗后
寒战	少见	多见	多见
发热	稽留热或弛张热	间歇热	稽留热或弛张热
皮疹	多见	少见	少见
昏迷、谵妄	多见	少见	淡漠、嗜睡
肢冷、发绀	少见	多见	多见

续表

	革兰氏阳性菌脓毒症	革兰氏阴性菌脓毒症	真菌脓毒症
少尿、无尿	不明显	明显	明显
感染性休克	发生晚、持续时间短	发生早、持续时间长	发生较晚、持续时间长
转移性脓肿	常见	少见	少见
并发心肌炎	多见	少见	少见

四、有芽孢厌氧菌感染

破伤风

阵发抽搐创伤史，间歇仍有肌强直，牙关紧闭苦笑脸，角弓反张呼气难。
镇静清创加两素，青霉抗毒两皮试。操作轻柔少刺激，抽搐防伤防窒息。

表 10-7　破伤风概况

项目	基本要点
临床表现	
潜伏期	通常为 7 天；潜伏期越短，预后越差；伤口部位距中枢越近，预后越差
病程	一般为 3 ～ 4 周
典型临床表现	肌紧张性收缩（肌强直、发硬）的基础上阵发性强烈痉挛
诱发因素	任何轻微刺激均可诱发发作，每次发作持续数秒至数分钟
神志	抽搐时患者神志清楚（与“癫痫抽搐”区别）
发热情况	一般无发热，体温高者往往提示有肺部感染的可能
肌肉抽搐顺序	①咀嚼肌：张口困难（牙关紧闭） ②面部表情肌：苦笑面容 ③颈项肌：颈项强直 ④背腹肌：角弓反张 ⑤四肢肌：屈膝半握拳 ⑥膈肌：呼吸停止
治疗	
伤口处理	改变破伤风梭菌的厌氧环境，使其不能生长增殖（3% 过氧化氢溶液冲洗）
大剂量破伤风抗毒素	可中和游离毒素，只在早期有效，对已与神经组织结合的毒素无效
破伤风人体免疫球蛋白	在早期应用有效，剂量为 3000 ～ 6000 U，一般只用一次

续表

项目	基本要点
避免刺激	避免光、声等刺激，避免骚扰患者，可减少抽搐次数
镇静、解痉药物	10% 水合氯醛保留灌肠，冬眠一号合剂静脉滴注等
防治并发症	防止窒息，窒息是破伤风的主要死因
营养支持	保证能量供应，纠正水、电解质失衡
抗生素	青霉素和甲硝唑可抑制厌氧菌生长
预防	
早期清创	预防破伤风发生的关键
自动（主动）免疫	注射类毒素共 3 次，每次 0.5 ml。首次皮下注射后 4 ～ 8 周再次注射 0.5 ml，6 个月至 1 年加强注射 1 次。获得较稳定的免疫力持续 10 年以上，以后每 5 ～ 10 年加强 1 次。有基础免疫力后只需要注射类毒素 0.5 ml，无需注射破伤风抗毒素（TAT）
被动免疫	适用于伤前未接受自动免疫的伤员。TAT 1500 ～ 3000 U 皮下注射，成人与小孩剂量相同，TAT 必须尽早注射才有预防作用

气性坏疽

高度肿胀撕裂痛，气肿恶臭黑紫红，寒热贫血或休克，厌氧阳杆菌在脓。

大量青霉高压氧，清创氧化剂冲洗。

表 10-8　气性坏疽的诊治

项目	基本要点
病因	梭状芽孢杆菌引起（特异性感染），是一类厌氧菌，主要有产气荚膜梭菌、水肿杆菌、腐败杆菌、溶组织杆菌等。往往是由几种细菌混合感染所致而非单细菌感染
条件	存在厌氧环境
病理生理	与多种外毒素和酶有关。有些酶产生大量不溶性气体，使皮下、组织积气。有些酶溶解组织蛋白，使组织细胞坏死、渗出，导致筋膜下张力增高。卵磷脂酶和透明质酸酶使细菌易于穿透组织间隙快速扩散
活组织检查	肌纤维间有大量气泡和大量革兰氏阳性粗短杆菌
潜伏期	最早伤后 8 ～ 10 h，最迟 5 ～ 6 天，平均 1 ～ 4 天
病情	急剧恶化，全身情况可在 12 ～ 24 h 内全面、迅速恶化
有伤部位	肿胀进行性加重，伤口中有大量浆液性或浆液血性渗出物，恶臭，皮下气肿，可触及捻发音

续表

项目	基本要点
皮肤表面	可出现大理石样斑纹
渗出物	涂片染色发现革兰氏阳性粗大杆菌
X 线检查	常显示软组织间有积气
诊断	早期重要依据是局部表现。伤口分泌物涂片检查和 X 线检查有助于确诊
预防	关键是尽早、彻底清创，消灭伤口的厌氧环境。早期使用大剂量青霉素和甲硝唑
治疗	急症清创、氧化剂冲洗、应用抗生素（大剂量青霉素）、高压氧治疗等

外科应用抗菌药的原则

外科应用抗菌药，合理用药有要求。

表 10-9　外科应用抗菌药的原则

应用原则	说明
严格掌握适应证	①较严重的感染 ②潜在继发感染率高者，如严重创伤、结肠手术、有效合理的用药应在术前 1 h 或麻醉开始时自静脉滴注
合理选用药物	①结合感染部位判断细菌的种类 ②根据局部情况判断细菌的种类 ③结合病情分析 ④药敏试验选用有效抗生素

第十一章　创　伤

一、创伤的诊断与治疗

创伤的诊断和治疗

询问患者受伤史，体检详查创伤情，辅助检查利确诊，治疗措施应紧跟。

表 11-1　创伤的诊断

项目	基本要点
了解受伤史	①受伤情况 ②伤后表现及演变过程 ③伤前情况：基础疾病、用药情况及是否饮酒后受伤
体格检查	①检查生命体征和精神状况 ②根据受伤史和突出体征详细检查 ③仔细检查开放性伤口
辅助检查	①实验室检查：血常规、电解质、肝肾功能、血尿淀粉酶等 ②穿刺和导管检查：诊断性穿刺、导尿管、CVP 检测等 ③影像学检查：根据具体情况选择必要的检查手段
创伤检查的注意事项	①发现危重情况如窒息、大出血、心搏骤停等应立即抢救，不可因检查而耽误抢救时机 ②步骤简洁，动作轻柔 ③重视症状明显的部位，仔细寻找隐蔽损伤 ④接受批量伤员时，不可忽视异常安静的患者 ⑤对于一时难以诊断的损伤，对症处理过程中密切观察，争取尽早确诊

创伤的处理

急症患者先抢救，复苏通气最为重。止血包扎和固定，批量伤员先治重。
开放创伤早手术，抗菌镇静和止痛。

表 11-2 创伤的处理

项目	基本要点
急救	必须优先抢救的急症主要包括心搏、呼吸骤停，窒息、大出血、张力性气胸和休克等。常用的急救技术主要有复苏、通气、止血、包扎、固定和搬运等 ①复苏：心搏、呼吸骤停时，应立即进行体外心脏按压及口对口人工呼吸，有条件时用呼吸面罩及手法加压给氧或气管插管接呼吸机支持呼吸；在心电监测下电除颤，紧急时刻开胸心脏按压；药物除颤并兼顾脑复苏 ②通气：通常方法有徒手掏出致阻塞异物，抬起下颌，环甲膜穿刺或切开，气管插管，气管切开 ③止血：常用的止血方法有指压法、加压包扎法、填塞法和止血带法等 ④包扎：包扎的目的是保护伤口、减少污染、压迫止血、固定并止痛，最常用的材料是绷带、三角巾和四头带 ⑤固定骨关节：损伤时必须固定制动以减轻疼痛，避免骨折端损伤血管和神经，并有利于防治休克和搬运 ⑥搬运伤员：对骨折伤员，特别是脊椎损伤的伤员，搬运时必须保持伤处稳定，切勿弯曲或扭动，以免加重损伤。搬运昏迷伤员时，应将头偏向一侧或采用半卧位或侧卧位，以保持呼吸道畅通
进一步救治	①判断伤情：简单分为 3 类，第一类为致命性创伤；第二类为生命体征尚属平稳的伤员，即不会立即影响生命的创伤；第三类为潜在性创伤 ②呼吸支持：维持呼吸道通畅，必要时行气管插管或气管切开 ③循环支持：主要是积极抗休克 ④镇静止痛和心理治疗：在不影响病情观察的情况下选用药物镇静止痛 ⑤防治感染：遵循无菌技术操作原则，使用抗菌药物 ⑥密切观察 ⑦支持治疗：主要是维持水及电解质和酸碱平衡
急救程序	可分为 5 个步骤进行： ①把握呼吸、血压、心律、意识和瞳孔等生命体征，观察伤部，迅速评估伤情 ②对生命体征的重要改变迅速做出反应 ③重点询问受伤史，分析受伤情况，仔细进行体格检查 ④实施各种诊断性穿刺或安排必要的辅助检查 ⑤进行确定性治疗，如各种手术等
批量伤员的救治	对一般轻伤者就地医疗处理后即可归队或转有关部门照料，使主要救治力量用于抢救重伤员。重伤员中确定急需优先抢救者按轻重缓急顺序及时组织送医
闭合性创伤的治疗	临床上多见的有软组织挫伤、扭伤等
开放性创伤的处理	擦伤、表浅的小刺伤和小切割伤可用非手术疗法。其他的开放性创伤均需手术处理。浅部割伤要根据伤口的具体情况实行清创和修复
康复治疗	主要包括物理治疗和功能练习

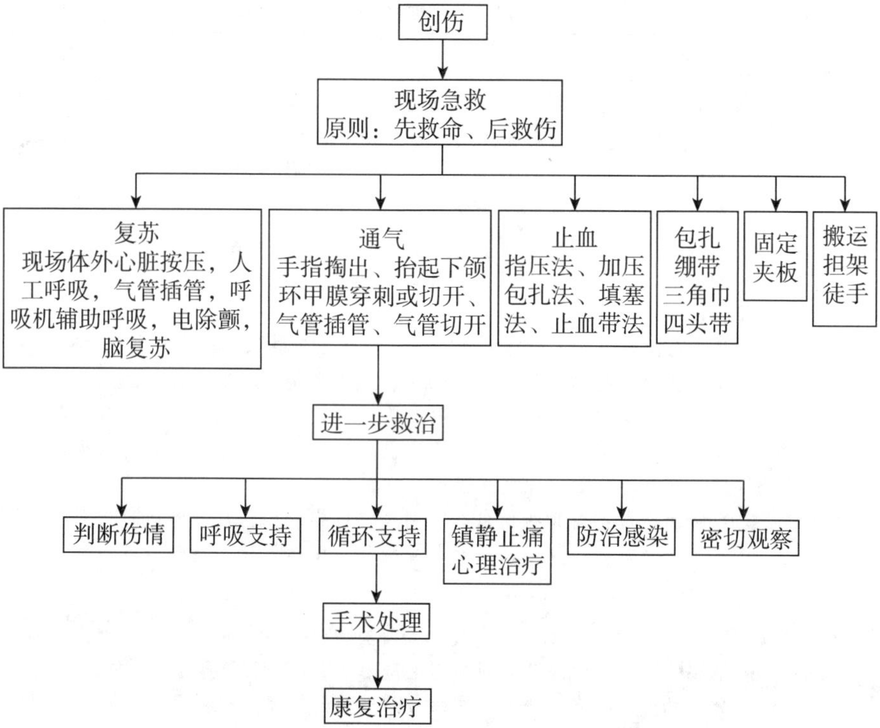

图 11-1　创伤处理流程

影响创伤修复的因素

患者营养与年龄，伤口感染及异物，神经支配与血供，均可影响伤修复。

表 11-3　影响创伤修复的因素

常见的因素	影响创伤修复的机制
感染	并发休克、细菌感染、细胞功能降低、皮肤屏障功能破坏、严重损伤所致的肠道菌群移位都可导致感染发生
异物存留和失活组织过多	此类物质填充创伤处使创缘不能对合，新生的细胞与基质连接阻隔，不利于组织恢复
血液循环障碍	较重的休克使组织低灌注；伤口包扎或缝合过紧、止血带使用时间过长，导致局部缺血；伤前有闭塞性脉管炎等影响局部血运的疾病，均可导致组织修复迟缓
局部制动不够	使新生的组织受到继续损伤
全身性因素	营养不良；使用皮质激素、细胞毒等药物，使创伤性炎症和细胞增生受抑制；本身有免疫功能低下的疾病，如艾滋病等

二、战伤

战伤概况

多为火器复合伤，伤员较多病情重。火线急救挽生命，分级救治要抓紧。

表 11-4 战伤

项目	基本要点
定义	战伤一般是指在战斗中由武器直接或间接造成的各种损伤
现代战伤特点	多种因素造成的复合伤明显增多 ①复合伤的特点：死亡率高、休克发生率高、感染发生早而重 ②复合伤的救治原则：尽早消除致伤因素，积极采取针对性措施
战伤救治的组织形式	分级救治（阶梯治疗）
战伤救治技术原则	火线急救，挽救生命
火器伤的治疗	①全身治疗：全面了解伤情、积极防治休克、抗感染治疗、支持治疗 ②局部治疗：清创、保持伤口引流通畅 3 ~ 5 天后，酌情延期缝合
冲击伤的特点	多处受伤、复合伤多、伤情重、发展快、死亡率高

第十二章　烧伤、冻伤、蛇咬伤、虫蜇伤

一、热力烧伤

烧伤面积估计

并拢手掌百分一，一九头颈全面积，二九十八两上肢，三九躯干加会阴，
五九四五量下肢，还要加上百分一。

表 12-1　烧伤面积的估算（中国新九分法）

部位	占成人体表面积（%）	占儿童体表面积（%）	备注
头颈：发部 面部 颈部	3 3 3 （合计 9×1）	9+（12– 年龄）	儿童头大，故头颈部面积在成人基础上 +（12– 年龄）
双上肢：双上臂 双前臂 双手	7 6 5 （合计 9×2）	9×2	–
躯干：躯干前 躯干后 会阴	13 13 1 （合计 9×3）	9×3	–
双下肢：双臀 双大腿 双小腿 双足	5 21 13 7 （合计 9×5+1）	9×5+1–（12– 年龄）	儿童下肢小，故双下肢面积在成人基础上 –（12– 年龄）成年女性双足及臀部各为 6%

注：还有手掌法，无论性别、年龄，患者并指的手掌面积约占全身体表面积的 1%，该方法可用于小面积烧伤的测算。

烧伤深度估计

Ⅰ度无疱红又肿，浅Ⅱ大疱剧痛红，深Ⅱ疱小感觉钝，红白水肿愈留痕，
Ⅲ度苍白或焦痂，水肿无痛涤皮下。

表 12-2　烧伤深度的判定

	Ⅰ度烧伤	浅Ⅱ度烧伤	深Ⅱ度烧伤	Ⅲ度烧伤
损伤深度	仅伤及表皮，生发层健在	表皮的生发层、真皮乳头层	皮肤的真皮层，但残留皮肤附件	全皮层，甚至到达皮下、肌或骨骼

续表

	Ⅰ度烧伤	浅Ⅱ度烧伤	深Ⅱ度烧伤	Ⅲ度烧伤
水疱	无	大小不一的水疱形成	可有，小水疱	无
创面	红斑状、干燥，轻度红肿、无感染	创面红润，潮湿，红肿明显	创面微湿，红白相间，水肿明显	焦黄，炭化焦痂树枝状栓塞的血管
感觉	烧灼感	疼痛明显，感觉过敏	痛觉较迟钝	痛觉消失
拔毛试验	剧痛	痛	微痛	不痛且易拔除
局部温度	微增	增高	略低	发凉
愈合时间	3～7天	1～2周	3～4周	＞4周
愈合方式	脱屑愈合，无瘢痕	无瘢痕，有色素沉着	瘢痕愈合	无上皮再生，需植皮

表 12-3　烧伤严重性分度

分度	说明
轻度烧伤	Ⅱ度烧伤面积＜10%
中度烧伤	Ⅱ度烧伤面积 11%～30%，或Ⅲ度烧伤面积＜10%
重度烧伤	烧伤总面积 31%～50%，或Ⅲ度烧伤面积 11%～20%，或发生休克等并发症，有呼吸道烧伤或有较重的复合伤
特重烧伤	烧伤总面积 50% 以上，或Ⅲ度烧伤 20% 以上，或存在较重的吸入性损伤、复合伤等

烧伤的临床分期

烧伤临床分三期：休克感染修复期。

表 12-4　烧伤的病理生理和临床分期

分期	病理特点
急性体液渗出期（休克期）	①最大特点是体液渗出。渗出在伤后 2～3 h 最急剧，8 h 达高峰，持续 36～48 h ②最大的危险是休克，因此应早期进行抗休克治疗，输液速度先快后慢
感染期	烧伤水肿回吸收期一开始，感染就上升为主要矛盾。故应早期切痂或削痂，植皮消灭创面
修复期	Ⅰ度、浅Ⅱ度多能自行修复，深Ⅱ度靠残存的上皮岛融合修复，Ⅲ度靠皮肤移植修复

烧伤治疗与护理要点

小面烧伤快冷泡，清创湿敷烧伤膏，大面烧伤速补液，止痛抗菌全身疗。
输液安排要合理，创面保洁保干燥。勤换床单勤换药，空气每天紫外照。

表 12-5 烧伤的治疗原则

治疗原则	基本要点
小面积烧伤	按外科原则清创，保护创面自然愈合
大面积烧伤	①早期及时补液，维持呼吸道通畅，纠正低血容量性休克 ②深度烧伤组织是全身性感染的主要来源，应早期切除 ③及时纠正休克，控制感染 ④重视形态、功能的恢复
烧伤创面的处理	①包扎法：适用于肢体尤其手、足受伤及躯体小面积的烧伤创面 ②暴露法：适用于面、颈、会阴和大面积烧伤创面 ③包扎及暴露相结合：适用于全身多处烧伤

烧伤并发症的诊断与防治

易发休克和感染，根据表现作诊断，综合措施防与治，护创输液抗感染。

表 12-6 烧伤并发症的诊断与防治

并发症	临床表现与诊断	预防
烧伤休克	①心率增快、脉搏细弱 ②早期脉压差变小，晚期血压下降 ③呼吸浅快 ④尿量减少是低血容量性休克的一个重要标志 ⑤口渴，烦躁不安，四肢冰冷 ⑥血液化验结果常为血液浓缩、低血钠、低蛋白、酸中毒	液体疗法见表 12-7
烧伤全身性感染	①性格的突然改变 ②体温的骤升或骤降 ③心率＞140 次 / 分 ④呼吸急促 ⑤创面骤变 ⑥白细胞计数骤升	①积极纠正休克，保护肠黏膜的组织屏障 ②及时正确处理创面，早期切痂、削痂植皮，是防治全身性感染的关键措施 ③正确使用抗生素，预防二重感染 ④营养支持、水和电解质平衡的维持

表 12-7　烧伤休克时的液体疗法

补液方案	第 1 个 24 h 补液量	第 2 个 24 h 补液量
每 1% Ⅱ、Ⅲ度烧伤面积每 kg 体重补液量	成人 1.5 ml，小儿 2.0 ml	第 1 个 24 h 的 1/2
胶体：晶体	中重度烧伤 1 ： 2，广泛烧伤 1 ： 1	同左
基础需要量（5% 葡萄糖）	成人 2000 ml，儿童 60 ～ 80 ml/kg	同左

电烧伤

切断电源快急救，心搏骤停早复苏，切开减压和清创，尽早注射抗菌素。

表 12-8　电烧伤概况

项目	基本要点
损伤机制	①电流 = 电压 / 电阻 ②电压越高，电流强度越大，损伤越大 ③局部组织的电阻越大，则产生的热能越大，造成的局部损害越大
临床表现	①全身性损伤：轻度：恶心、心悸、头晕、短暂的意识丧失 重度：昏迷、呼吸、心搏骤停 ②局部损害
治疗	①现场急救：切断电源，呼吸、心搏骤停者行心肺复苏 ②液体复苏：早期补液量高于一般烧伤；补充碳酸氢钠碱化尿液；甘露醇利尿清创，切开减压 ③早期全身大剂量应用抗生素，注射破伤风抗毒素

化学烧伤

脱离伤源水冲洗，应用相应解毒剂，伤处湿敷或包扎，伤深切除后植皮。

表 12-9　化学烧伤概况

项目	基本要点
一般护理原则	①脱离烧伤源，连续大量清水冲洗 ②早期补液量稍多，加用利尿剂排除毒性物质 ③已明确为化学毒物致伤者，选用相应的解毒剂或对抗剂
酸烧伤	①致病特点：使组织蛋白凝固而坏死，能使组织脱水；皮革样成痂不形成水疱，一般不向深部腐蚀；脱痂时间延缓 ②处理原则：大量清水冲洗伤处，随后按一般烧伤处理

续表

项目	基本要点
碱烧伤	①致病机制：强碱和组织蛋白质结合成复合物，能皂化脂肪组织，皂化时可产热，继续损伤组织，碱离子能向深处穿透 ②临床特点：疼痛较剧，创面可扩大、加深，愈合慢 ③治疗原则：大量清水冲洗，冲洗时间更应延长。深度碱烧伤适合早期切痂与植皮
磷烧伤	①致病机制：磷与空气接触而自燃造成组织损伤；磷是细胞质毒物，吸收后引起肝、肾、心、肺等脏器损害 ②治疗原则：将伤处浸入水中，以隔绝空气阻断燃烧；水下移除磷粒；3% ~ 5% 碳酸氢钠湿敷包扎，忌用油脂敷料；深度创面应早期切除植皮

二、冻伤

非冻结性冻伤

好发手足耳和鼻，低温潮湿易发病。局部红肿或溃烂，外擦药物及复温。

表 12-10　非冻结性冻伤举例

	冻疮	战壕足	水浸足
环境因素	冬季气温低且较为潮湿的地区	战时长时间站立于 1° ~ 10° 的壕沟中	长期暴露于湿冷环境中
好发部位	手、足、耳郭、鼻尖	足、手	足、手
临床症状	局部皮肤痒感、胀痛	病变部位最初感觉消失，继而出现感觉异常、灼烧样疼痛	同左
体征	皮肤紫红色斑、丘疹或结节病变。表皮可脱落、出血、糜烂或出现溃疡。最终形成瘢痕或纤维化	局部皮肤可充血、水肿、起疱，即形成溃疡。常伴蜂窝组织炎淋巴结节甚至组织坏死	同左
治疗	局部外用冻疮膏，局部复温、减轻水肿		

冻结性冻伤

由轻到重分四度，Ⅰ、Ⅱ较轻Ⅲ、Ⅳ重；红斑水疱腐蚀性，血管闭塞血栓成。
寒冷环境快脱离，温浴可促快复温。生命体征应维持，纠正休克脑水肿。
创面搽药或包扎，面部冻伤要处置。

表 12-11　冻结性冻伤概况

	Ⅰ度	Ⅱ度	Ⅲ度	Ⅳ度
名称	红斑性冻伤	水疱性冻伤	焦痂性冻伤	坏疽性冻伤
伤及层次	表皮层	真皮层	皮肤全层或皮下组织	深达肌肉、骨骼，甚至肢体坏死
局部表现	局部充血、水肿，伴热、痒、刺痛感	局部充血水肿，形成水疱	创面由苍白变成黑褐色，感觉消失，创面周围红、肿、痛并水疱形成	表面呈死灰色，无水疱，干性或湿性坏死，局部表现类似Ⅲ度烧伤
病程	数日后消退	2～3周干燥结痂之后脱痂愈合	坏死组织干燥结痂，4～6周坏死组织脱落，形成肉芽创面，愈合慢	20日左右坏死组织和健康组织分界清楚
瘢痕形成	无	轻度瘢痕形成	形成瘢痕	功能障碍或致残
局部治疗	保持创面干燥、清洁	创面干燥清洁者，干纱布包扎；创面感染时，带有抗菌药的纱布湿敷，再用冻疮膏，包扎或半暴露疗法	创面暴露，保持清洁，每日药液清洗1～2次。将明确的坏死组织予以切除，视情况植皮。有湿性坏疽或脓毒症需截肢	同Ⅲ度
急救	脱离寒冷环境，快速复温（浸浴于40～42℃温水中）			
全身冻伤的治疗	①维持呼吸道通畅，必要时给予辅助呼吸 ②注意纠正异常心律 ③胃管内热灌注或温液灌肠有助复温 ④防治休克，纠正酸中毒 ⑤处理肾功能不全和脑水肿			

三、咬蜇伤

咬蜇伤

伤口紧急妥处理，防毒吸收要注意，快用相应解毒剂，对症治疗要积极。

表 12-12 兽咬伤

	狂犬病	猫抓病
病原体	致病病毒	革兰氏阴性小棒状杆菌
潜伏期	10 天到数月	
临床表现	伤口及肢体麻木、疼痛、发热、烦躁、易兴奋、乏力、吞咽困难、恐水、咽喉痉挛、流涎、多汗、心率快、肌肉瘫痪、昏迷、循环衰竭	皮肤出现丘疹、疱疹，发热、不适，淋巴结肿大，重者心内膜炎等
诊断	伤人之犬兽如存活 10 天以上，可排除	红细胞沉降率（血沉）↑，血 IgG ↑；淋巴活检示肉芽肿性增生；血清学检测抗巴尔通抗体滴度增高可明确诊断
治疗	立即清创、免疫治疗	多西环素或利福平口服，有全身反应者庆大霉素静脉滴注
特点	预后差，死亡率高	儿童、青少年多见，秋冬季好发

表 12-13 蛇咬伤

项目	基本要点
蛇毒毒素	①神经毒素：对中枢神经和神经肌肉接头有选择性毒性作用 ②血液毒素：对血细胞、血管内皮及组织有破坏作用 ③混合毒素：以上两者兼有
临床表现	局部疼痛、肿胀，淋巴结肿大，皮肤出血倾向，甚至局部组织坏死，感觉改变，运动障碍，呼吸循环抑制，肺水肿，肾功能不全，多器官功能障碍
治疗	①急救措施：绑扎肢体近心端，阻断淋巴、静脉回流；清洗伤口，去除毒牙及污物；伤口周围皮肤封闭 ②解毒药物：中成药及草药，抗蛇毒血清

表 12-14 各类虫蜇伤的临床表现及处理方法

类型	损伤性质	临床表现	处理
蜂蜇伤	过敏反应	①局部：红、肿、痛，蜂刺残留可局部化脓 ②全身：头晕目眩、恶心呕吐，面部水肿、呼吸困难、烦躁不安，出现昏迷、休克甚至死亡	①蜜蜂蜇伤：拔除蜂刺，局部以弱碱液洗敷、南通蛇药糊剂外敷伤口，口服蛇药片 ②黄蜂蜇伤：局部以弱酸液冲洗或以食醋纱条敷贴，以 3% 依米丁 1 ml 溶于 5 ml 注射用水后做伤处注射 ③全身症状严重者的急救措施：肾上腺皮质激素抗过敏，维持呼吸道通畅并给氧，积极抗休克治疗

续表

类型	损伤性质	临床表现	处理
蝎蜇伤	神经毒	①局部：红肿水疱，组织坏死 ②全身：烦躁不安、头痛、头晕、发热、流涎、腹痛等。重者有呼吸急促、肺水肿、消化道出血等表现。儿童可因呼吸、循环衰竭而死亡	①取出伤口残留的钩刺，用弱碱性液体或高锰酸钾溶液清洗，以3%依米丁1 ml溶于5 ml注射用水后做伤处注射 ②全身症状重时应补液、地塞米松静脉注射、肌内注射抗蝎毒血清并给予对症支持治疗。局部感染时给予抗生素
蜈蚣咬伤	过敏反应	①局部：红肿、淋巴结（管）炎 ②全身：畏寒、发热、恶心、呕吐、谵妄、昏迷甚至死亡	伤口应以碱性液洗涤，周围组织以0.25%普鲁卡因封闭。口服及局部敷以南通蛇药。有淋巴管炎时加用抗生素
毒蜘蛛咬伤	神经毒过敏反应	①局部：伤口不痛，严重者似毒蛇咬伤 ②全身：似蛇咬伤，可有肌肉痉挛	治疗与蜇伤相同。肌痉挛严重者可注射新斯的明或箭毒

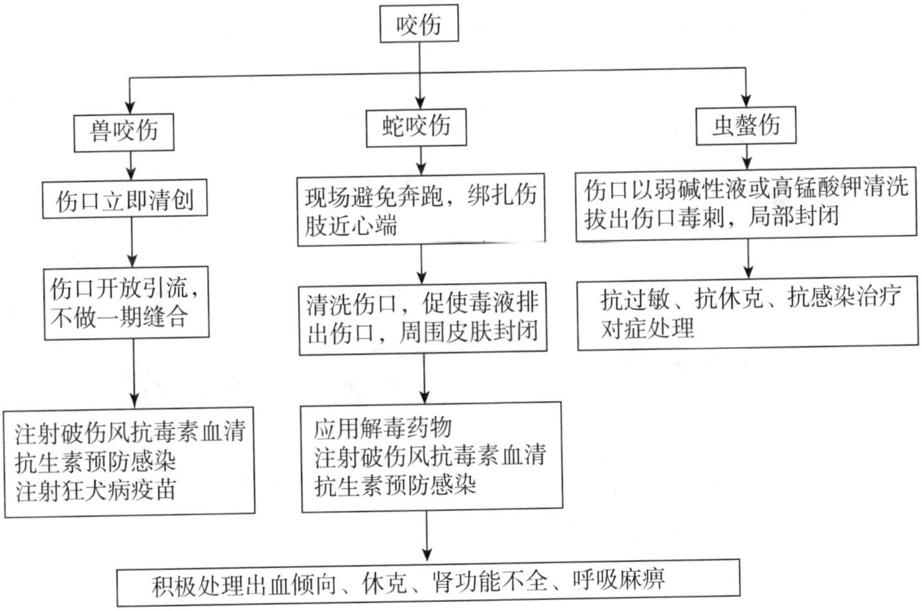

图 12-1　咬伤处理流程

第十三章　肿　瘤

一、概述

良性肿瘤

分化成熟生长慢，分界清楚膨胀长，很少复发不转移，压迫阻塞有影响。

恶性肿瘤

分化幼稚生长快，边界不清浸润长，较多复发有转移，压迫破坏恶病况。

表 13-1　肿瘤的分类

分类	命名
良性肿瘤	“瘤”：如脂肪瘤、纤维瘤
恶性肿瘤	“癌”：源于上皮组织，如胃癌、结肠癌 “肉瘤”：源于间叶组织，如脂肪肉瘤、横纹肌肉瘤 “母细胞瘤”：源于胚胎组织，如神经母细胞瘤 “病或瘤”：源于传统习惯，如白血病、恶性淋巴瘤 良性肿瘤与恶性肿瘤的比较见表 13-2
交界性肿瘤	生物学行为在良恶性之间，形态为良性，但行为上有恶性表现，如黏膜乳头状瘤、包膜不完整的纤维瘤

表 13-2　良性肿瘤和恶性肿瘤的区别

	良性肿瘤	恶性肿瘤
生长速度	较慢	较快
生长方式	外向、膨胀性生长	浸润、外向、膨胀性生长
特征	有包膜，一般不侵犯周围组织，不发生转移，多可推动，手术切除后不复发或很少复发	多为包膜，浸润破坏周围组织，可发生转移，活动受限，易复发
继发改变	少见	常见，出血坏死、溃疡形成等
全身症状	少见，主要因局部压迫引起	较多，可出现感染、恶病质等症状
病理改变	定向分化好，异型性不明显，不见病理性核分裂象	镜下分化较差，异型性明显，可见病理性核分裂象

肿瘤的临床表现

局部压迫和阻塞，结构功能受破坏，疼痛出血和感染，全身内分泌紊乱。

还有发热恶病质，恶性肿瘤更厉害。

表 13-3　肿瘤的临床表现

肿瘤表现	基本要点
局部表现	
肿块	肿瘤性质不同，其硬度、有无包膜也不相同。常是体表肿瘤的首发症状，深部肿瘤则不易触及
疼痛	肿瘤的膨胀性生长、溃疡、感染等刺激神经，空腔脏器肿瘤引发的痉挛
溃疡	因血供不足或继发感染导致
出血	因肿瘤破溃、出血破裂致出血，如呕血、黑便、血便、咯血、阴道出血、体表或腹腔内出血
梗阻	空腔脏器被肿瘤堵塞所致，如梗阻性黄疸、幽门梗阻
全身症状	
早期	无症状或仅有非特异性症状，如贫血、低热、消瘦、乏力
晚期	恶病质表现，全身衰竭
特异表现	表现为相应器官功能亢进或低下，如甲状旁腺肿瘤引起的骨质改变、肾上腺嗜铬细胞瘤引起的高血压、颅内肿瘤引起的颅内压增高

肿瘤的诊断

肿瘤诊断方法多，病史体检与化验，影像检查与内镜，病理加基因检测。

表 13-4　肿瘤的诊断要点

诊断	基本要点
病史	生长迅速的肿瘤恶性可能性大
化验检查	①血常规检查：血、尿、便常规，作为初筛检查，如便隐血检查可对大肠肿瘤进行筛查 ②血清学检查：肿瘤标志物检查见表 13-5
影像学检查	见表 13-6
内镜检查	纤维内镜和电子内镜对空腔器官和胸腹腔及纵隔肿瘤的检查是当代肿瘤诊断治疗学中的重要进展
病理学诊断	①细胞病理学 ②组织病理学：对可疑肿块应做切除活检

表 13-5 临床常用肿瘤标志物

种类	名称	临床应用
胚胎抗原类	AFP（甲胎蛋白）	肝癌
	CEA（癌胚抗原）	结肠癌、胃癌
	CA199（癌抗原 199）	消化道肿瘤、胰腺癌
	CA125（癌抗原 125）	卵巢癌
	CA135（癌抗原 135）	乳腺癌
	CA242（癌抗原 242）	消化道肿瘤
	CA724（癌抗原 724）	消化道肿瘤
	CA50（癌抗原 50）	乳腺癌、肺癌
	CK19（角蛋白 19）	上皮肿瘤
	PSA（前列腺特异性标志物）	前列腺癌与增生
	LTA（肺癌抗原）	非小细胞肺癌
	Fer（铁蛋白）	肝癌、乳腺癌
酶类	PAP（前列腺酸性磷酸酶）	前列腺癌、肝癌
	AKP（碱性磷酸酶）	成骨细胞肉瘤
	NSE（神经元烯醇化酶）	小细胞肺癌、类癌
激素类	HCG（绒毛膜促性腺激素）	滋养叶细胞肿瘤
	CT（降钙素）	甲状腺髓样癌
	PTH（甲状旁腺素）	甲状旁腺瘤或增生
	INS（胰岛素）	胰岛细胞瘤
	GH（生长激素）	垂体肿瘤
	PRL（催乳素）	垂体肿瘤

表 13-6 肿瘤的影像学诊断方法

影像学方法	说明
X 线	①透视与平片：对肺、骨肿瘤可显示特定的阴影 ②造影检查：对比剂造影，如钡灌肠；器官造影，如肾盂造影；空气造影，如腹膜后造影 ③特殊 X 线显影：干板摄影、钼靶摄影，应用于软组织及乳腺组织；断层摄影，用于肺部
CT	既可根据影像的密度与 CT 值对肿块作出诊断，也可形成三维图像、CT 血管造影、仿真内镜等
超声	利用正常与病灶组织对声抗阻的不同产生的超声反射波做显影诊断，对囊实性肿块的判断很有价值。在超声的引导下穿刺治疗与活检
核素显像	一般可显示直径 2 cm 以上的病灶
PET-CT	利用组织对葡萄糖利用率的变化和差异进行的无创、动态定量、分子水平的三维活体生化显像，具有定位、定性的诊断功能。对脑肿瘤、肺癌、乳腺癌、结肠癌、卵巢癌等诊断率可达 90% 以上
MRI	利用磁共振的原理形成图像。对神经系统和软组织图像更为清晰

肿瘤的治疗

肿瘤治疗方法多，各种措施相配合。手术放疗与化疗，免疫治疗与中药。

表 13-7 肿瘤的治疗

治疗方法	说明
手术	①根治性手术：如乳腺癌根治术 ②扩大根治术：如胃癌扩大根治术 ③姑息手术：如结肠癌的肠造口术 ④其他手术：激光切割或汽化手术、超声手术、液氮冷冻手术等
化疗	常用药物见表 13-8
放疗	种类： ①光子类：如深部 X 线，各种同位素如镭、钴、铯等 ②粒子类：包括粒子、感应和中子加速器 方法：外照射、内照射
免疫治疗	免疫法： ①非特异性：接种如卡介苗、短棒状杆菌、白介素 -2、干扰素等； ②特异性：瘤苗、肿瘤免疫核糖核酸等 基因：归纳为细胞因子、肿瘤疫苗、基因疗法等，大部分处于试验阶段
中药	包括祛邪、扶正、化淤、软坚、散结、解毒等

表 13-8 化疗药物分类

分类	常用化疗药物	作用机制
激素类	他莫昔芬、己烯雌酚、黄体酮、丙酸睾酮、甲状腺素、泼尼松、地塞米松	能改变内环境，进而影响肿瘤生长，有的能增强机体对肿瘤侵害的抵抗力
抗代谢类	氟尿嘧啶、甲氨蝶呤、巯嘌呤、替加氟、阿糖胞苷	抗癌药对核酸代谢物与酶结合产生的相应竞争作用，阻断核酸的形成
抗生素类	放线菌素 D、丝裂霉素、多柔比星、平阳霉素、博来霉素	某些抗生素有抗肿瘤作用
生物碱类	长春新碱、长春碱、羟喜树碱、替尼泊甘	干扰细胞内纺锤体形成，使细胞停留在有丝分裂中期
细胞毒素类	环磷酰胺、氮芥、卡莫司汀、白消安、洛莫司汀	由氮芥基团作用于 DNA 和 RNA、酶、蛋白质，导致细胞死亡
分子靶向药	美罗华、伊马替尼、古非替尼	作用靶点针对细胞受体、信号转导、抗血管生成

癌症的三级预防

癌症预防分三级：病前预防是一级，二级预防是三早，三级预防属晚期。

表 13-9 癌症的三级预防

分级	预防要点
一级预防	①注意环境保护：防止大气、水、土壤污染等 ②改善生活习惯：戒烟，忌食高盐、霉变食物等 ③减少职业暴露：避免接触石棉、苯、重金属等
二级预防	①早期发现：对高危人群定期检查 ②早期诊断：及时发现癌前病变与癌症患者 ③早期治疗：及时治疗胃腺瘤、慢性胃溃疡等
三级预防	①改变生活质量 ②对症治疗 ③癌症的三阶梯镇痛：初始用非吗啡类；开始小剂量；口服为主，定期给药

二、常见体表肿瘤与肿块

常见体表肿瘤与肿块

体表肿瘤有多种，临床表现各不同。发现之后早确诊，治疗处理应慎重。

表 13-10 常见体表肿瘤与肿块

体表肿瘤或肿块	诊治要点
黑痣	良性色素斑块。分类： ①交界痣：好发于掌跖及外阴，色黑，表面平滑，边界清楚。痣细胞位于基底细胞层，向表皮下延伸。受摩擦后有恶变可能，表现为突然增大、变黑、破溃、易于出血、外围有卫星状小黑点等 ②皮内痣：好发于头面部、颈部，亦可见于躯干、四肢，一般直径在 1 cm 以内，表面光滑，痣细胞位于表皮下，真皮层，较少恶变 ③混合痣：为皮内痣与交界痣同时存在。黑痣色素加深、变大，或有瘙痒不适或疼痛时，位于手足底、面部、外阴等易摩擦部位的，应及时行完整切除
黑色素瘤	高度恶性肿瘤，发展迅速，可出现局部淋巴结转移及肺转移。应做广泛切除治疗，切忌切取活检，术后进行免疫治疗和（或）化疗
脂肪瘤	好发于四肢、腰背部、腹部，边界清楚，质软，生长缓慢，可多发。体积较大者应及时切除。而对于多发、体积较小者，活检后可观察

续表

体表肿瘤或肿块		诊治要点
血管瘤	海绵状血管瘤	多发生于皮下组织内，皮肤可见毛细血管扩张，呈青紫色。质软，边界不清。治疗首选手术切除，因肿瘤边界不清，术中应仔细操作，严密止血。切除不彻底可出现复发
	毛细血管瘤	多见于婴儿，出生时或生后早期皮肤有红点或小红斑，伴隆起，压迫后可褪色，释手后恢复红色，可自行停止生长或消退。瘤体较小可暂时观察，增大时或长期不消退时，可手术或冷冻治疗；放射治疗有一定效果
	蔓状血管瘤	由较粗的迂曲血管构成，多为静脉，可形成动脉或动静脉瘘，范围大。手术时出血较多
囊肿	皮脂腺囊肿	皮脂腺排泄受阻形成的潴留性囊肿，多见于头面部及背部，表面可见小黑点，常继发感染。治疗首选手术完整切除，当有感染存在时，应首先控制感染
	腱鞘囊肿	多见于手腕、足背肌腱或关节附近，质硬，光滑。治疗可采用： ①加压击破 ②抽出囊液，注入醋酸氢化可的松 ③手术切除。治疗后易复发
皮肤癌	基底细胞癌	好发于头面部，来源于皮肤或附件基底细胞，发展缓慢，恶性程度低，很少转移。放射或手术切除
	鳞状细胞癌	表面呈菜花状、边缘隆起不规则，底部不平，易出血，常伴感染，早期溃疡，手术辅以放疗
纤维瘤及肉瘤	纤维瘤	多见于躯干、四肢。质硬，边界不清。首选手术治疗
	纤维肉瘤	可发生于任何部位，多见于下肢及躯干部。肿瘤初始时较小，生长迅速。应行手术扩大切除
	纤维瘤病	好发于躯干和四肢，呈浸润性生长，生物学行为介于良恶性之间。应完整切除，避免复发
神经纤维瘤	神经鞘瘤	可见于四肢神经干的分布部位。分为中央型和边缘型两种。中央型源于神经干中央，手术易损伤神经干；边缘型源于神经边缘，手术较少损伤神经干
	神经纤维瘤	皮下组织内周围神经上的神经纤维瘤大多呈带蒂的肿块，和表皮之间界限清楚，可伴有色素沉着。首选手术
皮肤乳头状瘤		为表皮上皮增生所致，向表皮下乳头状延伸，易恶变，如阴茎乳头状瘤。手术完整切除

第十四章　器官、组织和细胞移植

一、移植的基本概念

移植的基本概念

组织器官可移植，常用术语理应知。

表 14-1　基本概念及分类

名词	基本概念
移植术	将一个体的细胞、组织或器官（移植物）导入到自体或另一个体的某一部位
移植物	移植的细胞、组织或器官
供体（供者）	指提供移植物的个体
受体（受者）	指接受移植物的个体
同系移植	即同基因移植。如单卵双生移植，移植后不会发生排斥反应
同种异体移植	移植后会发生排斥反应
异种移植	移植后会发生剧烈排斥反应
原位移植	心脏移植、断指再植
异位移植	肾移植、胰腺移植
活体移植	移植后恢复原有功能
结构移植	移植物已失去活力或人工灭活，目的是提供机械结构保留其外形，移植后不会出现排斥反应
细胞移植	指将适量游离的具有某种功能的细胞输注到受体的血管、体腔或组织器官内的技术，如输血、骨髓移植、肝细胞移植、胰岛细胞移植等
组织移植	指某一组织如皮肤、筋膜、肌腱、软骨、骨与血管等，或整体联合的几种组织如皮肌瓣等的移植术。组织移植可以是活体移植如自体皮肤移植，也可以是结构移植如血管吻合移植
实体器官移植	多为活体异体移植，移植物多为具有活力的实体器官，如肾移植、肺移植、胰腺移植

二、移植免疫

移植排斥反应

介导移植之排斥，移植抗原有数种，同种异型之抗原，两种方法可识别。
直接识别与间接，二者之间有差别。移植物进宿主内，刺激宿主起反应，
细胞体液免疫系，都来排斥移植物。

表 14-2　移植排斥反应概况

移植排斥反应	基本要点
移植抗原	引起免疫应答的供体移植抗原称为移植抗原，包括： ①主要组织相容性复合物分子 ②次要组织相容性抗原 ③内皮糖蛋白，如 ABO 血型抗原
移植抗原的识别与免疫应答	移植抗原识别分为直接识别与间接识别两种途径
临床排斥反应的机制和分类	器官移植后，由于免疫攻击的方向不同，可分为两种不同类型的排斥反应：一种是宿主抗移植物反应（HVGR），系临床常提到的排斥反应；另一种为移植物抗宿主反应（GVHR），见表 14-3

表 14-3　移植排斥反应综合征的分类

	免疫机制	临床特点
超急性排斥	体液免疫为主	可在移植后数分钟或数小时发生，一旦发生移植物色暗、变软、功能衰竭，只能切除移植物
急性排斥	细胞免疫为主	临床最常见。多见于移植后 4 天至 2 周左右，突发寒战、高热、移植物胀痛，经激素冲击治疗大多病例可逆转
慢性排斥	机制不完全清楚	移植物功能丧失的常见原因
移植物抗宿主反应（GVHR）	移植物中的淋巴细胞识别宿主抗原所致	多见于骨髓和小肠移植

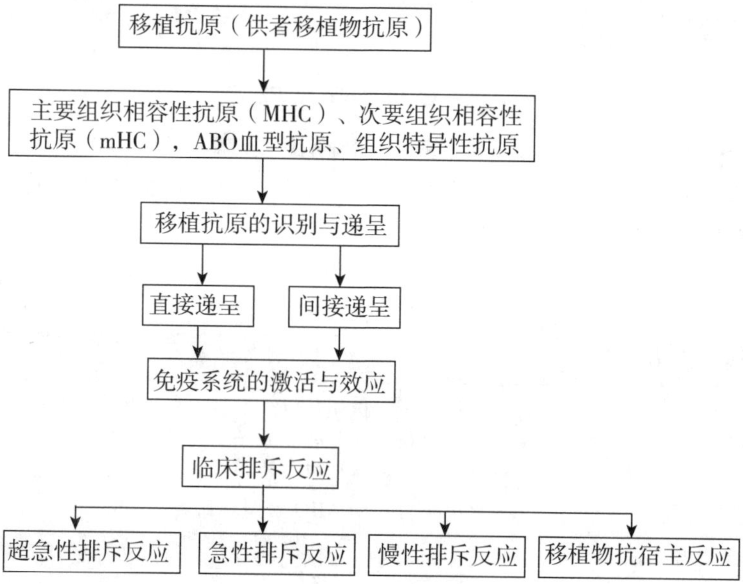

图 14-1　移植免疫应答流程

移植排斥反应的防治

器官移植要成功，排斥反应须消除，理想供者应选择，双方做好预处理，应用免疫抑制法，术后密切来监视。

表 14-4　移植排斥反应的防治

防治措施	说明
组织配型	包括以下 4 个方面： ① ABO 血型配合：供、受体 ABO 血型应相同或相容 ② HLA 配型：与移植相关的位点包括 HLA-A、B、DR ③群体反应性抗体（panel reactive antibody，PRA）检测：用于检测受体体内预存的 HLA 抗体，超过 10% 即为致敏。移植均可能使受体致敏 ④淋巴细胞毒交叉配合试验
免疫抑制剂的应用	见表 14-5 和表 14-6

防治移植排斥反应的常用药物

常用药物有多种，抑制反应某环节，几种药物联合用，治疗效果更确切。

表 14-5　防治移植排斥反应的药物

分类	代表药物	用途与作用机制	副作用
皮质激素	泼尼松龙	用于预防和治疗同种移植排斥反应。大剂量激素冲击治疗作为急性排斥反应时的挽救治疗手段	长期使用可引起药物性库欣综合征、感染、高血压、糖尿病、白内障及骨无菌性坏死等
增殖抑制药物	硫唑嘌呤（Aza） 霉酚酸酯（MMF）	抑制细胞 DNA 合成，对所有分裂活跃细胞均有抑制作用，对 T 细胞增殖抑制作用较为突出	骨髓抑制、肝毒性、胃肠道反应
钙神经素抑制剂	环孢素 A（CsA） FK506	抑制 T 细胞的活化与增殖	肾毒性、肝毒性、神经毒性、牙龈增生、多毛症
TOR 抑制剂	西罗莫司	通过作用于 IL-2R 下游的信号传导系统使细胞周期停留在 G_1 期和 S 期，从而起到免疫抑制作用	白细胞减少、脂代谢紊乱、伤口愈合能力下降、间质性肺炎
抗淋巴细胞制剂	ALG、ATG、 OKT3	可直接对淋巴细胞产生细胞毒作用并使之溶解	

表 14-6　免疫抑制治疗的基本原则和常用方案

基本原则	分类	代表药物
联合用药，减少单一药物的剂量，减轻其副作用并能增加药物的免疫抑制协同作用	二联用药方案	CsA 或 FK506 加上皮质激素 CsA 或 FK506 加上 Aza 或 MMF 作为免疫抑制的基本药物
	三联用药方案	二联用药方案 1+ 一个增殖抑制药物（Aza 或 MMF）或抗淋巴细胞抗体
	四联用药方案	二联用药方案 2+ 皮质激素或抗淋巴细胞抗体，同时使用 CsA 或 FK506、皮质激素、Aza 或 MMF、抗淋巴细胞抗体

三、移植术

表 14-7　移植术分类

分类	具体要点
根据供者和受者在遗传基因的差异程度	①同质移植术：系供者和受者非同一个体，但二者遗传基因型完全相同，受者接受来自同系（同基因）供者移植物后不发生排斥反应 ②同种移植术：供受者属同一种属，但遗传基因不相同的个体间的移植 ③异体移植术：即不同种属间的移植

续表

分类	具体要点
根据移植物植入部位不同	①原位移植：移植物移植到原来的解剖部位，移植前需要将受者原来的器官切除 ②异位移值：移植物植入到另一解剖部位，一般情况下不必切除受者原来的器官 ③旁原位移植：即将移植物植入到贴近受者同名器官的位置，不切除原来器官
根据移植技术不同	①吻合血管的移植术：移植物从供者切取下来时血管完全离断，移植时将移植物血管与受者血管予以吻合，建立有效血液循环，移植物即可恢复血供 ②带蒂的移植物：移植物与供者始终带有主要血管以及淋巴或神经的蒂相连，移植过程中始终保持有效血供，移植物在移植的部位建立新的血液循环后再切断该蒂 ③游离的移植术：移植物移植时不进行血管吻合，移植后移植物血供的建立依靠周缘的受者组织产生新生血管并逐渐长入 ④输注移植术：将移植物制备成保存活力的细胞或组织悬液，通过各种途径输入或注射到受者体内
根据移植物来源不同	胚胎、新生儿、成人、尸体及活体供者，活体供者分为活体亲属和非亲属
根据移植物性质不同	细胞、组织、器官移植（见表 14-8）

表 14-8　器官移植

分类	适应证
肾移植	①在临床各类器官移植中疗效最显著 ②适应证为各种肾病进展到慢性肾衰竭尿毒症期，经一般治疗无效者
肝移植	进行性、不可逆性和致死性终末期肝病无其他有效治疗方法者
胰腺移植	①药物治疗无效的 1 型糖尿病 ②合并肾功能不全的少量 2 型糖尿病 ③全胰腺切除术后
心脏移植	①终末期心脏病，无治疗药物或其他有效手术治疗方法者 ②影响术后长期存活的主要原因是移植的心脏冠状动脉硬化
小肠移植	①各种病因导致的短肠综合征，且不能很好耐受营养支持者 ②移植术后排斥反应发生率高、易并发严重感染、肠功能恢复缓慢，能发生移植物抗宿主病

第十五章　颅内压增高和脑疝

一、颅内压增高

颅内压增高概况

头痛呕吐喷射性，视神经乳头水肿。库欣反应意识障，CT、MRI 助确诊。

病因治疗与对症，利尿脱水甘露醇。

表 15-1　颅内压增高概况

项目	基本要点
临床表现	头痛 + 呕吐 + 视神经乳头水肿 = 颅内压增高的三主征 ①头痛：最常见的症状之一，以早晨或夜间为重，性质以胀痛和撕裂痛为多见 ②呕吐：呈喷射性 ③视神经乳头水肿：重要的客观体征之一。若水肿长期存在，则视神经乳头颜色苍白，视野向心性缩小，称为视神经继发性萎缩 ④意识障碍，嗜睡、反应迟钝，昏睡、昏迷、瞳孔放大、对光反射消失、脑疝、去大脑强直 ⑤库欣（Cushing）反应：急性颅内压增高时，可引起血压升高、心率缓慢、脉压增高、呼吸减慢等，称为库欣反应 ⑥其他症状：头晕、猝倒、头皮静脉怒张
诊断	当发现有视神经乳头水肿、头痛及呕吐三主征时，则可以确诊颅内压增高。CT 是诊断颅内病变的首选检查。CT 不能确诊时可行 MRI 检查，或行颅内压监测，用以指导药物治疗和手术时机选择
治疗	①密切监测：凡有颅内压增高的患者，应留院观察。密切观察神志、瞳孔、血压、呼吸、脉搏及体温的变化，有条件时可行颅内压监测 ②病因治疗：应尽早查明病因，进行相应治疗 ③降低颅内压治疗 a．药物治疗：20% 甘露醇 250 ml（首选）、20% 尿素转化糖或尿素山梨醇溶液 200 ml、呋塞米 20 ～ 40 mg、20% 人血清白蛋白 20 ～ 40 ml、激素、大剂量异巴比妥钠或硫喷妥钠 b．亚低温冬眠疗法：有利于减少脑组织的耗氧量，防止脑水肿的发生与发展 c．辅助过度换气：目的是使体内 CO_2 排出，从而使颅内压相应下降 ④症状治疗：可对症给予镇痛、镇静、抗癫痫药物治疗

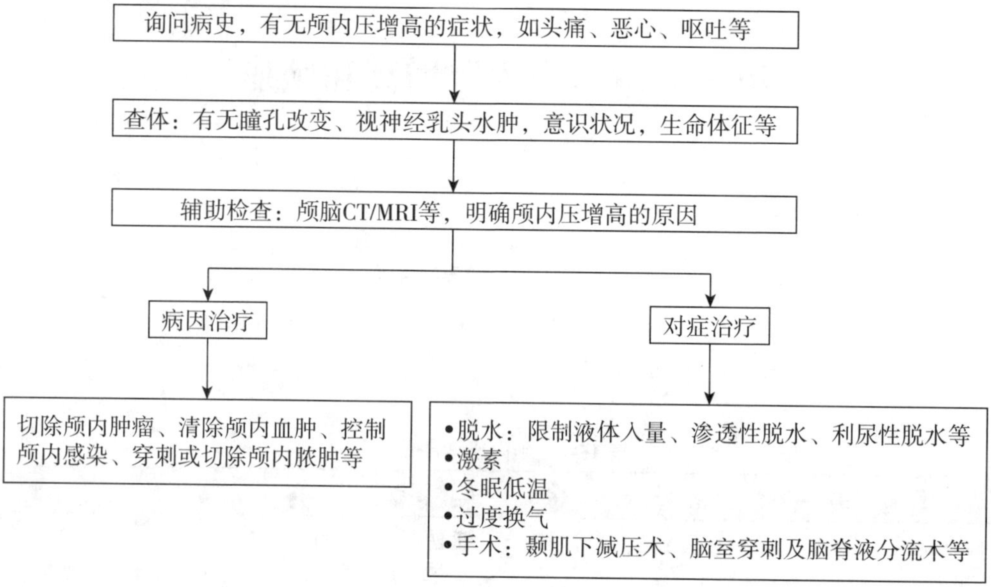

图 15-1　颅内压增高的诊疗流程

二、脑疝

脑疝概况

脑疝类型分三种：颅压增高三大症，头痛呕吐视神肿[1]。库欣反应很明显，

神经受压功能紊，瞳孔散大呼吸停。甘露醇降颅内压，手术引流可施行。

脑疝属于综合征，病因治疗要抓紧。

注：[1] 指视神经乳头水肿。

表 15-2　脑疝概况

项目	基本要点
分类	①颞叶钩回疝或小脑幕切迹疝：为颞叶海马回、钩回通过小脑幕切迹被推移至幕下 ②枕骨大孔疝或小脑扁桃体疝：为小脑扁桃体及延髓经枕骨大孔推挤向椎管内 ③大脑镰下疝或扣带回疝：一侧半球的扣带回经镰下孔被挤入对侧
病理	①小脑幕切迹疝：脑干受压移位严重时可致脑干内部出血 ②小脑幕切迹疝时同侧的大脑脚受到挤压可造成病变对侧偏瘫，同侧动眼神经受到挤压可产生动眼神经麻痹症状 ③枕骨大孔疝时，延髓受压，患者可迅速出现呼吸骤停 ④小脑幕切迹裂孔或枕骨大孔被移位的脑组织堵塞时，使脑脊液循环通路受阻，进一步加剧了颅内压增高，形成恶性循环，使病情迅速恶化

续表

项目	基本要点
临床表现及鉴别诊断	见表 15-3
治疗	①按颅内压增高的处理原则快速静脉输注高渗性降颅内压药 ②确诊后尽快手术去除病因，如清除颅内血肿或切除脑肿瘤等 ③如难以确诊或虽确诊而病因无法去除时，可选用姑息性手术以降低颅内高压和抢救脑疝。如侧脑室体外引流术、脑脊液分流术、减压术

表 15-3　脑疝的鉴别诊断

	小脑幕切迹疝	枕骨大孔疝
别称	颞叶疝	小脑扁桃体疝
解剖	颞叶海马回、钩回通过小脑幕切迹被推移至幕下	小脑扁桃体及延髓经枕骨大孔推挤向椎管内
临床表现	①颅内压增高的三主症 ②患侧瞳孔：小→大 ③患侧对光反应：迟钝→消失 ④对侧肢体肌力：减弱→双侧活动消失 ⑤病理征阳性：去大脑强直 ⑥嗜睡→浅昏迷→深昏迷	①颅内压明显增高（剧烈头痛、频繁呕吐） ②双侧瞳孔忽大忽小、颈项强直，强迫头位 ③生命体征紊乱出现较早，意识障碍较晚 ④较早发生呼吸骤停而死亡
治疗原则	降低颅内压，积极手术：侧脑室体外引流术，脑脊液分流术，颞肌下减压术	同左

第十六章　颅脑损伤

一、头皮损伤

头皮损伤概况

头皮损伤分三类：血肿裂伤与撕脱。血肿包扎可加压，裂伤撕脱应缝合。

表 16-1　头皮损伤概况

类型	基本要点
头皮血肿	①皮下血肿：比较局限，无波动，周边较中心区为硬，一般不需处理 ②帽状腱膜下血肿：范围较大，可延及全头，不受颅缝限制，触之软，有明显波动，婴幼儿巨大帽状腱膜下血肿可引起贫血甚至休克。血肿较小者可加压包扎处理，血肿较大，应消毒后穿刺抽吸，再行加压包扎，已有感染的血肿，切开引流 ③骨膜下血肿：范围较大，但不超越颅缝，张力较高可有波动。处理原则：同帽状腱膜下血肿，但伴骨折者不宜强力加压包扎，防治硬膜外血肿
头皮裂伤	可由锐器或钝器伤所致 处理原则： ①应尽早清创缝合，即使伤后 24 h，若无感染征象，仍可一期愈合 ②术中应将裂口内的头发、砂粒等异物彻底清除，注意有无颅骨骨折或碎骨片，如发现脑脊液或脑组织外溢，按开放性脑损伤处理 ③术后予抗生素
头皮撕脱伤	可导致失血性休克或疼痛性休克 处理原则： ①皮瓣未完全脱离且血供尚好者清创后原位缝合 ②皮瓣脱落，但完整无污染，伤后未超过 6 h，行血管吻合后缝合撕脱头皮 ③撕脱皮瓣挫伤或已污染者做植皮处理 ④伤后已久而感染者；新创面清理和更换敷料，肉芽组织生长后再行植皮

二、颅骨骨折

颅骨骨折概况

具有明显受伤史，可能损伤脑神经。脑脊液漏及出血，X 线 CT 可确诊。
病轻处理无特殊，重症手术可修补。

表 16-2　几种常见颅骨骨折的诊断处理

骨折分类	诊断依据	处理原则
颅盖部线形骨折	颅骨X线摄片及头颅CT检查：骨折线呈线状或星形放射状，骨折线走行多与外力的方向一致	①单纯的线形骨折无需特殊处理 ②骨折线通过硬脑膜血管沟、静脉窦时应警惕发生硬膜外血肿
颅底骨折	①临床表现：见表 16-3 ② CT检查：有诊断意义，通过对窗宽和窗距的调节可显示骨折部位，还可发现颅内积气	①闭合性颅底骨折：本身无需处理。一般不做腰椎穿刺，取头高位卧床休息，避免用力咳嗽、打喷嚏，给予抗生素。绝大多数瘘口在伤后1～2周内自行愈合。如超过一个月仍未愈者，可考虑行手术修补脑膜、封闭瘘口 ②合并脑脊液漏：预防颅内感染，不可堵塞或冲洗鼻道、耳道等脑脊液漏的通道
凹陷性骨折	①病史：明确的头部外伤史 ②体征：骨折局部有明显的软组织损伤，着力点可触及颅骨下陷 ③颅骨X线摄片及头部CT检查：确诊依据	手术适应证： ①骨折片陷入颅腔深度超过1 cm ②大面积的骨折片陷入颅腔，导致颅内压增高 ③骨折片压迫脑重要部位引起神经功能障碍，如偏瘫、失语、癫痫等 ④开放性骨折的碎骨片易感染，需全部取出；硬脑膜如果破裂应予缝合或修补 ⑤非功能区的轻度凹陷，或无脑受压症状的静脉窦凹陷骨折，可不手术

表 16-3　不同部位颅底骨折的临床表现

部位	受累颅骨	临床表现		
		出血	脑脊液漏	脑神经损伤
颅前窝	额骨水平部、筛骨	①鼻出血 ②熊猫眼征：骨折后在眼睑和球结膜下形成淤血斑	鼻涌：脑膜撕裂后经额窦或筛窦再经鼻流出	嗅神经
颅中窝	蝶骨、颞骨	①鼻漏：a. 血液经蝶窦流入上鼻道，再经鼻孔流出；b. 骨折累及颞骨，血液沿耳咽管进入鼻腔 ②耳漏：血液经中耳和破裂的鼓膜由外耳道流出 ③颈动脉 - 海绵窦瘘：伤及颈内动脉	鼻漏 耳漏	面神经（最常见） 听神经 视神经 动眼神经 滑车神经 三叉神经 展神经
颅后窝	岩骨、枕骨基底部	① Battle征：乳突和枕下部可见皮下淤血 ②咽后壁黏膜下淤血	无	舌咽神经 迷走神经 副神经 舌下神经

三、脑损伤

脑损伤概况

原发脑伤五类型，意识障碍是共同，神经症状有差异，CT、MRI助诊。
一般处理及对症，严密防治脑水肿。

表 16-4 格拉斯哥昏迷计分（GCS）

睁眼反应	计分	言语反应	计分	动作反应	计分
自动睁眼	4	回答正确	5	按吩咐动作	6
呼唤睁眼	3	回答错误	4	定位反应	5
刺痛睁眼	2	含混不清	3	屈曲反应	4
不睁眼	1	语音难辨	2	过屈反应（去皮质）	3
		不语	1	伸展反应（去大脑）	2
				无反应	1

注：目前国际上较通用的方法是根据格拉斯哥昏迷记分（Glasgow coma scale，GCS）分别对伤员的睁眼、言语和动作三方面的反应进行计分，以总分表示意识状态的级别，分数越低，表明意识障碍程度越严重，8分以下为昏迷（表16-5）。

表 16-5 判断意识障碍的级别

昏迷程度	判定标准
轻型	GCS 13 ～ 15分，伤后意识障碍在20 min以内
中型	GCS 9 ～ 12分，伤后意识障碍在20 min ～ 6 h
重型	GCS 3 ～ 8分，伤后昏迷或再昏迷在6 h以上

原发性脑损伤

原发脑伤五类型：意识障碍是共同，具有确切外伤史，CT检查可助诊。
一般处理是对症，积极防治脑水肿。

表 16-6 原发性脑损伤的分类、表现、诊断与治疗

损伤类型	临床表现	诊断依据	治疗
脑震荡	伤后即刻发生意识障碍，程度一般不严重，可表现为昏迷或一过性神志恍惚，持续数分钟至十余分钟，一般不超过半小时	①患者头部受伤史及临床症状 ②神经系统查体及颅脑CT检查无阳性表现	无须特殊治疗，一般卧床休息，静养5～7天，酌情使用镇静、止痛等药物，消除患者畏惧心理

续表

损伤类型	临床表现	诊断依据	治疗
脑挫裂伤	轻者伤后立即昏迷，时间可为数十分钟或数小时，重者可持续数日、数周或更长时间。功能区受损时，可出现相应的瘫痪、失语、视野障碍、感觉障碍、局灶性癫痫、脑神经损伤以及脑膜刺激征等神经系统阳性体征	①伤后立即出现的意识障碍、局灶症状和体征及较明显的头痛、恶心、呕吐等 ②CT检查是目前最常用、最有价值的检查手段	以非手术治疗为主，维持机体内环境的生理平衡，保持呼吸道通畅，防止脑水肿或脑肿胀，促进脑组织功能康复，预防各种并发症的发生，严密观察有无继发性颅内血肿发生
弥散性轴索损伤	伤后即刻发生的长时间严重意识障碍，是弥散性轴索损伤的典型临床表现。常发生瞳孔改变，表现为双侧瞳孔不等，单侧或双侧散大，光反射消失，同向凝视或眼球分离	①伤后立即昏迷，持续时间长；无明确的神经系统定位体征 ②CT检查可见胼胝体、脑干上端、内囊和基底节区、白质等部位的小灶状高密度影	目前尚无明确有效药物和措施，主要采取减轻脑水肿、降低颅内压、防止继发性损伤等综合处理措施。高压氧治疗作用比较肯定
原发性脑干损伤	昏迷程度深，持续时间长，恢复过程慢。瞳孔变化，眼球位置和运动异常，锥体束征和去大脑强直。生命体征改变，然后立即出现呼吸功能紊乱是脑干严重损伤的重要征象之一	①主要依据临床表现 ②颅脑CT和MRI检查可显示脑干呈点状出血、脑干肿胀，周围脑池受压或闭塞	合并脑挫伤或颅内出血不严重时治疗与脑挫裂伤相同。有继发脑水肿出现脑疝者可行开颅手术
丘脑下部损伤	意识与睡眠障碍；循环与呼吸混乱；丘脑下部损伤后心血管功能可有各种不同变化，血压有高有低、脉搏有快有慢，体温调节障碍而出现中枢性高热，有时出现体温不升；尿崩症；糖代谢紊乱，消化系统功能障碍；易致胃、十二指肠黏膜糜烂、坏死、溃疡及出血	①主要依据临床表现 ②CT和MRI检查显示细小的散在斑点状出血	与原发性脑干损伤基本相同。必须在严密的观察、颅内压监测、血液生化检测和水、电解质平衡的前提下，稳妥细心地治疗和护理，以度过危险期

继发性脑损伤

继发脑损分四种，不同部位有血肿，临床表现有差别，CT检查可确诊。

轻症对症非手术，重症手术除血肿。

表 16-7 继发性脑损伤的分类、表现与诊疗

损伤类型	临床表现	诊断依据	治疗
硬膜外血肿	①明确的头部外伤史，根据受伤时力量的不同，患者可无意识障碍、短暂昏迷或长时间意识不清 ② 20% ～ 50% 患者出现典型的“昏迷 - 清醒 - 再昏迷”过程，可有颅内压增高表现及神经系统体征	CT 检查：最精准、最敏感的方法。其特征表现是颅内下方梭形高密度阴影	①原则上立即手术治疗，清除颅内血肿 ②伤后无明显意识障碍，CT 示幕后血肿量＜ 30 ml、中线结构位置小于 10 mm 者亦可保守治疗
急性硬膜下血肿	①头部外伤史 ②伴有脑挫伤的急性复合型血肿患者多表现为持续性昏迷或昏迷进行性加重，亚急性或单纯型血肿则多有中间清醒期	CT 检查：表现为新月形高密度影覆盖于脑表面	①一经确诊往往需要开骨窗或骨瓣手术清除血肿 ②临床表现轻、病情发展较缓慢者可保守治疗
慢性硬膜下血肿	①临床表现多样，症状常出现于伤后三至数月 ②以慢性颅内压增高为主，头痛表现突出，老年患者以智力障碍和精神异常为主，有的患者还可以出现一侧肢体运动障碍、失语等。常不能回忆外伤史	CT 检查：血肿形成 1 周内，表现为新月形高密度占位；3 周内表现为混杂密度或等密度，3 周后表现为略低或低密度影	当出现颅内压增高或脑受压的症状和体征时，应进行手术治疗，首选颅骨穿孔冲洗引流术
脑内血肿	可无明显定位症状或体征。若血肿累及重要功能区，则出现偏瘫、失语、偏盲、偏身感觉障碍以及癫痫等征象	CT 检查：脑高密度影多伴有脑性裂伤或脑水肿	①一经确诊往往需要开颅窗或骨瓣手术清除血肿 ②血肿较小，临床症状轻，神志清楚，病情稳定者可采用非手术治疗

注：受伤一段时间后出现的脑损伤则为继发性脑损伤，主要有颅内血肿和外伤性硬膜下积液。颅内血肿按症状出现时间分为急性血肿（3 天内）、亚急性血肿（4 ～ 21 天）和慢性血肿（22 天以上）。

四、颅内血肿

颅内血肿概况

颅内血肿三类型，意识障碍颅压增，CT 检查助诊断，手术治疗除血肿。

表 16-8　不同位置的颅内血肿临床表现、诊断与治疗

	硬脑膜外血肿	硬脑膜下血肿	脑内血肿
临床表现	意识障碍（中间清醒期） 颅内压增高 瞳孔改变 神经系统体征	意识障碍 颅内压增高 瞳孔改变 神经系统体征	与脑挫裂伤的复合性硬膜下血肿症状类似
诊断	病史 CT：双凸透镜形或弓形高密度影	病史 CT：新月形高密度、混杂或低密度影（慢性）	CT：类圆形或不规则高密度影
治疗	①手术治疗：清除血肿 ②非手术治疗：幕上血肿＜40 ml、幕下血肿＜10 ml、中线移位＜1 cm	手术治疗：钻孔引流术。未行 CT 检查者着力部位和对冲部位均应钻孔	与硬膜下血肿治疗相同

开放性颅脑损伤

颅脑损伤开放性，火器非火两类型，生命征变意识障，头部 CT 可助诊。

清创处理致伤物，防治各种并发症。

表 16-9　开放性颅脑损伤

	非火器性开放颅脑损伤	火器性颅脑损伤
临床表现	意识障碍、脑局部症状、生命体征改变，脑脊液、脑组织外溢	意识障碍、生命体征变化、瞳孔变化、脑局灶症状
诊断	病史＋临床表现＋头部 X 线、CT 或 MRI	病史＋临床表现＋头部 X 线或 CT
治疗	①防治休克 ②处理植入颅腔的致伤物 ③对突出脑组织的保护 ④清创手术	①急救 ②早期清创 ③其他治疗与闭合性颅脑损伤相同

五、颅脑损伤的处理

颅脑损伤的处理

明确诊断判病情，防治各种并发症，处理昏迷脑水肿，手术方法选择用。

表 16-10 颅脑损伤的处理

项目	基本要点
原则	掌握诊治原则的前提下，针对不同患者进行个体化处理。处理继发性脑损伤，防治脑疝及各种并发症为重点
脑损伤的临床表现	意识障碍、局灶症状及体征、高颅压及脑疝表现、生命体征改变、特殊表现（下丘脑功能紊乱、全身性改变）
脑损伤的诊断	①判断伤情（意识、GCS 评分、瞳孔、生命体征、呕吐等高颅压症状、肢体活动、二便失禁等） ②特殊检测：CT 颅内压监护、脑干诱发电位等
昏迷患者的处理	①病情观察：脑科观察 ②保持呼吸道通畅：吸氧、吸痰、气管插管或气管切开 ③体位：床头抬高 15° ~ 30° ④营养支持：尿潴留、便秘的处理 ⑤促苏醒：视神经营养药物，高压氧
脑水肿的处理	见颅内压增高
手术治疗	
手术指征	①开放性脑损伤；②进行性意识障碍；③颅内压超过 2.7 kPa；④血肿量 > 40 ml 或中线移位 > 1 cm；⑤脑疝表现
常用手术方法	清创缝合，开颅血肿清除术，去骨瓣减压术，钻孔探查术，脑室引流术，钻孔引流术

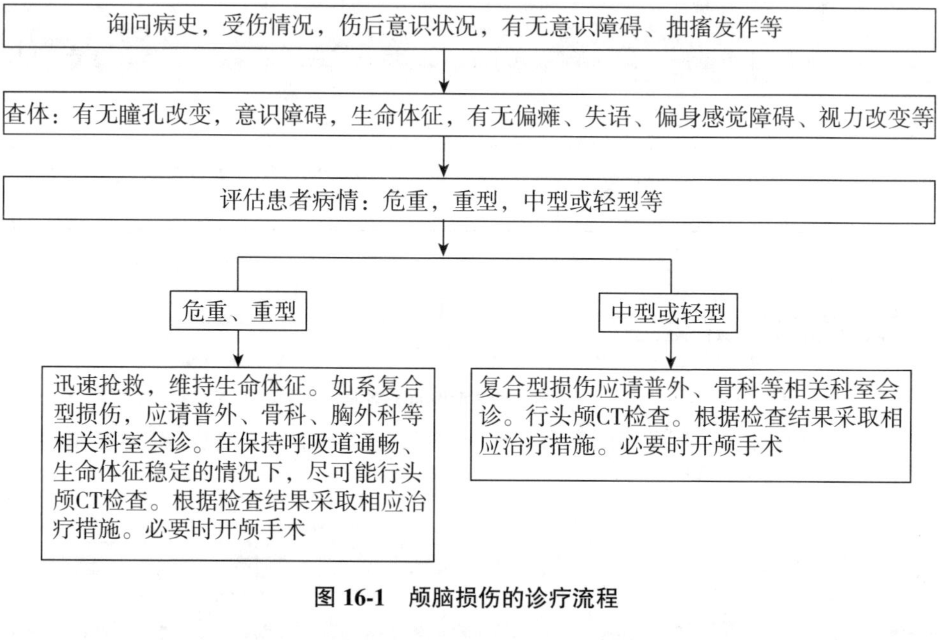

图 16-1 颅脑损伤的诊疗流程

第十七章　颅内和椎管内肿瘤

一、颅内肿瘤

颅内肿瘤概况

颅内压高三主征：头痛呕吐视盘肿。定位症状分三种：刺激破坏压迫症。影像检查加活检，诊断定位又定性。治疗方法有多种，首先支持与对症，手术治疗为主要，另有放疗化疗等。

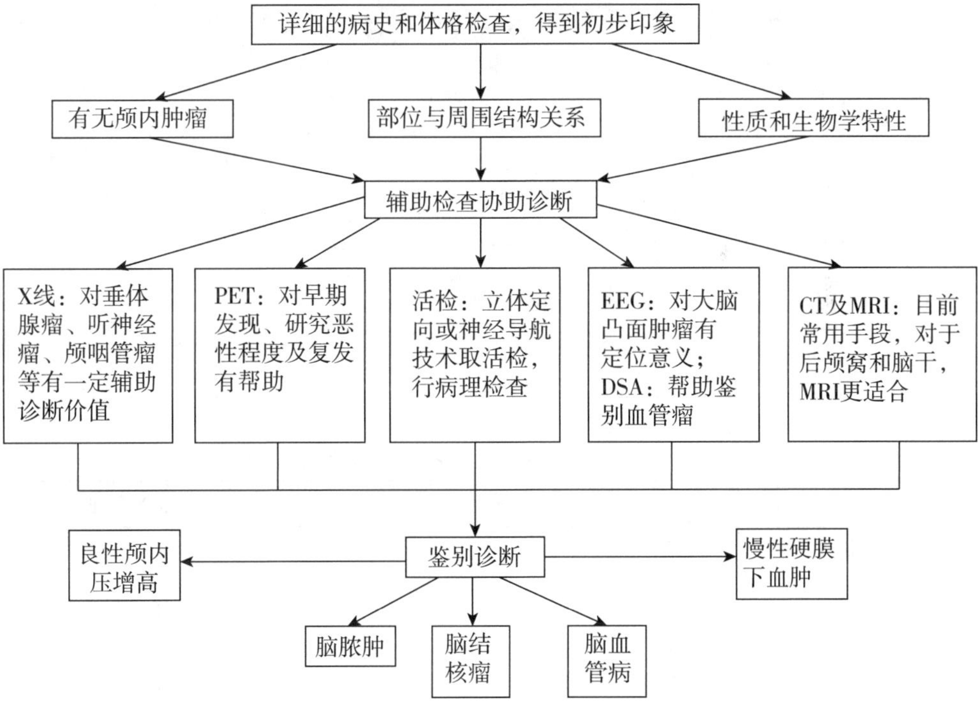

图 17-1　颅内肿瘤的诊断和鉴别诊断

表 17-1 颅内肿瘤的临床表现和诊断

项目	基本要点
临床表现	以颅内压增高和神经功能定位症状为共性 ①颅内压增高三主征 a．头痛：晨醒、咳嗽和排便时加重，呕吐后可暂时缓解。头痛程度随病情进展逐渐加剧 b．呕吐：恶心、喷射性呕吐。幕下肿瘤（颅后窝）尤其在儿童更常见，但较早且严重 c．视神经乳头水肿：颅内压增高重要客观体征，中线及幕下肿瘤出现较早，晚期患者最终可失明 ②定位症状：神经功能缺损有 3 种类型，即刺激症状、破坏症状和压迫症状（表 17-2） ③老人及儿童颅内肿瘤特点：老年人以幕后脑膜瘤和转移瘤多见，因脑萎缩、颅内空间相对增大，发生颅脑肿瘤时颅内压增高不明显，故易误诊。儿童幕下以髓母细胞瘤、室管膜瘤和星形细胞瘤常见；幕上以颅咽管瘤为多，易误诊为胃肠道疾病
诊断	定位诊断：肿瘤部位和周围结构关系 定性诊断：肿瘤性质及其生物学特征 ①颅骨 X 线平片：不同部位及性质的颅脑肿瘤可表现为颅骨破坏、骨质增生、钙化、蝶鞍内听道扩大等改变 ②头部 CT 和 MRI：可显示颅脑肿瘤及周围组织改变，可以确定肿瘤部位、大小、数目、血供、与周围结构解剖关系，对绝大部分肿瘤可做出定性诊断。功能 MRI 可揭示肿瘤与大脑皮质功能区的关系 ③正电子发射体层摄影术（PET）：通过反映人体代谢和功能，可早期发现肿瘤，判断脑肿瘤恶化程度 ④组织学检查：活检立体定向或神经导航技术获取标本，确定肿瘤性质，选择治疗方法

表 17-2 神经功能缺损的症状、表现及肿瘤定位

类型	症状	临床表现	肿瘤定位
破坏症状	精神症状	痴呆、个性改变	额叶
	感觉障碍	两点辨别觉、实体觉及对侧肢体位置觉障碍	顶叶、中央后回
	运动障碍	肿瘤对侧肢体肌力减弱或呈上运动神经元完全性瘫痪	中央前回
	失语症	运动性失语、感觉性失语、混合性失语、命名性失语	优势大脑半球
	内分泌障碍	内分泌障碍表现	下丘脑、垂体
	共济失调	躯干和下肢共济运动失调，同侧肢体共济失调	小脑
	交叉性麻痹	脑干肿瘤表现为交叉性麻痹	脑干

续表

类型	症状	临床表现	肿瘤定位
压迫症状	视野损害	对侧象限性视野缺损，对侧同向性偏盲	枕叶、颞叶深部、视神经、视束、视交叉
刺激症状	癫痫发作	全身阵挛大发作或局限性发作	大脑半球：额叶＞颞叶、中央区及顶叶

表 17-3　颅内肿瘤的治疗

治疗方法	基本要点
对症支持治疗	①保持呼吸道通畅，限制水摄入，维持电解质平衡等 ②脱水及脑脊液体外分流，降低颅内压 ③其他对症处理：抗癫痫治疗、激素治疗等
手术治疗	主要治疗方法，以达到降低颅内压和解除肿瘤对神经压迫的目的，包括肿瘤切除术、内减压术、外减压术、脑脊液分流术等
放射治疗	生殖细胞瘤和淋巴瘤的首选。分为间质内放疗、普通放射疗法、立体定向放射等
化学治疗	选用脂溶性高、能通过血脑屏障、在脑脊液和血液中维持长时间高浓度、对中枢神经无毒害作用的药物。用药后注意颅内压增高、肿瘤坏死出血及对造血系统抑制等副作用
基因治疗	临床研究阶段。如 HSV-tk 等
其他方法	应用免疫、光疗、中药等治疗方法

常见颅内肿瘤

颅内肿瘤有多种，少为恶性多良性。

表 17-4　常见颅内肿瘤

肿瘤名称	基本要点
神经胶质瘤	来源于神经上皮的肿瘤，是颅内最常见的恶性肿瘤，分为髓母细胞瘤、多形性胶质母细胞瘤、星形细胞瘤、少突胶质细胞瘤、室管膜瘤等
脑膜瘤	颅内第二种常见肿瘤，为良性肿瘤，病程长，30 ~ 50 岁好发，女性多于男性
垂体腺瘤	良性，一般均具有内分泌功能紊乱症状
颅咽管瘤	先天性肿瘤，多见于儿童及少年，男性多于女性，肿瘤位于鞍区
听神经瘤	良性，位于桥小脑角内，听神经受损症状，同侧面神经、三叉神经和小脑受损或受累
血管网织细胞瘤	多见于颅后窝，肿瘤为良性，本病有家族倾向，常表现为颅内压增高和小脑体征

二、椎管内肿瘤

椎管内肿瘤概况

病程可以分四期，根性疼痛最早症，感觉运动有障碍，自主神经功受损。
颅压增高或出血，影像检查可助诊。放疗化疗作辅助，及早手术最为重。

表 17-5　椎管内肿瘤概况

项目	基本要点
分类和病理	根据肿瘤与脊椎、硬脊膜的关系分为髓内肿瘤、髓外硬脊膜下肿瘤和硬脊膜外肿瘤 3 个部位
临床表现	椎管内肿瘤的病程可分为根性痛期、脊髓半侧损害期、不全截瘫期和截瘫期 4 个期 ①根性痛：脊髓肿瘤早期最常见症状，神经根痛常为髓外占位病变的首发症状，其中颈段和马尾部肿瘤更多见。硬脊膜外转移瘤疼痛最严重 ②感觉障碍：感觉纤维受压时表现为感觉减退和感觉错乱，被破坏后则感觉丧失 ③肢体运动障碍及反射异常：肿瘤压迫神经前根或脊髓前角，出现支配区肌群下位运动元瘫痪，即肌张力低，腱反射减弱或消失，肌萎缩，病理征阴性 ④自主神经功能障碍：最常见膀胱和直肠功能障碍。肿瘤平面以下躯体少汗或无汗，L2 以上因睫状脊髓中枢受损，还可以引起同侧霍纳综合征 ⑤其他：髓外硬脊膜下肿瘤出血导致脊髓蛛网膜下腔出血。高颈段或腰段以下肿瘤，阻碍脑脊液循环和吸收，导致颅内压增高
诊断	根据病史，全身和神经系统查体，初步定位椎管内肿瘤所在脊髓节段，选择必要的影像学检查，做出定位和定性诊断 ① MRI：可清楚地显示肿瘤、脑脊液和神经组织，但对脊柱骨质显示不如 CT 和 X 线平片 ② CT 扫描：见病变部位椎管扩大，椎体后缘受压破坏，椎管内软组织填充 ③脊柱 X 线平片：病侧可见椎弓根变薄、距离增宽，斜位片椎间孔扩大 ④脊髓血管造影：可除外脊髓动静脉畸形
鉴别诊断	本病需与颈椎病、腰椎间盘突出症、脊髓空洞症和脊椎结核等疾病相鉴别，MRI 检查对鉴别上述疾病有帮助
治疗	除患者全身状况差或已有广泛转移外，应及早手术治疗。放射治疗对某些恶性肿瘤有效，可以作为术后辅助治疗

第十八章　颅内和椎管内血管性疾病

一、自发性蛛网膜下腔出血

自发性蛛网膜下腔出血概况

动眼神经受损害，视力视野有障碍，半身不遂为偏瘫，影像化验助诊断。
卧床休息急性期，再次出血应严防。防治癫痫脑水肿，对因治疗不应忘。

表 18-1　自发性蛛网膜下腔出血（SAH）概况

项目	基本要点
概念	各种病因引起的颅内和椎管内血管突然自发破裂，血液流至蛛网膜下隙的统称。它并非一种疾病，而是某些疾病的临床表现，其中 70% ～ 80% 需要处理
病因	动脉瘤和脑（脊髓）血管畸形约占 70%，其他原因有动脉硬化、脑底异常血管网症、颅内肿瘤、卒中、血液病、动脉炎等
临床表现	①出血症状 ②脑神经损害：动眼神经麻痹提示后交通或大脑后动脉动脉瘤 ③偏瘫：病变或出血累及运动区皮质和其他传导束所致 ④视力、视野障碍：眼底玻璃体膜下片状出血是 SAH 的有力证据 ⑤颅内杂音：1% 的颅内动静脉畸形和颅内动脉瘤可出现
辅助检查	①头部 CT：诊断急性 SAH 准确率几近 100% ②头部 MRI：SAH 的诊断率低。MRA 有助于病因诊断 ③ DSA：病因诊断，确定引起 SAH 的血管病变 ④腰椎穿刺：疑 SAH，但 CT 检查阴性者。颅内压增高者慎用
鉴别诊断	见表 18-2
治疗原则	①一般治疗：急性期绝对卧床，严密观察生命体征 ②防止再出血：止痛、镇静，忌激动用力，防止便秘 ③防治血管痉挛药：尼莫地平 ④控制脑水肿：甘露醇、激素 ⑤预防癫痫：丙戊酸钠等 ⑥病因治疗：尽早行脑血管造影明确病因，外科治疗

表 18-2 常见颅内疾病的鉴别

	动脉瘤	动静脉畸形	动脉硬化	烟雾病	脑瘤型卒中
发病年龄	40 ~ 60 岁	35 岁以下	50 岁以上	青少年	30 ~ 60 岁
出血前症状	多无症状，少数动眼神经瘫痪	癫痫发作	高血压史	肢体麻木	颅压高和病灶症状
血压	正常或增高	正常	增高	正常	正常
复发出血	常见且有规律	年出血率 2%	可见	可见	少见
意识障碍	多数严重	较重	较重	轻重不一	较重
脑神经麻痹	第Ⅱ~Ⅵ对脑神经	无	少见	少见	颅底肿瘤可见
偏瘫	少见	较常见	多见	常见	常见
眼部症状	可见玻璃体出血	可有同向偏盲	动脉硬化	少见	视神经乳头水肿
CT 检查	蛛网膜下隙高密度	增强可见 AVMs 影	脑萎缩或梗死灶	脑室铸型或梗死灶	增强后可见肿瘤影
DSA	可见动脉瘤和血管痉挛	可见动静脉畸形	脑动脉粗细不均	颈内动脉异常血管团	有时可见肿瘤染色

二、颅内动脉瘤

颅内动脉瘤概况

部位不同症不同，影像检查可确诊，破裂出血呈 SAH，手术治疗最为重。

表 18-3 颅内动脉瘤概况

项目	基本要点
类型	①依动脉瘤位置分类：颈内动脉系统动脉瘤占 90%，椎 - 基底动脉系统动脉瘤占 10% ②依动脉瘤大小分类：小型直径＜ 0.5 cm；一般型直径 0.6 ～ 1.5 cm；大型直径 1.6 ～ 2.5 cm；巨型直径＞ 2.5 cm
临床表现	①动脉瘤破裂出血症状：中、小型动脉瘤未破裂出血时临床无任何症状，称为未破裂动脉瘤。动脉瘤一旦破裂表现为 SAH 表现 ②局灶症状：取决于动脉瘤部位、毗邻解剖结构及动脉瘤大小。动眼神经麻痹常见于颈内动脉 - 后交通动脉瘤和大脑后动脉动脉瘤。大脑中动脉瘤出血形成血肿，患者可出现偏瘫和（或）失语。巨型动脉瘤压迫视路时，患者有视力、视野障碍

续表

项目	基本要点
诊断	① CT：出血急性期 CT 确认 SAH 阳性率极高，根据出血部位初步判断破裂动脉瘤位置 ② MRI：MRI 扫描优于 CT 磁共振血管造影（MRA），可提示动脉瘤部位，用于颅内动脉瘤筛选 ③经股动脉插管全脑血管造影（DSA）：对判断动脉瘤位置、数目、形态、内径、血管痉挛和确定手术方案都十分重要
治疗	应手术治疗

三、颅内和椎管内动静脉畸形

颅内动静脉畸形

出血抽搐与头痛，神经功能有缺损，儿童大脑 V[1]畸形，影像检查可助诊。

手术切除最为佳，伽玛刀亦显神通。

注：[1]“V”指静脉。

表 18-4 颅内动静脉畸形（AVM）概况

项目	基本要点
临床表现	①出血：30% ～ 65% 的 AVM 首发症状是出血，出血好发年龄 20 ～ 40 岁 ②抽搐：额、颞部 AVM 的青少年患者多以抽搐为首发症状 ③头痛：头痛可能与供血动脉、引流静脉及静脉窦扩张有关，或与 AVM 小量出血、脑积水和颅内压增高有关 ④神经功能缺损：患者进行性神经功能缺损，运动、感觉、视野及语言功能障碍。个别患者有头部杂音及三叉神经痛 ⑤儿童大脑大静脉畸形：也称大脑大静脉动脉瘤，可以导致心力衰竭和脑积水
诊断	① CT 增强扫描：AVM 表现为混杂密度区，大脑半球中线结构无移位。在出血急性期，CT 可以确定出血量和部位以及脑积水情况 ② MRI：MRI 扫描 AVM 表现为流空现象，显示畸形血管团与脑的解剖关系，为切除 AVM 选择手术入路提供依据。MRA 和 CTA 可供筛查患者使用 ③全脑血管造影（DSA）：可了解畸形血管团大小、范围、供血动脉、引流静脉及血流速度 ④脑电图：大脑半球病灶区 AVM 脑电图检查可见慢波或棘波

续表

项目	基本要点
治疗	①手术切除：是治疗AVM的最佳方法，AVM均应开颅手术切除，消除出血的隐患。AVM出血、准备AVM手术应在开颅前完成脑血管造影。手术切除巨大AVM时术中和术后会发现脑急性膨出或脑出血，称为正常灌注压突破，危险性极高，是手术治疗巨大AVM的障碍 ②位于脑深部重要功能区如脑干、间脑等部位的AVM：不适宜手术切除 ③尺寸＜3 cm或手术后残存AVM：可考虑血管内治疗，γ刀或X刀治疗使畸形血管形成血栓而闭塞。但在治疗期间仍有出血可能 各种治疗后都应复查脑血管造影，了解畸形血管是否消失，对残存的畸形血管团还需辅以其他治疗，避免再出血

脊髓血管畸形

脊髓受压及出血，间歇跛行及瘫痪，影像检查可确诊，手术切除保安康。

表 18-5　脊髓血管畸形概况

项目	基本要点
临床表现	①脊髓受压：压迫脊髓或神经根，出现病灶所在节段躯体麻木和肌力下降 ②出血：病灶血管破裂引起脊髓蛛网膜下腔出血或脊髓内血肿。患者以急性疼痛发病，疼痛部位与畸形所在脊髓节段相符合，改变体位可诱发疼痛 ③间歇性跛行，四肢力弱甚至瘫痪 ④括约肌障碍等症状临床也常见
诊断	① MRI：AVM为流空的血管影，有时为异常条索状T2信号。合并出血时病灶混有不规则点状短T1、T2、高强度信号。MRI也可鉴别髓内海绵状血管畸形 ②脊髓血管影（DSA）：可显示AVM位置和节段
治疗	①显微外科手术切除表浅、局限的脊髓AVM和髓内海绵状血管畸形效果较好 ②对无症状的髓内海绵状血管畸形手术需慎重 ③ AVM范围广泛，可在血管内治疗后再行手术切除

四、脑底异常血管网症

脑底异常血管网症概况

颅底异常血管网，影像检查助诊断。儿童易发脑缺血，偏瘫失语智力降；

成人易发脑出血，头痛呕吐意识障。出血引流除血肿，缺血应增血流量。

表 18-6　脑底异常血管网症概况

项目	基本要点
临床表现	①脑缺血：多见于儿童和青少年，可反复发作。两侧肢体交替出现偏瘫和（或）失语，智力减退等。有些患者反复头痛或癫痫发作 ②脑出血：发作年龄晚于缺血组。由于异常血管网的粟粒性囊状动脉瘤破裂引起SAH脑出血及脑室出血（脑室铸型），患者可见急性发病，突发头痛、呕吐、意识障碍或伴偏瘫
诊断	①脑血管造影（DSA）：显示颈内动脉床突上段狭窄或闭塞；基底核部位出现纤细的异常血管网呈烟雾状；广泛血管吻合，如大脑后动脉与胼周动脉吻合网，颈外动脉与颞动脉吻合 ②头部CT和MRI：可显示脑梗死、脑萎缩或脑（室）内出血铸型。MRA可见烟雾状的脑底异常血管网征象
治疗	①急性脑内出血造成脑压迫者应紧急手术清除血肿。单纯脑室内出血可行侧脑室额角穿刺引流。血肿吸收后继发脑积水，可行侧脑室-腹腔分流术。脑缺血患者可给予扩张血管治疗 ②外科治疗如颞浅动脉大脑中动脉吻合术、颞肌（或颞浅动脉）贴敷术等对改善脑功能有帮助。颈上交感神经节切除及颈动脉周围交感神经剥离术，可促使脑血流量增加

五、颈动脉海绵窦瘘

颈动脉海绵窦瘘概况

颅内杂音及突眼，眼球搏动运动障，额部眼部疼痛感，眼底病变视力降，

血管造影助诊断，介入治疗疗效强。

表 18-7　颈动脉海绵窦瘘概况

项目	基本要点
临床表现	①颅内杂音：为连续如机器轰鸣般的声音，在额部和眶部可听到，用手指压迫患侧颈总动脉，杂音减弱或消失 ②突眼：患侧眼球突出，结膜充血、水肿，眼睑充血、肿胀，如不及时治疗，一侧海绵窦瘘经海绵间静脉窦使对侧海绵窦扩张，引起双侧突眼 ③眼球搏动：与心脏搏动一致，用手指压患侧颈总动脉，眼球搏动减弱或消失 ④眼球运动障碍：第Ⅲ、Ⅳ、Ⅵ对脑神经麻痹，眼球运动障碍，甚至眼球固定 ⑤三叉神经第1支受侵：额部、眼部疼痛和角膜感觉减退 ⑥眼底视神经乳头水肿，视网膜血管扩张，静脉尤甚，有时视网膜出血。病史长者视神经进行性萎缩，视力下降甚至失明 自发性颈内动脉海绵窦瘘以中年女性多见，妊娠及分娩成为诱因，临床表现较外伤性颈动脉海绵窦瘘轻

续表

项目	基本要点
诊断及鉴别	全脑血管造影（DSA）显示颈内动脉与海绵窦出现短路，海绵窦、蝶顶窦和眼静脉在动脉期显影并扩张，当压迫健侧颈内动脉时可发现瘘口。应与眶内、鞍旁肿瘤及海绵窦动脉瘤相鉴别
治疗	目的为保护视力，消除颅内的杂音，防止发生脑梗死和鼻出血。首先血管内治疗，用气囊或弹簧圈等栓塞材料封闭瘘口，目前已较少应用颈内动脉结扎和孤立手术治疗本病

第十九章　颈部疾病

一、甲状腺疾病

（一）单纯性甲状腺肿

单纯性甲状腺肿概况

甲腺无痛弥漫大，症在局部无其他。吸碘稍高 T_4 偏低，甲状腺片碘化钾。

流行地区服碘盐，防肿防童甲低下。腺肿过大宜手术，减轻压迫防恶化。

表 19-1　单纯性甲状腺肿概况

项目	基本要求
病因	①甲状腺素原料（碘）缺乏 ②甲状腺素需要量增高 ③甲状腺素合成和分泌障碍
临床表现	①多见于女性，甲状腺呈对称、弥漫性肿大，腺体表面光滑，质地柔软，随吞咽上下移动，在肿大腺体的一侧或两侧可触及多个（或单个）结节，当发生囊肿样变的结节内并发囊内出血时可引起结节迅速增大 ②压迫症状：声音嘶哑或吞咽困难，开始只有剧烈活动时感觉气促，发展严重时，甚至休息或睡觉时也有呼吸困难，受压过久还可使气管软骨变性、软化，形成胸骨后甲状腺肿。继发甲亢，也可发生恶变
鉴别诊断	见表 19-2
手术指征	①压迫气管、食管或喉返神经而引起临床症状者 ②胸骨后甲状腺肿 ③巨大甲状腺肿影响生活和工作者 ④结节性甲状腺肿继发有功能亢进者 ⑤结节性甲状腺肿疑有恶变者

表 19-2　单纯性甲状腺肿的鉴别诊断

	单纯性甲状腺肿	甲状腺瘤	甲状腺癌	甲亢
局部症状	甲状腺肿大	甲状腺肿块	甲状腺肿块	甲状腺肿块
肿块特点	弥漫性、对称、无痛、质软、光滑。结节性肿与甲瘤相似	单发圆形或椭圆形、光滑、无痛、活动、稍硬	常单个质硬、不平、固定。可有颈淋巴结转移	弥漫性、对称、无痛、质软、光滑，上下活动
有无压迫	可有压迫症状	一般无	压迫＋侵犯症状	一般无

续表

	单纯性甲状腺肿	甲状腺瘤	甲状腺癌	甲亢
全身症状	无	一般无	无（髓样癌可有）	有
囊内出血	可有	可有	可有	无
癌变	可有	可有（10%）	–	可合并有
合并甲亢	可有	可有（20%）	可有	–
BMR	正常	正常	正常	升高
吸 ^{131}I 率	正常	正常	正常	增高

（二）甲状腺功能亢进症（甲亢）的外科治疗

甲亢的临床表现

甲亢诊断要记熟，手颤多汗易发怒，眼球突出颈脖粗，食欲亢进却消瘦。
失眠心悸脉搏快，T_3 T_4 升高记心头。

表 19-3 甲亢的临床表现

项目	基本要点
临床表现	①甲状腺肿大 ②性情急躁、容易激动 ③失眠、双手颤动 ④怕热、多汗、皮肤潮湿 ⑤食欲亢进但却消瘦、体重减轻 ⑥心悸、脉快有力（脉率常在每分钟 100 次以上，休息及睡眠时仍快） ⑦脉压增大（主要由于收缩压升高） ⑧内分泌紊乱（如月经失调） ⑨无力、易疲劳、出现肢体近端肌萎缩等
特殊检查方法	基础代谢率测定 甲状腺摄碘率测定 血清中 T_3、T_4 含量的测定
临床分类	见表 19-4

表 19-4 甲亢分类

	原发性甲亢	继发性甲亢	高功能腺瘤
发病率	90% 以上	5% 左右	5% 以下
发病年龄	20 ~ 40 岁多发	40 岁以上多发	无特殊

续表

	原发性甲亢	继发性甲亢	高功能腺瘤
发病时间	甲状腺肿与甲亢症状同时出现	患者先有结节性甲状腺肿，多年以后才出现甲亢症状	甲状腺内单发的自主性高功能结节
发病地区	近海地区	单纯甲状腺肿流行区	无特殊
肿块特点	两侧甲状腺弥漫对称性肿大，无痛，质软、光滑，上下活动	多由结节性甲状腺肿合并而来，结节性肿大，两侧不对称，活动	单个小结节有时不能触及，肿块结节周围的甲状腺组织萎缩
特征	常伴突眼，又称突眼性甲状腺肿	无突眼，常并发心肌损伤	无突眼，甲状腺素分泌不受调节

甲亢的手术治疗

肿大结节药无效，手术指征要记牢。术前药物要准备，术后出血窒息防。

手术勿损各神经，并发甲减应料到。

表 19-5　甲亢的手术治疗

手术治疗	基本要求
手术指征	①继发性甲亢或高功能腺瘤 ②中度以上的原发性甲亢 ③腺体较大，伴有压迫症状，或胸骨后甲状腺肿等类型的甲亢 ④抗甲状腺药物或 ^{131}I 治疗后复发者，或坚持长期用药有困难者 ⑤妊娠早、中期的甲亢患者凡具有上述指征者，应考虑手术治疗
手术禁忌证	①青少年患者 ②症状较轻者 ③老年患者或有严重器质性疾病不能耐受手术者
术前准备	
一般准备	①适当应用镇静和安眠药，以消除患者的恐惧 ②心率过快者可口服普萘洛尔 10 mg，每日 3 次 ③发生心力衰竭者应予以洋地黄制剂
术前检查	①全面体格检查和必要的化验检查 ②颈部透视或摄片，了解有无气管受压或移位 ③详细检查心脏有无扩大、杂音或心律不齐等，并做心电图检查 ④喉镜检查确定声带功能 ⑤测定基础代谢率，了解甲亢程度，选择手术时机

续表

手术治疗	基本要求
药物准备	①先用硫脲类药物，待甲亢症状得到基本控制后，改用2周碘剂，再进行手术 ②开始即用碘剂，2～3周后甲亢症状得到了基本控制，便可进行手术
手术和术后注意事项	①全身麻醉 ②手术应轻柔、细致，认真止血，注意保护甲状旁腺和喉返神经 ③通常需切除甲状腺的80%～90%，并同时切除峡部 ④每侧残留腺体如成人拇指末节大小为恰当（重3～4 g） ⑤术后当日应密切注意患者的呼吸、体温、脉搏、血压 ⑥患者采用半卧位，以利呼吸和引流切口内积血 ⑦术后要继续服用复方碘化钾溶液，每日3次，每次10滴，共1周左右；或由每日3次，每次16滴开始，逐日每次减少1滴
手术并发症	见表19-6

表19-6 甲状腺手术的常见并发症

并发症	表现	原因	处理原则
术后呼吸困难和窒息	术后8 h内最危急，出现呼吸困难甚至窒息	出血及血肿压迫气管，喉头水肿，气管软化塌陷，双侧喉返神经后支损伤	立即床旁抢救，拆除缝线、敞开切口，除去血肿，必要时气管插管，再次手术处理
喉返神经损伤	声嘶或呼吸困难、窒息	损伤一侧引起声嘶，损伤两侧致失声或呼吸困难、窒息	术中远离甲状腺下极处理下极血管，理疗
喉上神经损伤	声音低沉或误咽、呛咳	损伤外支致环甲肌瘫痪，声带松弛（声音低沉）；损伤内支致喉部黏膜感觉丧失（误咽、呛咳）	术中紧贴甲状腺上极处理上极血管，理疗
甲状旁腺功能减退	皮肤针刺麻木感，抽搐、痉挛或窒息	损伤甲状旁腺或其他供血动脉	限制肉类、乳品和蛋白质类食品，静脉注射10%葡萄糖酸钙或氯化钙，口服二氢速固醇油剂，甲状旁腺移植
甲状腺危象	高热、脉快，合并烦躁、谵妄、大汗、呕吐、水泻等。若处理不及时可迅速发展至昏迷、虚脱、休克甚至死亡	术前甲亢控制不良或术中切割、挤压甲状腺组织，致甲状腺素过量释放引起的暴发性肾上腺素能兴奋现象	①一般治疗：镇静、降温、吸氧、补充能量、维持水和电解质及酸碱平衡等 ②口服碘剂溶液，降低血液中甲状腺素水平 ③肾上腺素阻滞剂：利血平、胍乙啶或普萘洛尔 ④皮质激素拮抗过多甲状腺素的反应

（三）甲状腺炎

甲状腺炎概况

甲状腺炎两类型，病理病因略不同，甲状腺肿功能障，甲状腺素可替补。

表 19-7　亚急性甲状腺炎与慢性淋巴细胞性甲状腺炎的比较

	亚急性甲状腺炎	慢性淋巴细胞性甲状腺炎
别名	甲状腺炎或巨细胞性甲状腺炎	桥本甲状腺炎
病因及病理	继发于病毒性上呼吸道感染；部分甲状腺滤泡破坏和上皮脱落引起甲状腺异物反应和多形核白细胞、淋巴细胞及异物巨细胞浸润，并在病变滤泡周围出现巨细胞性肉芽肿是其特征	自身免疫性疾病，甲状腺组织被大量淋巴细胞、浆细胞和纤维化所取代，并形成淋巴滤泡及生发中心
好发人群	30 ~ 40 岁女性	30 ~ 50 岁女性
临床表现	病前 1 ~ 2 周上呼吸道感染史；突发肿胀、发硬、吞咽困难及疼痛，常始于一侧，很快扩展。可有发热、红细胞沉降率增快。病程约为 3 个月，愈后甲状腺功能多不减退	无痛性弥漫性甲状腺肿，对称，质硬，表面光滑，多伴甲状腺功能减退，较大腺肿可有压迫症状
基础代谢率	↑	↓
摄 ^{131}I 率	↓↓	↓
血清学指标	T_3、T_4 ↑	TPOAb、TgAb ↑↑
治疗	糖皮质激素（泼尼松），甲状腺素片，复发者可放疗，抗生素无效	左甲状腺素，有压迫症状或疑恶变则手术，抗生素无效

（四）甲状腺癌

甲状腺癌概况

甲状腺肿质地硬，表面高低略不平，声音嘶哑吞咽难，常可引起霍纳征。

手术治疗为主要，放疗化疗亦施行。

表 19-8 甲状腺癌概况

项目	基本要点
分类及分型	见表 19-9
临床表现	①甲状腺内发现肿块，质地硬而固定、表面不平 ②腺体在吞咽时上下移动性小 ③晚期可产生声音嘶哑，呼吸、吞咽困难 ④交感神经受压引起 Horner 综合征 ⑤侵犯颈丛出现耳、枕、肩等处疼痛和局部淋巴结及远处器官转移等表现 ⑥颈淋巴结转移
甲状腺癌临床分期	见表 19-10
治疗	①手术治疗：包括甲状腺本身的手术以及淋巴结清扫 ②内分泌治疗：行甲状腺癌次全或全切除者应终身服用甲状腺素片，以预防甲状腺功能减退及抑制 TSH。乳头状癌和滤泡状腺癌均有 TSH 受体，TSH 通过其受体能影响甲状腺癌的生长 ③放射性核素治疗 ④放射外照射治疗

表 19-9 甲状腺癌病理分型及其特点

	乳头状癌	滤泡状腺癌	未分化癌	髓样癌
发生率	成人患者中含 60%，儿童患者中含 100%	约 20%	约 15%	7%
好发人群	30 ~ 45 岁女性	50 岁左右	70 岁左右	-
恶性程度	分化好，恶性度较低	中度恶性	高度恶性	中度恶性
颈淋巴结转移	转移较早	10% 转移	5% 早期转移	可有转移
远处转移	少	转移至肺、肝和骨及中枢神经系统	迅速转移侵犯多脏器	可有
预后	较好	较乳头状癌差	预后很差	不如乳头状癌，但较未分化癌好

表 19-10　甲状腺癌临床分期

分期	55 岁以下	55 岁及以上
Ⅰ期	任何 TN，M_0	$T_1N_0M_0$
Ⅱ期	任何 TN，M_1	$T_2N_0M_0$，$T_3N_0M_0$
Ⅲ期		$T_4N_0M_0$，任何 T，N_1M_0
Ⅳ期		任何 TN，M_1

注：(1) T 指原发肿瘤：T_X 无法测定；T_0 未发现原发肿瘤；T_1 肿瘤限于甲状腺，最大直径＜ 2 cm；T_2 肿瘤限于甲状腺，最大直径＞ 2 cm 且＜ 4 cm；T_3 肿瘤限于甲状腺，最大直径＞ 4 cm；T_4 肿瘤不论大小，超出甲状腺被膜。
(2) N 指区域淋巴结：N_x 无法测定；N_0 未发现区域淋巴结转移；N_1 区域淋巴结转移。
(3) M 指远处转移：M_x 不能确定有无远处转移；M_0 无远处转移；M_1 有远处转移。

（五）甲状腺结节

甲状腺结节概况

腺癌单发触光滑，腺肿结多有囊化，质地皆软边清楚，吸碘扫描及超查。
热温结节是良性，冷结癌变可能大。吸碘不高非甲亢，B 超均匀无混杂。
腺癌防变早切除，腺肿可服碘化钾。结节过大应手术，注意除因防复发。

表 19-11　甲状腺结节概况

	可能为良性结节的特征	可能为恶性结节的特征
结节特点	多发结节，质软光滑、活动度大	单发结节，质硬不平，活动度小
发病人群	女性	儿童及青年男性
颈淋巴结	无肿大	常有肿大
核素显像	热结节，大多数温结节，边缘清晰	冷结节，边缘不清
细针穿刺	提示为良性	提示为恶性
术中快速冰冻病检	提示为良性	提示为恶性
处理原则	均需手术切除并做术中快速冰冻病理检查	

二、原发性甲状旁腺功能亢进症

原发性甲状旁腺功能亢进症概况

甲状旁腺亢进症，临床分为三类型：易发骨折是骨型，肾易结石为Ⅱ型，
二者兼有为Ⅲ型，手术治疗应施行。

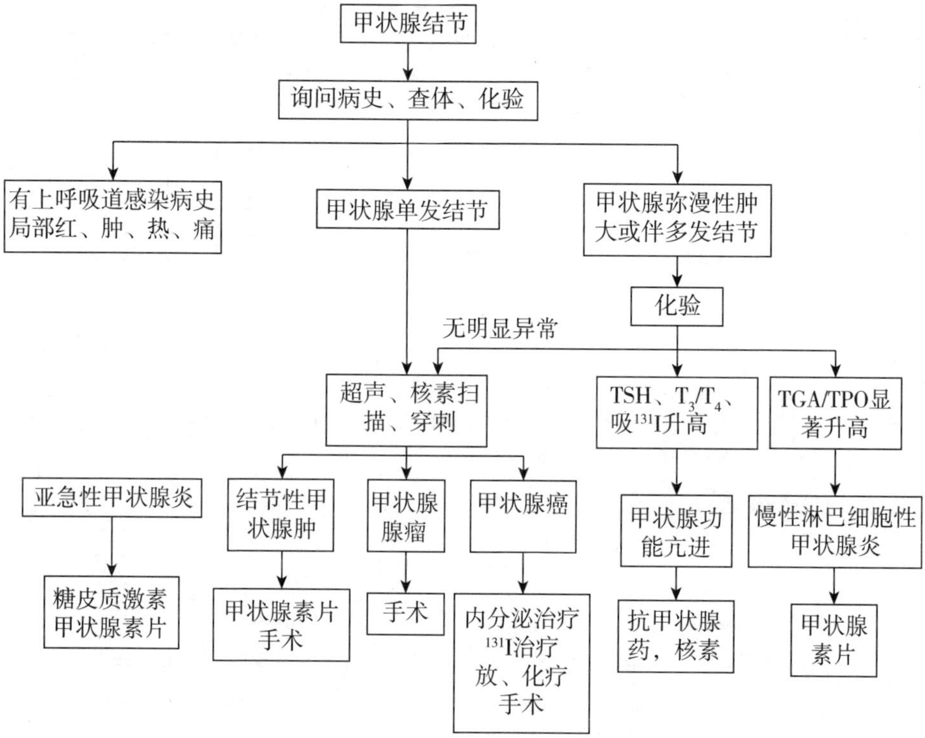

图 19-1　甲状腺结节的诊疗流程

表 19-12　原发性甲状旁腺功能亢进症

项目	基本要点
临床表现	
Ⅰ型	最为多见，以骨病为主，也称骨型。患者可诉骨痛，易发生骨折。骨膜下骨质吸收是本病特点，最常见于中指桡侧或锁骨外 1/3 处
Ⅱ型	以肾结石为主，故称肾型。在尿路结石患者中甲状旁腺腺瘤者约为 3%，患者在长期高血钙后，逐渐发生氮质血症
Ⅲ型	兼有上述两型的特点，表现有骨骼改变及尿路结石
诊断	
血钙测定	检测甲状旁腺功能的首要指标，正常人的血钙值一般为 2.1 ~ 2.5 mmol/L，甲状旁腺功能亢进者血钙 > 3 mmol/L
血磷值	血磷 < 0.65 ~ 0.97 mmol/L
甲状旁腺素	升高
环腺苷酸	原发性甲状旁腺功能亢进时尿中排出量明显增高

续表

项目	基本要点
治疗	①甲状旁腺腺瘤：原则是切除腺瘤，对早期病例效果良好。病程长并有肾功能损伤的病例，切除腺癌后可终止甲状旁腺功能亢进的继续损害，但对已有肾功能损害若属严重者，疗效较差 ②甲状旁腺增生：有两种手术方法，一种是做甲状旁腺次全切除，即切除3枚完整腺体及另1/2枚腺体，保留1/2枚腺体；另一种方法是切除所有4枚甲状旁腺，同时做甲状旁腺自体移植，并冻存部分腺体以备必要时应用 ③甲状旁腺癌：应做整块切除，且应包括一定范围的周围正常组织
手术并发症	①偶可发生胰腺炎 ②操作不慎时可损伤喉返神经

三、颈部淋巴结结核

颈部淋巴结结核概况

低热盗汗又消瘦，颈部淋巴结肿大，寒性脓肿或溃疡，儿童青年人多发。

加强营养及抗痨，局部手术刮除它。

表19-13　颈部淋巴结结核概况

项目	基本要点
临床表现	多见于儿童和青年人，表现为颈部多个大小不等、散在的肿大淋巴结。初期肿大的淋巴结较硬、无痛且可推动，之后发生淋巴结周围炎，淋巴结与周围组织粘连或融合成团，不易推动。晚期可发生干酪样坏死、液化，形成寒性脓肿、经久不愈的窦道或慢性溃疡。少部分患者可有低热、盗汗、食欲缺乏、消瘦等全身症状
诊断	根据结核病接触史及局部体征多可明确诊断
治疗	①全身治疗：营养和休息；口服异烟肼6～12个月，抗结核治疗 ②局部治疗：少数局限、较大、能推动的淋巴结可考虑手术切除；寒性脓肿尚未穿破者抽吸脓液，并向脓腔内注射5%异烟肼溶液冲洗；对溃疡或窦道行刮除术，伤口开放引流；寒性脓肿继发化脓性感染者需先行切开引流，待感染控制后必要时再行刮除术

四、颈部肿块

颈部各区常见肿块概况

颈部肿块有多种，单发多发两类型。根据体征和检查，肿块性质应确定。

表 19-14 颈部各区常见肿块鉴别

部位	单发性肿块	多发性肿块
颌下颏下区	颌下腺炎，颌下皮样囊肿	急、慢性淋巴结炎
颈前正中区	甲状舌骨囊肿，甲状腺疾病	–
颈侧区	胸腺咽管囊肿，囊状淋巴管瘤，颈动脉体瘤，血管瘤	急、慢性淋巴结炎，淋巴结结核，转移性肿瘤，恶性淋巴瘤
锁骨上窝	–	转移性肿瘤，淋巴结结核
颈后区	纤维瘤，脂肪瘤	急、慢性淋巴结炎
腮腺区	腮腺炎，腮腺混合瘤或癌	–

注：颈部肿块中恶性肿瘤、甲状腺疾患及炎症、先天性疾病和良性肿瘤各占颈部肿块的 1/3。

表 19-15 几种常见的颈部肿块

类型	临床表现	治疗
慢性淋巴结炎	多继发于头、面、颈部的炎症病灶，常需与恶性病变鉴别	必要时应切除肿大的淋巴结，做病理检查
转移性肿瘤	约占颈部恶性肿瘤的 3/4，在颈部肿块中，发病率仅次于慢性淋巴结炎和甲状腺疾病。原发癌灶绝大部分在头颈部，尤以鼻咽癌和甲状腺癌转移最为常见	与原发性肿瘤一起治疗
恶性淋巴瘤	包括霍奇金病和非霍奇金淋巴瘤，来源于淋巴组织恶性增生的实体瘤，多见于男性青壮年。肿大的淋巴结常先出现于一侧，或两侧颈侧区，以后相互粘连成团，生长迅速。靠淋巴结病理检查确定诊断	化疗和放疗
甲状舌管囊肿	与甲状腺发育有关的先天性畸形。多见于 15 岁以下儿童，男性为女性的 2 倍。表现为颈前区中线、舌骨下方有直径 1 ~ 2 cm 的椭圆形肿块，境界清楚，表面光滑，有囊性感并能随吞咽或伸、缩舌而上下移动	宜手术切除

第二十章　乳房疾病

一、急性乳腺炎

急性乳腺炎概况

乳腺感染又化脓，局部红肿又热痛。腋窝淋巴结亦肿，穿刺抽脓可确诊。

脓肿形成应切排，脓肿未成快抗菌。

表 20-1　急性乳腺炎概况

项目	基本要点
好发人群和时间	多发于产后哺乳期妇女，尤以初产妇多见，多发生在产后 3 ～ 4 周
最常见致病菌	金黄色葡萄球菌
病因	乳汁淤积，细菌入侵
感染途径	经淋巴管或乳管入侵
临床表现	乳腺红、肿、热、痛和腋窝淋巴结肿大。脓肿可单发，也可多发
诊断	穿刺抽得脓液即可确诊，脓液做细菌培养及药敏试验
治疗原则	清除感染，排空乳汁
脓肿未成治疗	首选青霉素，或耐青霉素酶的苯唑西林钠。对青霉素过敏者改用红霉素
脓肿形成后治疗	及时做脓肿切开引流
切口方法	沿乳头的放射状切口；乳晕下脓肿沿乳晕边缘做弧形切口；深部脓肿或乳房后脓肿沿乳房下缘做弧形切口，经乳房后间隙引流
脓肿切开后	手指分离脓肿间隙，以利引流
脓肿较大	做低位对口引流
一般不停止哺乳	停止哺乳不仅影响婴儿的喂养，而且提供了乳汁淤积的机会。但患侧乳房应停止哺乳，以吸乳器吸空乳汁
停止哺乳指征	感染严重，脓肿引流术后并发乳瘘
预防	避免乳汁淤积，防止乳头损伤并保持清洁

二、乳腺囊性增生病

乳腺囊性增生病

卵圆肿块韧不硬，边缘不清动不限；单侧双侧可多个，周期胀痛尤经前。
B超检查能助诊，碘剂逍遥痛可减。

表 20-2 乳腺囊性增生病概况

项目	基本要点
临床表现	①突出表现是乳房胀痛和乳房肿块 ②典型疼痛有周期性，多发生或加重于月经前期，但也可与月经周期无关 ③肿块常呈多发性，见于一侧或双侧。局部限于乳房的一部分，或分散于整个乳房 ④肿块呈结节状，大小不一，质韧而不硬，与皮肤和深部组织间并无粘连，但与周围乳腺的边界并不清楚 ⑤肿块在经期后可能有所缩小，不伴有腋窝淋巴结肿大
治疗	①多数无需治疗，常能自行缓解 ②当疼痛严重而影响工作或生活时，可服用中草药（如逍遥散）或雌激素拮抗剂 ③若肿块和疼痛不能缓解、或症状不断加重、或局部症状有恶性可疑时，应手术切除加病理检查以确诊

注：乳腺囊性增生病也称慢性囊性乳腺病、纤维囊性乳腺病，简称乳腺病。它既非炎症也非肿瘤，是乳腺导管和小叶在结构上的退行性和进行性病变，特征是乳房肿胀和肿块。

三、乳房肿瘤

乳房纤维腺瘤

无痛肿块韧光滑，极易推动边界清，多数单发生长慢，惟恐恶变早切除。

表 20-3 乳房疾病的鉴别与治疗

项目	乳腺癌	乳房纤维腺瘤	乳腺病	乳头状瘤	乳腺结核	乳腺肉瘤
病程进展	快	缓慢	缓慢	缓慢	缓慢	快
活动度	受限	不受限	不受限	不易触及	不受限	不受限
年龄	40 ～ 60 岁	20 ～ 25 岁	25 ～ 40 岁	40 ～ 50 岁	20 ～ 40 岁	中年
脓肿	无	无	无	无	冷脓肿	无
疼痛	无	无	周期性	无	较明显	无
溢液	血性、黄色、黄绿色	无	血性、棕色、黄色	鲜红血性、棕色、黄色	无	无

续表

项目	乳腺癌	乳房纤维腺瘤	乳腺病	乳头状瘤	乳腺结核	乳腺肉瘤
肿块边界	不清	清楚	不清	不易触及	不清	清楚
肿块数目	常单个	常单个	多数成串	不易触及	不定	单个
转移灶	局部淋巴结	无	无	不易触及	无	血行
治疗	手术为主	手术切除	对症治疗	手术为主	抗结核	手术治疗

乳腺癌

（1）

乳头凹陷与回缩，乳腺肿块无疼痛，橘皮样变酒窝征，腋窝淋巴结亦肿。

手背青紫与水肿，病理切片可确诊，早期手术疗效好，放疗化疗配合用。

（2）

无痛硬块边不清，活动受限面不平，乳头回缩或抬高，可有溢液带血性。

腋窝淋巴早转移，B 超病检能确诊。病分四期选疗法，根治手术宜早行。

表 20-4 乳腺癌的临床表现

项目	基本要点
好发部位	外上象限占 45% ～ 50%
酒窝征	癌肿累及 Cooper 韧带，使其收缩导致肿瘤表面皮肤凹陷所致
乳头凹陷	乳头深部肿块累及乳管，把乳头牵向癌肿一侧，使乳头回缩、凹陷
橘皮样变	癌细胞累及或堵塞皮下淋巴管，引起淋巴回流障碍，出现真皮水肿，皮肤呈现“橘皮样”改变
卫星结节	癌细胞广泛扩散到乳腺及周围皮肤，出现许多硬的小结节或小索
铠甲状癌	指晚期乳腺癌，累及胸肌、筋膜、背部、外侧胸壁、融合成片可紧缩胸壁，限制呼吸
手臂白色水肿	癌细胞堵塞腋窝主要的淋巴管，引起该侧手臂淋巴回流障碍，出现腊白色手臂水肿
手臂青紫水肿	锁骨下或腋窝变硬的淋巴结压迫腋静脉，引起该侧手臂呈青紫色水肿
炎性乳腺癌	少见，发展快，预后差。临床特征为局部皮肤呈“炎症样表现”。开始较局限，以后扩展到乳腺大部分皮肤，皮肤发红、水肿、增厚、粗糙、表面温度升高
Paget 病	即乳头湿疹样乳腺癌，少见，发展慢，恶性程度低，预后好，腋窝淋巴结转移晚。乳头和乳晕瘙痒、皮肤粗糙、糜烂如湿疹样，进而形成溃疡。部分病例乳晕区可扪及肿块

续表

项目	基本要点
TNM 分期	见表 20-5
治疗	见表 20-6 和表 20-7

表 20-5 乳腺癌的 TNM 分期

T	原发瘤	N	区域淋巴结	M	远处转移
T_0	原发癌瘤未查出	N_0	同侧腋窝淋巴结不肿大	M_0	无远处转移
Tis	原位癌	N_1	同侧腋窝淋巴结肿大，但可推动	M_1	有远处转移
T_1	癌瘤长径＜ 2 cm	N_2	同侧腋窝淋巴结融合，或与周围组织粘连		
T_2	2 cm ＜癌瘤长径＜ 5 cm	N_3	同侧胸骨旁淋巴结、锁骨上淋巴结转移		
T_3	癌瘤长径＞ 5 cm				
T_4	癌瘤大小不计，但侵及皮肤或胸壁，炎性乳腺癌属于之				

表 20-6 乳腺癌的治疗

治疗方法	基本要点
手术治疗	主要的治疗方法
化学治疗	①指征：a．浸润性乳腺癌伴淋巴结转移者； b．腋窝淋巴结阴性而有高危复发因素者，如原发肿瘤直径＞ 2 cm、组织分类差、雌激素和孕激素受体阴性、癌基因 *Her-2* 过度表达者适宜术后辅助化疗 ②方案：CMF（环磷酰胺 + 甲氨蝶呤 + 氟尿嘧啶）6 个疗程，CAF（环磷酰胺 + 阿霉素 + 氟尿嘧啶）8 个疗程 ③疗程：多用于Ⅲ期病例，可采用 CMF 或 CAF 方案，一般 1 ～ 2 个疗程
内分泌治疗	①适用情况：雌激素受体（ER）阳性者对内分泌治疗效果较好，ER 阴性者对内分泌治疗效果较差 ②药物：三苯氧胺与雌激素类似，与雌二醇争夺雌激素受体，影响 DNA 转录，从而抑制肿瘤生长。降低乳腺癌术后复发及转移，减少对侧乳腺癌的发生率
放射治疗	①保留乳房的乳腺癌手术后：放射治疗是一重要组成部分 ②单纯乳房切除术后：可根据患者年龄、疾病分期分类等情况决定是否应用放疗 ③根治术后是否应用放疗：对Ⅰ期病例无益，对Ⅱ期以后病例可能降低局部复发率

表 20-7 乳腺癌的手术治疗

手术方式	淋巴结清扫	切除范围
保留乳房的乳腺癌切除术	腋淋巴结	完整肿块切除 + 腋淋巴结清扫
全乳房切除术	无淋巴结清扫。适用于原位癌、微小癌，年老体弱不易根治者	整个乳房，包括腋尾部及胸大肌筋膜
乳腺癌改良根治术（Patey 手术）	腋中、下组淋巴结	与 Halsted 手术比较，保留了胸大肌或同时保留胸大、小肌
乳腺癌根治术（Halsted 手术）	腋上、中、下组淋巴结	整个乳腺、胸大肌、胸小肌、腋窝及锁骨下淋巴结
乳腺癌扩大根治术（Urban 手术）	腋上、中、下组淋巴结 + 胸骨旁淋巴结	Halsted 手术 + 第 2、3、4 肋软骨及胸廓内动静脉及周围淋巴结

表 20-8 乳房相关病诊断公式

疾病	诊断公式
急性乳腺炎早期	妊娠妇女 + 乳房胀痛 + 发热 +WBC 升高
急性乳腺炎脓肿形成期	脓肿形成 + 波动感
乳房囊性增生病	周期性乳房肿胀 + 肿块 + 劳累后加重
乳腺癌	肿瘤高危因素 + 无痛、质硬、不光滑肿块 + 腋窝淋巴结肿大

第二十一章 胸部损伤

一、胸部损伤

胸部损伤概况

按照暴力分两类，钝性伤与穿透伤；按照开闭分两种，开放性伤闭合伤。

气胸血胸早处理，心脏压塞手术上。

表 21-1 胸部损伤的分类及临床特点

分类性质	临床特点
根据暴力损伤性质	
钝性伤	损伤机制复杂，多有肋骨或胸骨骨折，常合并其他部位损伤。伤后早期易漏诊或误诊。器官组织损伤以顿挫伤与挫裂伤多见。多数不需要开胸手术治疗
穿透伤	损伤机制较清楚。早期诊断较容易。器官组织裂伤所致进行性出血是伤情进展快以至死亡的主要原因。相当一部分患者需要开胸手术治疗
根据损伤是否造成胸膜腔与外界沟通	
开放伤	胸膜腔与外界相通
闭合伤	胸膜腔完整

二、肋骨骨折

肋骨骨折概况

胸痛憋气呼吸难，重者呼吸呈反常；胸部可能有畸形，X 线检查助诊断；

单根骨折对症治，开放骨折应清创。

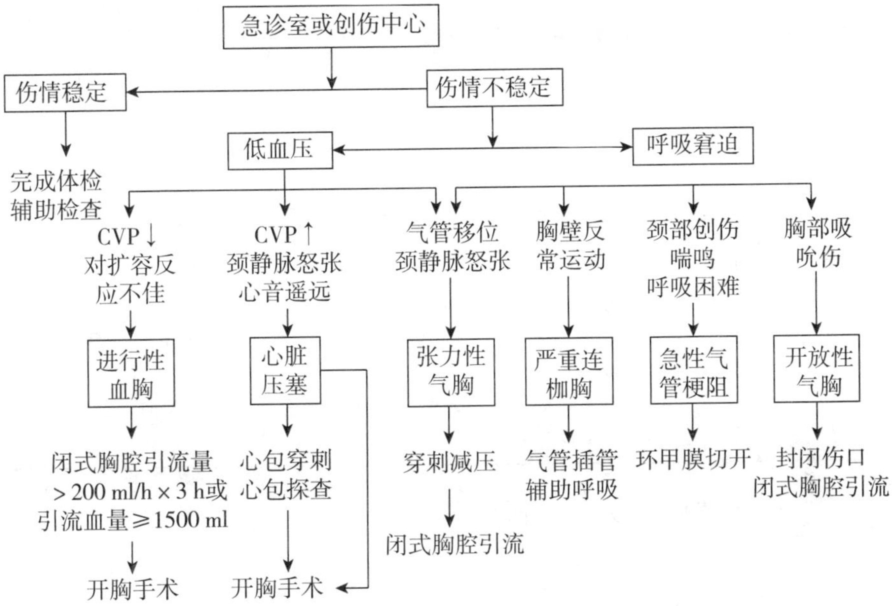

图 21-1　胸部损伤的处理流程

表 21-2　肋骨骨折的临床表现与诊疗

类型	临床表现	X 线表现	治疗
单根单处骨折	胸痛，憋气，深呼吸和改变体位时加重，少见血气胸和肺挫伤	可见骨折断裂线 多无气液胸线	多不伴有血气胸和肺挫伤，常不需特殊处理，予以止痛、对症治疗，1 周内限制活动
多根单处骨折	胸痛、憋气较明显，多无呼吸困难	可见骨折断裂线 可见气液线	可伴有血气胸和肺挫伤，但是常不严重，行胸腔穿刺或闭式引流治疗血气胸，同时收入院密切观察，可有迟发性血胸（2 周内）
多根多处骨折	胸痛，憋气明显，有呼吸困难，胸壁畸形，反常活动	大多可见液气胸，严重肺挫伤	肺挫伤严重，亦有血气胸，常合并 ARDS，需要呼吸治疗。本型是最严重的类型

表 21-3　肋骨骨折的诊治

项目	特点或处理要点
第 1 ~ 3 肋骨	粗短，有锁骨、肩胛骨保护，不易发生骨折
第 4 ~ 7 肋骨	长而薄，最易发生骨折
第 8 ~ 10 肋骨	肋弓与胸骨相连，不易骨折
第 11 ~ 12 肋骨	游离，弹性较大，不易骨折

续表

项目	特点或处理要点
连枷胸	见于多根多处肋骨骨折时，出现反常呼吸运动（吸气时软化区胸壁内陷，呼气时外凸）；因反常呼吸运动造成纵隔扑动，影响肺通气，导致体内缺氧和 CO_2 滞留，严重时可发生呼吸衰竭和循环衰竭
诊断	依靠胸片，但前胸肋软骨骨折并不显示
治疗原则	①镇痛、清理呼吸道分泌物、固定胸廓和防治并发症 ②闭合性单处骨折：多头胸带或弹性胸带固定胸廓 ③闭合性多根多处骨折：胸壁牵引支架、毛巾钳、不锈钢丝等固定连枷胸，消除胸壁反常呼吸运动 ④开放性骨折：胸壁伤口彻底清创，用不锈钢丝固定肋骨断端。已有胸膜破裂者，应行胸膜腔引流

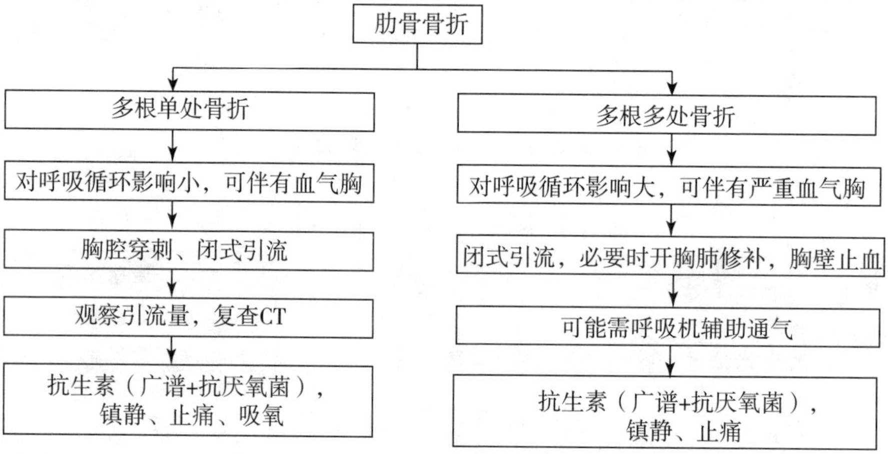

图 21-2　肋骨骨折的处理流程

胸骨骨折

胸痛咳嗽有压痛，胸片 CT 可助诊；卧床休息为主要，手术复位必要时。

表 21-4　胸骨骨折的临床表现与诊疗

分类	好发部位	表现	诊断	治疗
横断骨折	胸骨体与胸骨柄交界处或胸骨体	明显胸痛，咳嗽，呼吸浅快，胸骨局部有明显压痛。骨折断端可移位	①侧位胸片或胸部 CT ②纵隔增宽的患者行增强 CT：合并纵隔大血管损伤，尤其是外伤性主动脉夹层动脉瘤，可有迟发性大出血，危及生命	①治疗以卧床休息为主 ②必要时辅助手法复位和手术治疗
斜行骨折	少见	表现与横断骨折相似		
肋软骨骨折	与胸骨相连的肋软骨	胸痛，浮动胸壁，多需 CT 检查以鉴别		

三、气胸

气胸概况

气胸分为三类型，伤侧饱满活动低；局部叩诊为鼓音，听诊难闻呼吸音。

胸部拍片可助诊，开放气胸先闭合；穿刺抽气并引流，开胸探查必要时。

表 21-5　气胸的分类与处理

项目	闭合性或单纯性气胸	开放性或交通性气胸	张力性或高压性气胸
抽气后	压力下降	数分钟压力复升	压力先下降，后迅速增高
空气	不能自由进出胸膜腔	可自由进出胸膜腔	只能进，不能出
叩诊	鼓音	鼓音	鼓音
气肿	无	无	有纵隔和皮下气肿
视诊	伤侧饱满，呼吸活动度降低	胸部吸吮性伤口	伤侧饱满，呼吸音消失
听诊	呼吸音降低	呼吸音消失	呼吸音消失
胸膜伤口	小	大，持续开启	单向活瓣
胸片	不同程度肺萎陷、胸腔积气	肺萎陷、大量胸腔积气	肺完全萎陷、严重胸腔积气
纵隔摆动	无	有	无
纵隔和气管	向健侧移位	向健侧移位	向健侧显著移位
治疗	肺压缩量 < 20%，观察；> 20%，行穿刺抽气；自觉症状重者行闭式引流	立即将开放伤口变为闭合伤口。自觉症状重者行闭式引流，必要时开胸探查	立即穿刺抽气，自觉症状重者行闭式引流，必要时开胸探查

四、血胸

血胸的诊治

脉搏加快血压低，血红蛋白量降低；胸腔穿刺并引流，凝血块等应清除；

若有感染应排液，闭式引流可采取。

表 21-6　血胸的诊治

项目	基本要点
演变	血胸→凝固性血胸→感染性血胸（脓血胸）
分类	< 0.5 L 为少量血胸，0.5 ~ 1.0 L 为中量血胸，> 1.0 L 为大量血胸
进行性血胸征象	①持续脉搏加快、血压降低，或虽经补充血容量，血压仍不稳定 ②闭式胸腔引流量 > 200 ml/h，持续 3 h ③血红蛋白、红细胞计数、血细胞比容进行性降低，胸腔引流液迅速凝固

续表

项目	基本要点
非进行性血胸	采用胸腔穿刺或闭式引流
进行性血胸	应用时开胸探查
凝固性血胸	应尽早（伤后 2 ～ 3 天）手术，清除血块
感染性血胸	及时改善胸腔引流，排尽感染性积血、积液
闭式胸腔引流术适应证	①中、大量气胸，开放性和张力性气胸 ②胸腔穿刺治疗后肺无法复张者 ③需使用机械通气或人工通气的气胸或血气胸者 ④拔除胸腔引流管后气胸或血胸复发者 ⑤开胸手术

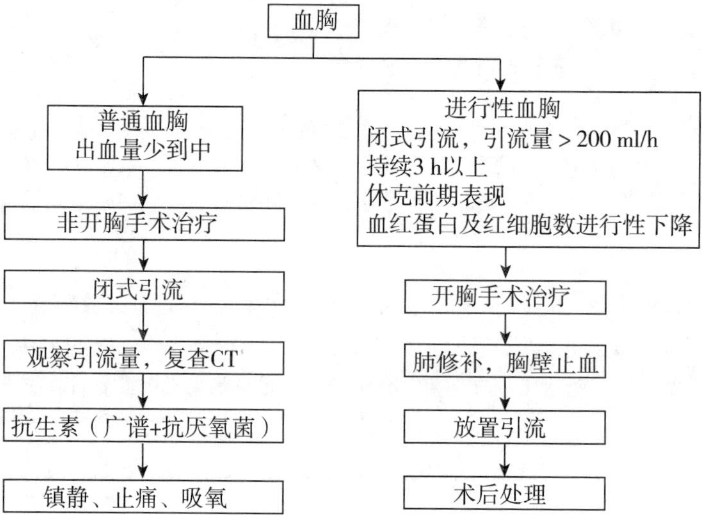

图 21-3 血胸的处理流程

创伤性窒息

面颈胸部见瘀斑，意识障碍较短暂；心跳呼吸若停止，及时抢救挽危难。

表 21-7 创伤性窒息的诊治

项目	基本要点
定义	指钝性暴力作用于胸部所致的上半身广泛皮肤、黏膜、末梢毛细血管淤血及出血性损害
临床表现	为面、颈、上胸部皮肤出现针尖大小的紫蓝色瘀斑，以面部及眼眶部最为明显。伤后多有暂时性意识障碍

续表

项目	基本要点
出血点及瘀斑	一般于 2 ～ 3 周后自行吸收、消退
少数患者	压力移除后可发生心跳、呼吸停止，应做好充分的抢救准备

肺损伤

肺损伤可分三类，裂伤挫伤冲击伤；呼吸困难及缺氧，影像检查助诊断。

及时救治合并症，保持呼吸道通畅；激素通气及吸氧，输液不能太过量。

表 21-8　肺损伤的诊治

肺损伤	基本要点
分类	根据损伤的组织学特点，分为肺裂伤、肺挫伤和肺爆震（冲击）伤
临床表现及诊断要点	①肺裂伤所致血气胸的诊断与处理如前所述 ②肺内血肿大多在胸部 X 线检查时发现，表现为肺内圆形或椭圆形、边缘清楚、密度增高的团块状阴影，常在 2 周至数月自行吸收 ③肺挫伤患者表现为呼吸困难、咯血、血性泡沫痰及肺部啰音，重者出现低氧血症，并常伴有连枷胸。X 线胸片出现斑片状浸润影，一般伤后 24 ～ 48 h 变得更明显，CT 检查准确率高于 X 线检查
治疗原则	①及时处理合并伤 ②保持呼吸道通畅 ③氧气吸入 ④限制晶体液过量输入 ⑤给予肾上腺皮质激素 ⑥低氧血症使用机械通气支持

心脏损伤

心脏损伤两类型，钝性损伤穿透性。钝性损伤保守治，手术抢救穿透性。

表 21-9　心脏损伤的分类及特点

	钝性心脏损伤	穿透性心脏损伤
临床表现	轻度心肌挫伤可能无明显症状，中、重度挫伤可能出现胸痛、心悸、气促，甚至心绞痛等症状	心包与心脏裂口较小时可表现为心脏压塞征象，静脉压升高、颈静脉怒张，心音遥远、心搏微弱，脉压小、动脉压降低的贝克三联征（Beck triad）。心包和心脏裂口较大，可表现为失血性休克

续表

	钝性心脏损伤	穿透性心脏损伤
诊断要点	心电图表现为ST段抬高、T波低平或倒置，房性、室性期前收缩或心动过速等心律失常；超声心动图可显示心脏结构和功能改变；心肌酶学检测示磷酸肌酸激酶同工酶（CK-MB-mass）和心肌肌钙蛋白（cardiac troponin，cTn）升高	胸部伤口位于心脏体表投影区域或其附近，伤后时间短，贝克三联征或失血性休克和大量血胸的体征
治疗	主要为休息、严密监护、吸氧、镇痛等。临床特殊治疗主要针对可能致死的并发症，如心律失常和心力衰竭	①急性心脏压塞或失血性休克者，应立即急诊行开胸手术，迅速补充血容量 ②心脏介入诊治时发生心脏损伤，应立即终止操作，同时行心包穿刺抽吸治疗，必要时开胸手术 ③伤情稳定后，应注意心脏内有无遗留的异物及其他病变，及时做出相应处理

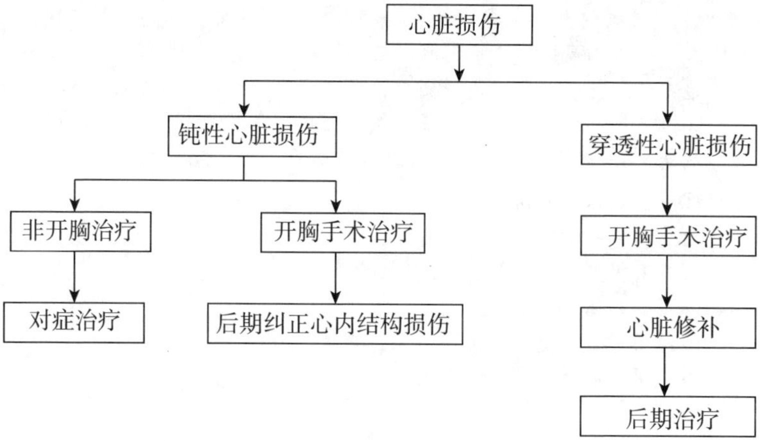

图 21-4 心脏损伤的处理流程

膈肌损伤

膈肌损伤两类型，钝性损伤穿透性；穿刺CT可助诊，手术治疗早施行。

表 21-10 膈肌损伤的分类及特点

项目	穿透性膈肌损伤	钝性膈肌损伤
原因	火器或利器	交通事故或高处坠落
特点	多为胸腹联合伤（肺、心，肝、脾、胃、肠）	多在左侧（90%），裂口大，合并症，可为复合伤

续表

项目	穿透性膈肌损伤	钝性膈肌损伤
临床表现	失血表现，血气胸，血心包，腹膜炎等	呼吸困难，腹痛等
诊断	胸腔穿刺或腹腔穿刺	胸部 CT
治疗	急诊手术（止血、修补）	尽早手术

第二十二章　肺部疾病

肺癌

持续咳嗽与咯血，胸痛声嘶呼吸难；远处转移有表现，还有伴癌综合征。

胸片 CT 磁共振，病理切片可确诊。肺癌治疗三大宝，手术放射与化疗。

表 22-1　肺癌概况

项目	基本要点
病理	见表 22-2
临床表现	①早期肺癌：特别是周围型肺癌，往往没有任何临床症状，大多在胸部 X 线检查时发现。可出现：刺激性咳嗽、血痰、胸闷、哮鸣、气促、胸痛 ②晚期：各种压迫症状，压迫喉返神经→声音嘶哑；压迫上腔静脉→颈面部静脉怒张；压迫交感神经→ Horner 综合征：病侧上睑下垂、瞳孔缩小、眼球凹陷、同侧额部和胸壁无汗 ③类癌综合征（少数）：如骨关节病综合征（杵状指、骨关节痛、骨膜增生）、库欣综合征、重症肌无力、男性乳腺增大、多发性肌肉神经痛等
诊断	① X 线：诊断肺癌的重要手段 ② CT：诊断中心型、周围型肺癌都有重要价值 ③痰细胞学检查：准确率 80% 以上 ④支气管镜和纵隔镜：对中心型肺癌阳性率较高，并可取活组织行病理检查 ⑤正电子发射断层扫描（PET）：肺癌定性诊断和分期的最准确的无创检查 ⑥鉴别：应与肺结核、肺部炎症、肺部良性肿瘤、纵隔淋巴肉瘤等鉴别
治疗	①非小细胞肺癌：手术治疗为主（最重要、最有效的方法） ②小细胞肺癌：以化疗和放疗为主（较早转移，手术很难治愈） ③放疗的敏感性：小细胞肺癌＞鳞癌＞腺癌＞细支气管肺泡癌

表 22-2　肺癌的病理

项目	鳞癌	小细胞癌	腺癌	大细胞癌
类型	80% ～ 85% 为中心型	多为中心型	65% 为周围型	多为中心型
年龄	＞ 50 岁的男性	较年轻男性	较年轻女性	男性多见
起源	较大支气管	较大支气管	较小支气管上皮	大支气管

续表

项目	鳞癌	小细胞癌	腺癌	大细胞癌
特点	多有吸烟史，肿瘤生长缓慢，分化程度不一，对放、化疗较敏感	常具有内分泌功能，生长迅速，对放、化疗敏感	与吸烟关系不密切，肿瘤生长较缓慢，分化程度较高，早期往往无临床症状	分化程度低，肿瘤生长迅速
预后	较好	预后较差	较好	预后很差
占比	50%（最常见）	10% ~ 20%	30% ~ 35%	15% ~ 20%
转移	淋巴转移早，血行转移晚	较早有淋巴和血行转移	血行转移早，淋巴转移晚	易血行转移

第二十三章　食管疾病

一、食管癌

食管癌概况

吞咽困难渐加重，吞钡镜检可确诊；手术治疗是首选，早做手术早放心。

表 23-1　食管癌概况

项目	基本要点
临床表现	①早期：无明显症状 ②中晚期：典型的进行性吞咽困难是中晚期食管癌的表现
诊断	①食管吞钡 X 线双重对比造影：可疑病例均应做此检查 ②食管拉网脱落细胞检查：早期病变的阳性率达 90% ~ 95%，是简便易行的普查筛选方法 ③纤维食管镜检查：直视下取活组织行病理检查 ④超声内镜检查（EUS）：判断食管癌的浸润层次、向外扩展深度，以及有无纵隔、淋巴结或腹内脏器转移
治疗	手术是治疗食管癌的首选方法。根治性手术时切除食管的长度应距肿瘤上、下 5 ~ 8 cm

二、腐蚀性食管灼伤

腐蚀性食管灼伤概况

病史症状可确诊，扩张无效手术治。

表 23-2　腐蚀性食管灼伤的诊治

项目	说明
病因	多为误吞强酸或强碱等腐蚀剂引起，强碱产生较严重的溶解性坏死，强酸产生蛋白质凝固性坏死
病理分类	Ⅰ度灼伤：黏膜表浅、充血、水肿，7 ~ 8 天后愈合，不遗留瘢痕 Ⅱ度灼伤：累及食管肌层。3 ~ 6 周内发生肉芽组织增生修复，遗留瘢痕，易导致食管狭窄 Ⅲ度灼伤：全层及其周围组织凝固坏死，可导致食管穿孔和纵隔炎

续表

项目	说明
临床表现	误服腐蚀剂后，立即引起唇、口腔、咽部、胸骨后及上腹剧烈疼痛，随即反射性呕吐，呕吐物常为血性。后期可引起食管狭窄
诊断	病史＋症状可确诊。必要时行食管碘油造影、食管X线造影
治疗	①急诊处理：a．保持呼吸道通畅；b．尽早吞服植物油或蛋白水；c．防止食管狭窄，早期使用糖皮质激素和抗生素 ②扩张疗法：宜在伤后2～3周进行 ③手术疗法：对严重长段狭窄及扩张疗法失败者，可采用手术治疗

第二十四章　原发性纵隔肿瘤

原发性纵隔肿瘤概况

原发性纵隔肿瘤，早做手术莫保守。

表 24-1　原发性纵隔肿瘤概况

项目	基本要点
特点	①良性多见（占 75%），恶性少见 ②多生长缓慢，早期无明显症状和体征 ③既可原发，也可继发
好发部位	①后上纵隔：神经源性肿瘤 ②后下纵隔：神经源性肿瘤、食管囊肿 ③后纵隔：神经源性肿瘤（最常见） ④内脏器官纵隔（中纵隔）：淋巴源性肿瘤、心包囊肿、支气管囊肿 ⑤前上纵隔：胸腺瘤（最多见）、畸胎瘤、淋巴源性肿瘤、甲状腺肿瘤 ⑥前下纵隔：畸胎瘤、淋巴源性肿瘤、海绵状血管瘤、脂肪瘤 ⑦前纵隔：畸胎瘤和皮样囊肿（最常见）
特异性症状	畸胎瘤破裂入肺内可咯出皮脂样分泌物，胸腺瘤可伴重症肌无力
胸部影像学检查	诊断纵隔肿瘤的重要手段
治疗原则	①绝大多数纵隔肿瘤：如无禁忌，均应手术治疗 ②恶性无法切除者：可给予放疗或化疗 ③恶性淋巴源性肿瘤：首选放疗，不宜手术治疗

第二十五章　心脏疾病

先天性心脏病

活动气短并心悸，生后渐重现青紫；X 线心电和 B 超，超声心动图可参。

房缺室缺动脉窄，法洛四联管未闭；心衰强心控感染，外科手术能根治。

表 25-1　先天性心脏病的外科治疗

病名	临床表现与检查	治疗
动脉导管未闭	肺部感染，气促乏力，发育不良。胸骨左缘第 2 肋间连续机器样杂音。脉压增大。周围血管征。超声心动图（UCG）和心导管检查可确诊	并发肺动脉高压者应尽早手术（2 ～ 3 岁）。多用左胸切口动脉导管结扎术
主动脉狭窄	气促乏力，充血性心力衰竭。胸骨左缘第 2、3 肋间收缩期杂音。UCG 可确诊	心力衰竭反复发作者应尽早手术和一期矫治
房间隔缺损	常于体检时发现，青年期出现劳力性气促。胸骨左缘第 2、3 肋间闻及Ⅱ～Ⅲ级收缩期吹风样杂音。UCG 可确诊	3 ～ 5 岁时手术治疗，开胸直视下房间隔修补，或介入封堵治疗术
室间隔缺损	肺部感染，气促乏力，发育不良。胸骨左缘第 3、4 肋间闻及Ⅲ级以上收缩期吹风样杂音。UCG 可明确	肺动脉高压者尽早手术 其余在 5 岁左右手术，开胸直视下室间隔修补
肺动脉口狭窄	活动后气促、胸闷甚至晕厥，症状随年龄加重。肺动脉瓣狭窄者胸骨左缘第 2 肋间闻及响亮而粗糙的收缩期喷射样杂音	中度以上狭窄需要治疗，体外循环下心内直视手术 球囊扩张术
法洛四联症	发绀，蹲踞，缺氧发作，发育迟缓，胸骨左缘第 2 ～ 4 肋间闻及Ⅱ～Ⅲ级收缩期喷射样杂音。心导管检查和右心造影可诊断	分流手术 根治手术

后天性心脏病

冠心病与心包炎，心脏各种瓣膜病；内科治疗保心功，外科手术与对症；

预防各种并发症，治疗还应除病因。

表 25-2 后天性心脏病的外科治疗

病名	临床表现与检查	治疗
二尖瓣狭窄	肺水肿，肺淤血，劳力性呼吸困难、咯血。心尖区第一心音亢进，舒张中期滚筒样杂音。胸骨左缘第 3、4 肋间开放拍击音。心电图、UCG 可明确	出现心功能不全者需手术，二尖瓣置换术
二尖瓣关闭不全	气促、乏力，劳力性呼吸困难、端坐呼吸。心尖区闻及粗糙的吹风样收缩期杂音。UCG 可确诊	急性二尖瓣关闭不全应急诊手术。慢性者择期行二尖瓣置换术
主动脉瓣狭窄	气促、乏力，劳力性呼吸困难、晕厥、猝死。主动脉瓣区闻及收缩期喷射样杂音。UCG 可确诊	主动脉瓣膜口面积 $< 0.7\ cm^2$，出现劳力性呼吸困难、晕厥等，采用主动脉瓣置换术
主动脉瓣关闭不全	气促、乏力，劳力性呼吸困难、晕厥、猝死。胸骨左缘第 3、4 肋间或主动脉瓣区舒张早期叹气样杂音。UCG 可明确	急性者尽早手术 主动脉瓣置换术
冠状动脉粥样硬化性心脏病	发作性心绞痛，多在劳累后出现。心梗时可出现休克。心电图 ST 段改变，心肌酶在心梗时升高	冠状动脉旁路移植术
慢性缩窄性心包炎	活动后气促、双下肢水肿等。心尖搏动减弱或消失。心电图、UCG 可明确，MRI 有很大帮助	心包剥离术

第二十六章　腹外疝

一、疝的概念和分类

疝

体内脏器或组织，通过薄弱处突出；疝的类型有多种，名词术语应记住。

腹外疝的原因与类型

腹壁薄弱腹压高，易复肿物可还纳；难复粘连大难还，嵌顿绞窄血运差。

表 26-1　疝的概念和分类

分类	概念
疝	体内某个脏器或组织离开正常解剖部位，通过先天或后天的薄弱点、缺损或孔隙进入另一部位
易复性疝	疝内容物很容易回纳入腹腔的疝
难复性疝	疝内容物不能回纳或不能完全回纳入腹腔内，但不引起严重症状者
嵌顿性疝	疝囊颈较小而腹内压突然增高时，疝内容物可强行扩张囊颈而进入疝囊，随后因囊颈的弹性收缩，而又将内容物卡住，使其不能回纳，称嵌顿性疝或箝闭性疝
绞窄性疝	嵌顿性疝合并肠壁血运障碍者，称绞窄性疝
逆行性嵌顿疝	嵌顿的肠管包括几个肠袢，或呈“W”形，称逆行性嵌顿疝或 Maydl 疝
Richter 疝	指嵌顿的内容物为肠管壁的一部分，也称为肠管壁疝
Littre 疝	指嵌顿的疝内容物为小肠憩室（通常是 Meckel 憩室）
滑动性疝	疝内容物成为疝囊壁的一部分，属于难复性疝。多见于右侧，左右之比为 1∶6
复发疝	包括真性复发疝和假性复发疝，后者又包括遗留疝和新发疝

注：(1) 嵌顿疝：绞窄性疝、逆行性嵌顿疝（Maydl 疝）、嵌顿性疝、Richter 疝、Littre 疝。
(2) 容易嵌顿的疝：股疝、儿童腹股沟斜疝、成人脐疝。
(3) 最易嵌顿的疝：股疝。
(4) 不容易嵌顿的疝：直疝、切口疝，小儿脐疝。
(5) 难复性疝：滑动疝。

表 26-2 疝的常见内容物

分类	最常见内容物
疝	小肠
难复性疝	大网膜
滑动性疝（左）	乙状结肠、膀胱
滑动性疝（右）	盲肠、阑尾、膀胱

二、腹股沟疝

腹股沟管

股沟韧带内侧半，其上一点五有管；长约四至五厘米，外内二口浅深环。
浅环耻节外上方，深环韧带寻中点；男性管内有精索，女性子宫圆韧带。

股管

股管上口称股环，邻股静脉内侧缘；长约一点五厘米，形似漏斗下盲端。
环口朝向腹膜腔，内脏脱出称股疝。

表 26-3 腹股沟管与股管的构成

	腹股沟管	股管
长度	4 ~ 5 cm（成人）	1 ~ 1.5 cm（成人）
内容物	（男）精索，（女）子宫圆韧带	–
解剖组成	①两口：内口（深环）、外口（浅环） ②前壁：皮肤皮下组织 + 腹外斜肌腱膜 + 外 1/3 尚有腹内斜肌腱膜 ③后壁：腹膜 + 腹横筋膜 + 内 1/3 尚有腹股沟镰（腹内及腹外斜肌联合腱） ④上壁：腹内斜肌 + 腹横肌的弓状下缘 ⑤下壁：腹股沟韧带 + 腔隙韧带	①两口：上口（股环）、下口（卵圆窝） ②前缘：腹股沟韧带 ③后缘：耻骨梳韧带 ④内缘：腔隙韧带 ⑤外缘：股静脉

腹股沟三角（海氏三角）

动脉韧带腹直肌，围成三角腹下壁；筋膜薄弱无肌腹，皮下浅环在此区。

表 26-4　腹股沟三角（海氏三角）

项目	结构特点
构成	腹股沟韧带、腹壁下动脉、腹直肌鞘外侧缘
临床意义（疝发部位）	直疝：腹腔内容物由腹股沟三角部位突出，浅环直达皮下者 斜疝：由腹壁下动脉外侧突入深环，经腹股沟管浅环入阴囊者

腹股沟斜疝

斜疝常找青少年，疝块肿物阴囊见；还纳可有冲击感，按压内环咳不现。

表 26-5　斜疝、直疝和股疝的鉴别

	斜疝	直疝	股疝
发病年龄	儿童与青壮年多见	多见于老年人	40 岁以上妇女
突出途径	经腹股沟管突出	由直疝三角突出	经股管突出
进入阴囊	可进入	决不	决不
疝块外形	椭圆形或梨形，有蒂	半球形，基底较宽	半球形，位于卵圆窝处
回纳疝块后压住内环	疝块不再突出	仍可突出	仍可突出
精索与疝囊的关系	精索在疝囊后方	精索在疝囊前外方	—
疝囊颈与腹壁下动脉关系	疝囊颈在腹壁下动脉外侧	疝囊颈在腹壁下动脉内侧	—
嵌顿机会	较多	极少	最易嵌顿（占 60%）

腹股沟疝治疗

手法复位宜采用，老幼适用非手术；或者修补或结扎，一般择期做手术；
绞窄疝与嵌顿疝，立即紧急做手术。

表 26-6　腹股沟疝的治疗原则

治疗方法	原则
传统疝修补术	原则是疝囊高位结扎、加强或修补腹股沟管管壁
非手术治疗	适用：① 1 岁以下的婴幼儿；②年老体弱者；③伴严重疾病禁忌手术者
绞窄疝处理	切除坏死肠管，一期肠吻合，但一般不宜一期行疝修补
嵌顿疝处理	紧急手术，以防肠管坏死并解除肠梗阻症状
疝囊高位结扎	适用于所有腹外疝的传统手术方法 单纯疝囊高位结扎适用于：①婴幼儿疝；②绞窄疝并感染

续表

治疗方法	原则
手法复位	适用于嵌顿时间在 3 ～ 4 h 内，年老体弱不宜手术且嵌顿肠管无坏死者
无张力疝修补	不行疝囊高位结扎，而是将疝囊回纳腹腔，以疝补片填塞疝环处

疝修补术式

修补术式有五种，根据病情来选用。

表 26-7　疝修补术式

术式	适应证	加强部位	方法
Ferguson 法	腹横筋膜无显著缺损、后壁健全的斜疝，一般直疝	加强前壁	在精索前方将腹内斜肌下缘与联合腱缝至腹股沟韧带上
Bassini 法	腹横筋膜松弛、腹股沟管薄弱者临床应用最广泛	加强后壁	在精索后把腹内斜肌下缘和联合腱缝至腹股沟韧带上。精索位于腹内斜肌与腹外斜肌腱膜之间
Halsted 法	腹横筋膜松弛、腹股沟管薄弱者	加强后壁	与 Bassini 法相似，但把腹外斜肌腱膜也在精索后方缝合。精索位于腹壁皮下层与腹外斜肌腱膜之间
Shouldice 法	较大的成人腹股沟斜疝、直疝	加强后壁	将疝修补重点放在内环及腹横筋膜
McVay 法	后壁严重薄弱者：大斜疝、复发疝、直疝、股疝、老年患者	加强后壁	在精索后方把腹内斜肌下缘和联合腱缝至耻骨梳韧带上

不同类型疝的处理

嵌顿疝与绞窄疝，腹股沟疝复发性；严防内容物坏死，嵌顿复位应及时。

表 26-8　不同类型疝的处理原则

疝的类型	处理原则
嵌顿性疝	①基本原则：需要紧急手术，以防止疝内容物坏死 ②手术关键：判断疝内容物的活力，然后根据病情确定正确的处理方法 ③手法复位利弊：可能使早期嵌顿性斜疝复位，暂时避免手术，但可能挤破肠管，把已坏死的肠管送回腹腔，或疝块虽消失而实际仍有一部分肠管未还纳的可能 ④手法复位指征：嵌顿时间在 3 ～ 4 h 内，局部压痛不明显，无腹部压痛或腹肌紧张等腹膜刺激征者；年老体弱或伴其他严重疾病而估计肠袢尚未绞窄坏死者
绞窄性疝	已有血运障碍，应手术切除坏死的肠管

续表

疝的类型	处理原则
复发性腹股沟疝	①真性复发疝：在疝手术部位再次发生的疝，其解剖部位和疝类型与初次手术的疝相同 ②遗留疝：初次手术时遗留的伴发疝 ③新发疝：初次手术成功，经过一段时间后再发生的疝，疝的类型与初次手术的疝相同或不同，但解剖部位不同，为新发的疝

三、股疝

股疝

股疝多找老妇人，股部肿物可回复；股环狭小冲击小，容易嵌顿早手术。

表 26-9 股疝概况

项目	基本要点
发病率	占腹外疝的 3% ～ 5%
好发情况	多见于 40 岁以上妇女
病因	解剖因素：女性骨盆宽大、联合肌腱和腔隙韧带薄弱、股管上口宽大松弛 腹内压增高：妊娠
特点	易嵌顿和绞窄，疝块呈半球形
疝内容物	常为大网膜或小肠
临床表现	疝块往往不大，常在腹股沟韧带下方卵圆窝处表现为一半球形突起。因疝囊颈较小，故咳嗽冲击感不明显
鉴别诊断	见表 26-10
嵌顿	常伴有较明显的急性机械性肠梗阻的症状
治疗	股疝容易嵌顿，容易绞窄，诊断明确后，应及时手术治疗
常用手术方法	McVay 修补法

表 26-10 股疝的鉴别诊断

疾病	临床特点
股疝	位于腹股沟韧带下方，半球形，胀痛
斜疝	疝囊颈位于腹股沟韧带内上方
脂肪瘤	基底部不固定，活动度较大
肿大淋巴结	多发、有触痛

续表

疾病	临床特点
大隐静脉曲张结节样膨大	站立时增大、平卧时消失、多伴有其他部分大隐静脉曲张
髂腰部结核性脓肿	位于腹股沟外侧、偏髂窝、有波动感，伴有腰椎病征

四、其他类型腹外疝

其他类型腹外疝

白线脐疝切口疝，手术修复法可采。

表 26-11 其他类型腹外疝

类型	疝出部位	表现	治疗
切口疝	原手术切口	切口处膨隆包块，平卧时缩小或消失，消化道症状	非手术治疗 手术治疗：组织缝合修补、开腹补片修补、腔镜技术修补
脐疝	脐环	脐部包块，平卧时缩小或消失，消化道症状	
白线疝	上腹部白线	上腹正中包块，平卧时缩小或消失，消化道症状	

第二十七章 腹部损伤

一、概念

腹部损伤概况

腹腔出血腹膜炎，开放闭合两类型；若有休克先处理，开腹探查各脏器。

表 27-1 腹部损伤概况

项目	基本要点
病因及分类	见表 27-2
临床表现	腹腔内（腹膜后）出血：实质器官如肝、脾、胰、肾等或大血管损伤主要表现 弥漫性腹膜炎：空腔脏器如胃肠道、胆管、膀胱破裂等主要表现
诊断及鉴别诊断	见表 27-3 及图 27-1、27-2
治疗	①伴休克：禁用椎管内麻醉，以免血压下降。选气管内插管麻醉 处理顺序（先重后轻）：结肠→回肠→空肠→胃；出血性损伤→穿孔性损伤 ②实质脏器出血伴休克：快速补液抗休克的同时准备手术 探查顺序（先常见后不常见）：肝、脾→膈肌→胃→十二指肠→空、回肠→大肠及其系膜→盆腔→胃后壁和胰腺→必要时探查十二指肠二、三、四段

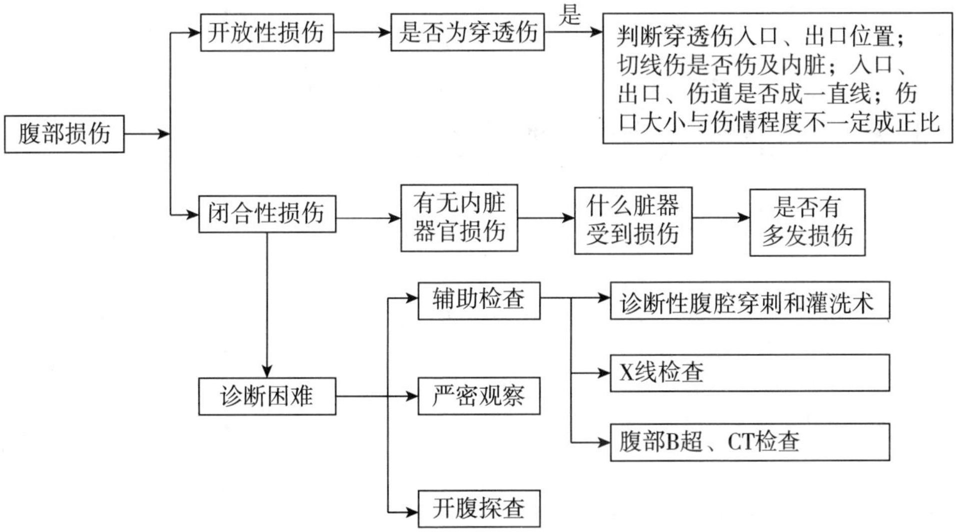

图 27-1 腹部损伤诊断流程

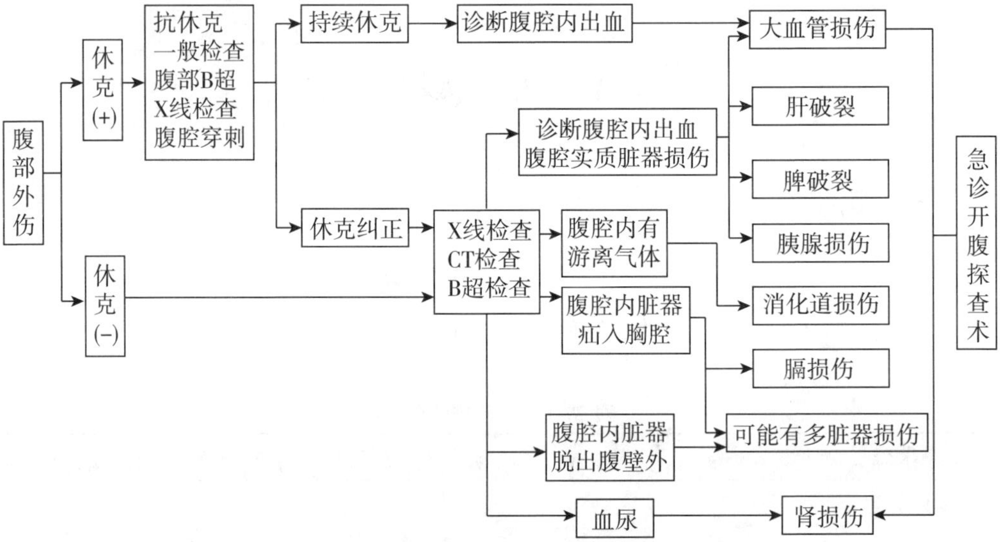

图 27-2 腹部损伤的治疗流程

表 27-2 腹部损伤的病因和分类

分类	病因	临床表现
开放性	多为刀刺、枪弹、弹片所引起	有腹膜破损为穿透伤（多有内脏损伤），无腹膜破损为非穿透伤（偶伴内脏损伤）
闭合性	常系坠落、碰撞、冲击等钝性暴力所致	仅限于腹壁，也可同时兼有内脏损伤
医源性	诊治措施所导致	如穿刺、内镜、灌肠、刮宫、腹部手术等

表 27-3 腹部损伤的诊断及鉴别诊断

下列情况之一应考虑腹内脏器损伤	腹腔灌洗符合下列之一为阳性	剖腹探查指征
①早期出现休克者 ②持续性甚至进行性腹痛伴恶心、呕吐等 ③有明显腹膜刺激征 ④有气腹表现 ⑤腹部出现移动性浊音 ⑥有便血、呕血或尿血 ⑦直肠指检发现前壁有压痛或波动感，或指套染血	①灌洗液含有肉眼可见的血液、胆汁、胃肠内容物、或证明是尿液 ②红细胞＞ 100×10^9/L 或白细胞＞ 0.5×10^9/L； ③淀粉酶＞ 100 Somogyi 单位； ④灌洗液中发现细菌	①腹痛和腹膜刺激征进行性加重 ②肠蠕动减弱或消失，腹胀明显 ③全身情况恶化 ④红细胞计数进行性下降 ⑤血压进行性下降 ⑥胃肠出血 ⑦积极抗休克治疗，但情况无好转

二、常见各脏器损伤

肝破裂

肝区疼痛浊界大，呕血黑便都查出；右膈升高动受限，腹穿血胆两混杂。

肠损伤

腹膜炎三征突出，苍白肢冷伴呕吐；肝浊音界可缩小，X线检查显气腹。

表 27-4　常见各脏器损伤特征及处理

分类	部位	临床表现	化验	X线检查	其他检查	处理
腹腔内	脾	①左上腹疼痛、压痛 ②左上腹浊音 ③轻度腹膜炎→麻痹性肠梗阻 ④失血性休克	血常规：血红蛋白或血细胞比容下降	左侧肋骨骨折，左膈抬高，左上腹血肿阴影	①腹腔穿刺有不凝血 ②腹部B超、CT提示腹腔内积血、脾周血肿、脾破裂	①非手术处理 ②手术
	肝	①右上腹疼痛、压痛，向右肩放散 ②肺肝界异常 ③轻度腹膜炎→麻痹性肠梗阻 ④失血性休克	①血常规：血红蛋白或血细胞比容下降 ②肝功能：转氨酶升高	右侧肋骨骨折，右膈抬高，右结肠沟增宽	①腹腔穿刺有不凝血 ②腹部B超、CT提示腹腔内积血、肝破裂	①非手术处理 ②手术
	消化道：胃 小肠 结肠 直肠	①急剧起病的重症腹膜炎→麻痹性肠梗阻 ②明显腹膜炎体征→压痛、反跳痛、肌紧张 ③直肠指检→指套染血或摸到破裂口 ④胃管内有血性液体 ⑤休克	血常规：白细胞升高	膈下游离气体	①腹腔穿刺阳性并混有胆汁、消化液等 ②腹部B超、CT提示腹腔内游离气体	手术治疗
腹膜后	胰腺	①上腹部疼痛、压痛、反跳痛、肌紧张 ②麻痹性肠梗阻	①血、尿淀粉酶升高 ②血常规：血红蛋白下降，白细胞升高	横结肠积气，小肠内积气增多	①腹腔穿刺阳性，有血性或巧克力色腹水；穿刺液中淀粉酶升高 ②CT示胰腺损伤	手术治疗

续表

分类	部位	临床表现	化验	X线检查	其他检查	处理
腹膜后	十二指肠	①右上腹或腰部持续性疼痛，向右肩及右睾丸放散；右上腹或腰部固定压痛；血性呕吐物 ②腹部体征相对较轻而全身情况不断恶化	①血常规：血红蛋白下降，白细胞升高 ②血清淀粉酶升高	腰大肌轮廓模糊，腹膜后积气并逐渐扩展	①胃管内注入对比剂可见外溢 ②CT示腹膜后及右肾间隙有气泡	手术治疗
	腹膜后血肿	①腰胁部瘀斑（Grey-Turner征），内出血征象 ②腰背痛、肠麻痹 ③伴尿路损伤者有血尿	血常规：血红蛋白下降，白细胞升高	无特殊	①腹腔穿刺有时有不凝血 ②腹部B超、CT扫描见后腹膜血肿	手术治疗

第二十八章　急性化脓性腹膜炎

一、急性弥漫性腹膜炎

急性弥漫性腹膜炎概况

剧烈腹痛难忍受，腹壁紧张如门板；腹部压痛反跳痛，肠鸣音弱及腹胀。
中毒症状可休克，影像检查助诊断；禁食减压抗感染，手术处理常跟上。

表 28-1　急性弥漫性腹膜炎的诊断与治疗

项目	基本要点
病因	见表 28-2
症状	腹痛（最主要）、消化道症状、全身症状（如发热、白细胞计数升高）、感染中毒症状、休克及脱水表现
腹部体征	腹胀、腹式呼吸减弱或消失
标志体征	腹部压痛、腹肌紧张和反跳痛是腹膜炎的标志性体征，尤以原发部位最明显
腹胀	判断病情变化的一项重要标志
腹胀加重	病情恶化的一项重要标志
腹腔穿刺	腹腔穿刺液的性质有助于病因判断（最重要是病因诊断）
直肠指检	直肠前壁饱满及触痛，表示盆腔已有感染或形成盆腔脓肿
X 线检查	腹部站立位平片示小肠普遍胀气并有多个小液平面，提示肠麻痹，膈下游离气体提示胃肠穿孔
治疗	
体位	半卧位：①使渗液流向盆腔，减少吸收，减轻中毒；②使渗液局限，利于引流；③改善呼吸循环
禁食、胃肠减压	①减轻胃肠内积气，促进胃肠道恢复蠕动；②防止胃肠内容物继续进入盆腔
抗生素	针对致病菌选用敏感抗生素，如第三代头孢
手术原则	处理原发灶，清理腹腔，充分引流

表 28-2 急性弥漫性腹膜炎的病因

病因分类	致病机制	常见致病菌
继发性	腹腔内脏器穿孔、损伤破裂使大量消化液及细菌进入腹腔，是此型腹膜炎最常见的原因，其次是腹内脏器炎症扩散所致	大肠埃希菌最常见，其次为厌氧拟杆菌、链球菌、变形杆菌等，一般都是混合性感染，毒性强
原发性（自发性）	腹腔无原发性感染病灶，细菌由血液、生殖道、腹膜或肠壁进入腹腔所致，少见	致病菌多为溶血性链球菌、肺炎双球菌、大肠埃希菌

二、腹腔脓肿

腹腔脓肿概况

膈下季肋痛并肿，盆腔尿频便急重；直肠指检痛包块，B 超检查现形踪；
穿刺抽脓加抗菌，切开引流利排脓。

表 28-3 腹腔脓肿的鉴别与诊治

项目	盆腔脓肿	膈下脓肿	肠间脓肿
病因	腹腔最低位，脓液积聚	平卧时位置最低，脓液积聚	脓液被包裹在肠袢间
症状	伴直肠膀胱刺激症状	全身症状重	腹部化脓性感染症状
诊断	腹部检查多阴性，直肠指检触及波动性肿物	刺激膈下产生胸膜炎，70% 均可保守治愈	B 超、CT 诊断
治疗	非手术治疗，经肛门引流，经后穹窿引流	非手术治疗，B 超引导下穿刺抽脓，手术治疗	非手术治疗，B 超引导下穿刺抽脓，剖腹探查

第二十九章　胃十二指肠疾病

一、胃十二指肠溃疡的外科治疗

急性胃十二指肠溃疡穿孔

上腹疼痛胃病史，突然剧痛像刀刺；压痛反跳腹强直，腹透膈下游离气。
输液抗菌置胃管，立即手术莫迟疑；情况良好胃大切，危症综合定权宜。

胃十二指肠大出血

上腹疼痛胃病史，呕血黑便伴乏力；肠鸣音强腹部软，重者苍白血压低。
血红蛋白比容降，动脉造影及胃镜；镜下电凝血管夹，输液输血抑酸剂。

十二指肠溃疡幽门梗阻

梗阻球部幽门管，呕吐宿食无胆汁；痉挛水肿保守治，瘢痕梗阻应手术。

表 29-1　消化性溃疡并发症的特点及处理

项目	出血	穿孔	梗阻
病因	①十二指肠溃疡（DU）出血来源于胃十二指肠动脉或胰十二指肠动脉 ②胃溃疡（GU）出血来自胃左、右动脉及其分支	①分类：游离穿孔、包裹穿孔 ②致病菌：大肠埃希菌、链球菌	分痉挛性、水肿性、瘢痕性
部位	①十二指肠溃疡：球部后壁 ②胃溃疡：胃小弯（记忆："前穿后出"）	①急性穿孔——前壁；慢性穿孔——后壁 ②胃溃疡穿孔：胃小弯（60%）	①十二指肠球部 ②胃幽门、幽门管
临床表现	①大出血表现 ②呕血、便血，休克 ③腹部无阳性体征	空腔脏器穿孔表现： ①上腹剧痛扩散到全腹 ②休克 ③板状腹 ④膈下游离气体	高位梗阻的表现： ①呕吐大量宿食 ②呕吐物不含胆汁 ③上腹隆起、胃型 ④营养不良
治疗	按照上消化道大出血处理	保守治疗适用于空腹、穿孔小、症状轻者；穿孔修补；胃大部切除	痉挛性和水肿性梗阻——保守治疗；瘢痕性梗阻——手术绝对指征

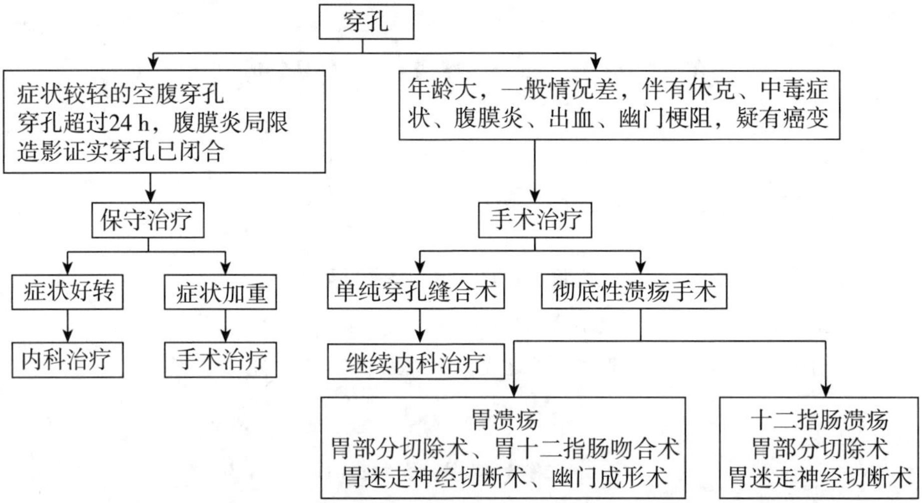

图 29-1　急性胃十二指肠溃疡穿孔的治疗流程

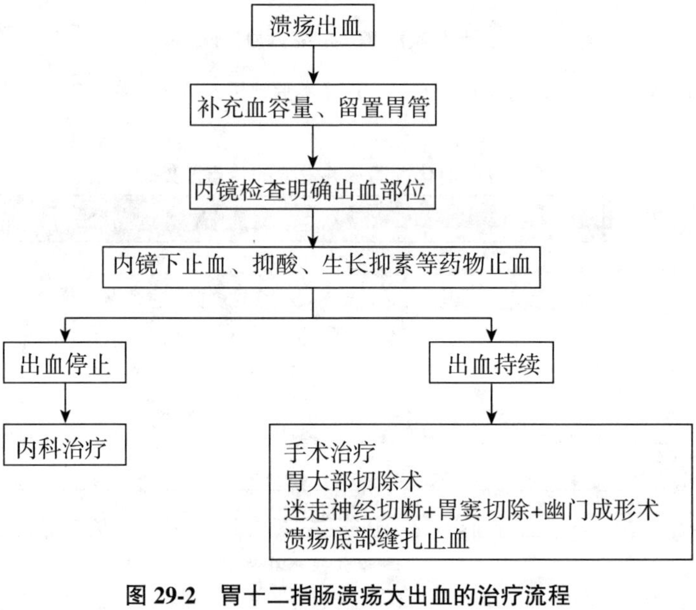

图 29-2　胃十二指肠溃疡大出血的治疗流程

二、胃癌及其他胃肿瘤

胃癌

而立之年体重轻，纳差呕血癌可能；腹痛性质节律变，潜血癌肿皆阳性。
钡餐造影气双重，胃镜活检可确诊；早期诊断癌前征，及早定期下内镜。
中晚综合早手术，唯一根治胃切除。

表 29-2　胃癌概况

项目	要点
临床表现	①早期胃癌：无特异性症状，或有类似溃疡病的消化道症状 ②进展期胃癌：有上腹不适、进食后饱胀、食欲下降、消瘦、乏力 ③晚期胃癌：锁骨上淋巴结肿大、腹水、黄疸、腹部包块、直肠前凹肿块、贫血、消瘦、恶病质 ④胃窦幽门癌：幽门梗阻、恶心、呕吐 ⑤贲门胃底癌：胸骨后疼痛、进行性吞咽困难
诊断	①现病史：40 岁以上有上消化道症状、贫血、消瘦、食欲不振 ②既往史：有胃病史或胃癌家族史 ③ X 线钡餐：观察胃的形态和黏膜变化、蠕动障碍、排空时间等 ④胃镜：直接观察胃黏膜病变的部位和范围，并可取组织活检行病理学诊断 ⑤ CT 检查：观察胃与邻近脏器的关系，淋巴结及远处转移情况
治疗	①手术治疗：主要的治疗方法，分为根治性手术和姑息性手术两类 ②其他治疗方法：放射治疗、化学治疗、免疫治疗、靶向治疗、中医中药治疗等

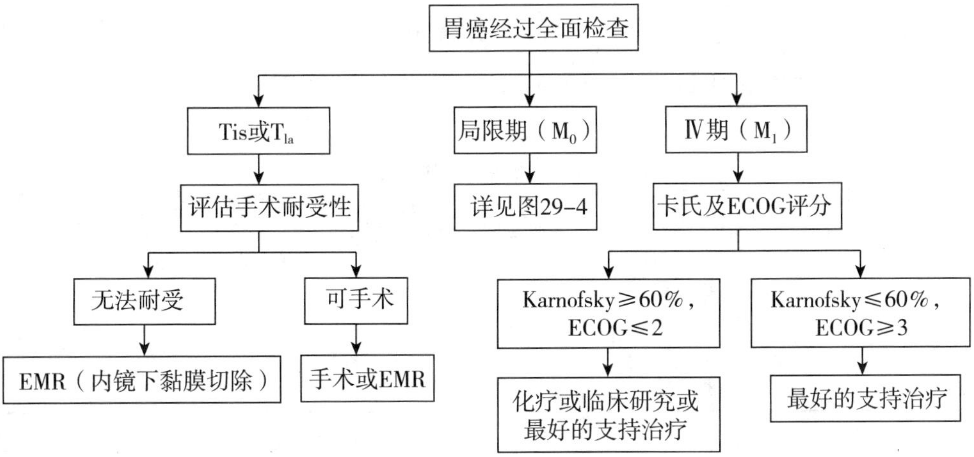

图 29-3　胃癌的治疗流程

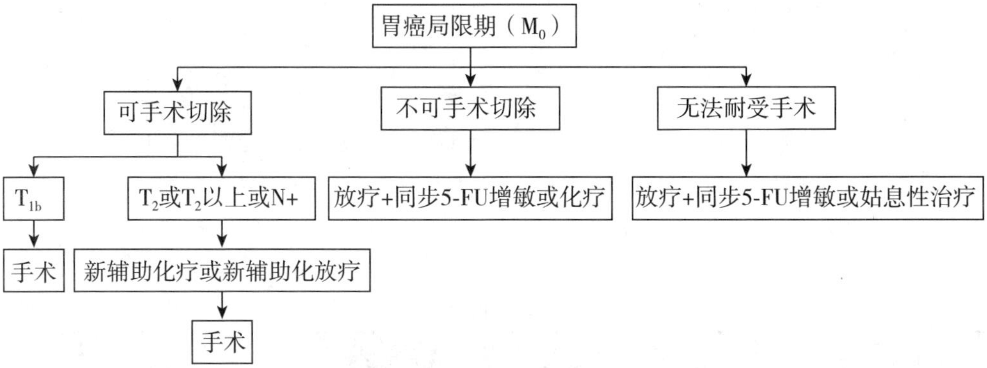

图 29-4　胃癌局限期的治疗流程

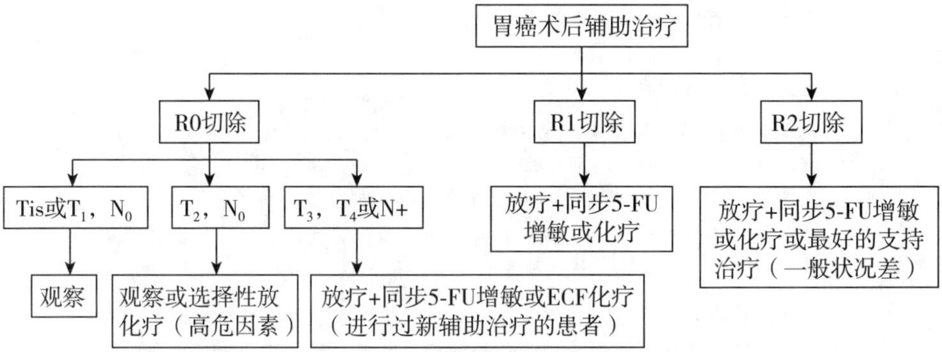

图 29-5　胃癌术后辅助治疗流程

胃的良性肿瘤

上腹不适有包块，可有出血或梗阻；影像检查可助诊，手术切除不担忧。

表 29-3　胃的良性肿瘤概况

项目	基本要点
临床表现	上腹不适，饱胀感或腹痛，上消化道出血，腹部包块，位于贲门或幽门的肿瘤可引起不全梗阻
诊断	X 线钡餐检查、胃镜、超声、CT 检查等有助诊断
治疗	手术切除

三、先天性肥厚性幽门狭窄

先天性肥厚性幽门狭窄概况

生后吸乳即呕吐，上腹见有蠕动波；幽门肿块可扪及，手术治疗效果好。

表 29-4　先天性肥厚性幽门狭窄

项目	基本要点
临床表现	此病多在出生后 1 ～ 3 周内出现典型的表现。吸乳后几分钟发生呕吐，呕吐物为不含胆汁的胃内容物，最初是回奶，接着发展为喷射状呕吐，呕吐的频率和强度呈进行性加重。上腹部见有胃蠕动波，剑突与脐之间触到橄榄状的肥厚幽门，是本病的典型体征
诊断	根据患儿典型的喷射状呕吐，见有胃蠕动波及扪及幽门肿块，即可确诊 超声、X 线钡餐检查可以明确诊断
鉴别诊断	应与可以导致婴儿呕吐的其他疾病相鉴别
治疗	幽门环肌切开术

四、十二指肠憩室

十二指肠憩室概况

临床症状不明显，影像十二指肠镜；手术治疗必要时，抗酸解痉及抗炎。

表 29-5　十二指肠憩室概况

项目	基本要点
临床表现	绝大多数十二指肠憩室无临床症状，仅 5% 的患者出现症状。表现为上腹疼痛、恶心、嗳气、饱食后加重等
诊断	低张性十二指肠造影、纤维十二指肠镜检查诊断率比较高。超声与 CT 也有助于诊断
治疗	①无症状的憩室不需治疗；②如确认症状由憩室引起，可采用调节饮食、抗炎、抗酸、解痉等治疗；③手术治疗

第三十章　小肠疾病

一、肠感染性疾病

肠感染性疾病概况

肠道疾病有数种，伤寒结核克罗恩；梗阻出血或穿孔，外科手术可采用。

表 30-1　肠感染性疾病

项目	肠结核	伤寒肠穿孔	非特异性炎性肠病（克罗恩病和溃疡性结肠炎）
诊断	①肺部或身体其他部位有结核病灶的青壮年患者，出现腹痛、腹泻与便秘交替等消化道症状时，应想到肠结核的可能 ②除血象、红细胞沉降率、胸部X线平片等一般检查外，还需做X线钡餐或钡剂灌肠检查 ③纤维结肠镜检查可发现结肠乃至回肠末端的病变，并可做活组织检查，以确定诊断	①确诊的伤寒患者，突发右下腹痛，并迅速扩散至全腹，伴右下腹或脐部明显压痛、肌紧张及反跳痛，肠鸣音减弱或消失 ②多数患者有发热病史。白细胞计数升高，肥达反应阳性。腹部X线片膈下有游离气体。必要时腹腔穿刺有助于诊断	①根据患者腹泻、腹痛、低热、体重下降、一般无便血等症状，应考虑克罗恩病的可能 ②可做钡餐检查，见到肠腔狭窄、管壁僵硬、黏膜皱襞消失、线样征 ③若表现为大量脓血便、腹痛在左下腹时还应想到溃疡性结肠炎可能，做X线钡灌肠或结肠镜取材活检多可确诊
治疗	主要采用内科抗结核治疗和支持疗法。外科适应证：并发肠梗阻，急性肠穿孔，慢性肠穿孔形成局限性脓肿或肠外瘘，不能控制的肠道大出血	确定诊断缝合穿孔 术后应用抗生素治疗及加强支持疗法	二者均一般采取内科治疗。当克罗恩病发生肠穿孔、肠梗阻、腹腔脓肿或肠瘘，溃疡性结肠炎发生肠穿孔、肠道大出血、中毒性巨结肠症或癌变时应手术

表 30-2　阿米巴病肠穿孔与伤寒肠穿孔的鉴别

项目	阿米巴病肠穿孔	伤寒肠穿孔
部位	结肠（盲肠 87%、阑尾和升结肠 57%）	距回盲部 50 cm 内的末端回肠（占 80%）
穿孔特点	①溃疡小、浅，呈烧瓶状，溃疡之间肠黏膜正常 ②穿孔常较大，可单发或多发	①溃疡深浅不一，长径与肠管长轴平行 ②穿孔较小，多单发，少数多发 ③有再次穿孔的可能

续表

项目	阿米巴病肠穿孔	伤寒肠穿孔
临床诊断	①已确诊阿米巴痢疾者，突发腹痛 ②气腹征 ③直肠指检有脓血便 ④粪检或肠黏膜活检发现病原体可确诊	①已确诊的伤寒患者，突发右下腹痛 ②气腹征 ③多在伤寒 2 ~ 3 周发病，多见于夏秋季 ④腹腔液做细菌培养，或血培养、肥达反应
治疗	早期手术	早期手术、抗生素

二、肠梗阻

肠梗阻概况

腹痛呕吐无排气，肠型肠鸣音亢进；是否手术看类型，分清机械与麻痹。

表 30-3　肠梗阻概况

项目	基本要点
病因及分类	
机械性	①肠腔堵塞：粪块、大结石、异物等 ②肠管受压：粘连带压迫（最常见）、肠管扭转、嵌顿疝、受肿瘤压迫 ③肠壁病变：肿瘤、先天性肠道闭锁、炎性狭窄
动力性	①麻痹性肠梗阻：弥漫性腹膜炎、腹部大手术后、腹膜后血肿 ②痉挛性肠梗阻：肠道功能紊乱、慢性铅中毒引起的肠痉挛
血运性	血运障碍（肠系膜血管栓塞或血栓形成、动脉硬化）
症状	
腹痛	机械性肠梗阻由于梗阻以上部位强烈肠蠕动，表现为阵发性阵痛。如发生剧烈的持续性腹痛，提示可能发展为绞窄性肠梗阻
呕吐	①高位肠梗阻，呕吐早而频繁，呕吐胃内容物及十二指肠内容物 ②低位肠梗阻，呕吐迟而少，呕吐物可为粪便 ③呕吐物呈血性，是绞窄性肠梗阻的指征
腹胀	①高位肠梗阻腹胀不明显 ②低位肠梗阻及麻痹性肠梗阻明显，遍及全腹 ③腹部隆起不均匀对称，是肠扭转等闭袢性肠梗阻的特点
排气 / 排便	停止肛门排气、排便
体征	
腹部膨胀	多见于低位小肠梗阻的后期，闭袢性肠梗阻常有不对称的局部膨胀，麻痹性肠梗阻则有明显的全腹膨胀

续表

项目	基本要点
肠型和蠕动波	慢性肠梗阻和腹壁较薄的患者尤为明显
腹部压痛	常见于机械性肠梗阻，压痛伴肌紧张和反跳痛主要见于绞窄性肠梗阻
肿块	在成团蛔虫、肠套叠和肿瘤患者可触及腹部肿块
移动性浊音	绞窄性肠梗阻腹腔有渗出，可出现移动性浊音
肠鸣音亢进或消失	机械性肠梗阻在梗阻部位可听到肠鸣音亢进，有气过水声或金属音；在麻痹性肠梗阻或机械性肠梗阻并发腹膜炎时，肠鸣音减少或消失
实验室检查	白细胞计数、中性粒细胞、血红蛋白、血细胞比容升高，尿比重增高
腹部 X 线	腹部平片可显示肠腔明显扩张，并有多个液气平面
鉴别诊断	见表 30-4、表 30-5、表 30-6 和表 30-7
治疗	
非手术治疗	仅适用于单纯性粘连性不完全性肠梗阻和麻痹性、痉挛性、蛔虫性、粪块堵塞性肠梗阻，以及炎症引起的不完全性肠梗阻、肠套叠早期
手术治疗	适用于绞窄性肠梗阻、肿瘤及先天性肠道畸形引起的肠梗阻、非手术治疗无效的肠梗阻

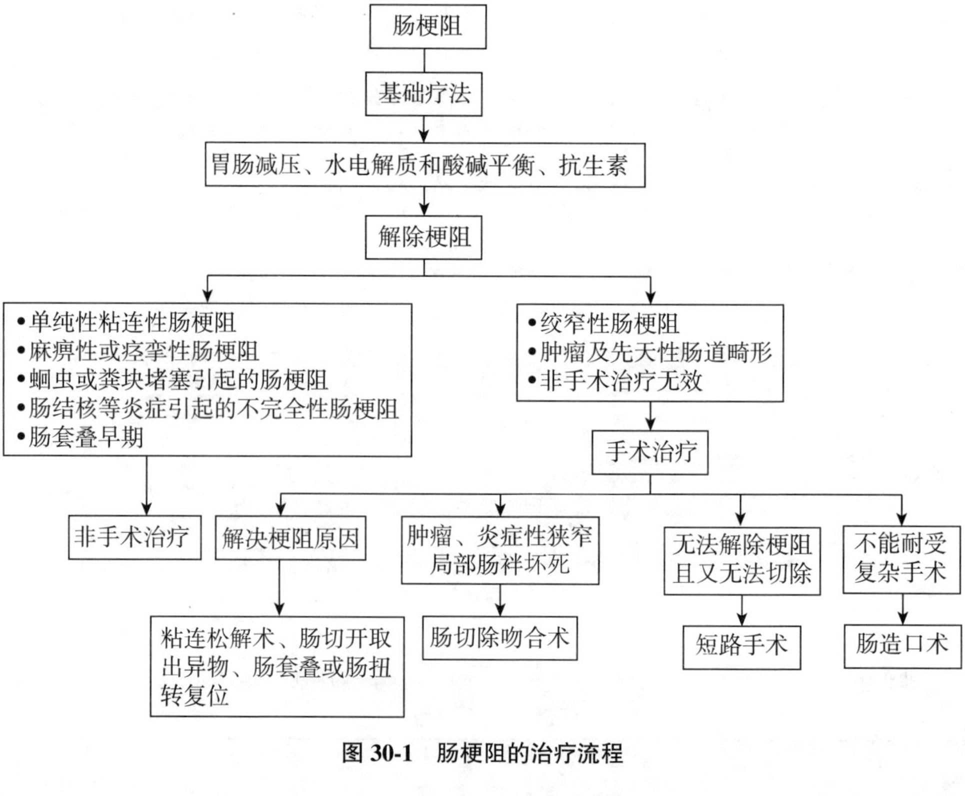

图 30-1　肠梗阻的治疗流程

绞窄性肠梗阻的特点

持续腹痛阵阵重，早见休克腰背痛；腹膜刺激征明显，吐物吐液可见红。

肠梗阻的处理原则

麻痹除因保守治，绞窄手术莫推迟；单纯保守一两日，无效就需手术医。

表 30-4　单纯性与绞窄性肠梗阻的鉴别

鉴别要点	单纯性肠梗阻	绞窄性肠梗阻
全身情况	轻度脱水征	重病容，脱水明显
发病	渐起	急骤，易致休克
腹痛	阵发性、伴有肠鸣	持续、剧烈、无肠鸣
呕吐	高位频繁、胃肠减压后可缓解	出现早、频繁，胃肠减压后不缓解
呕吐物	胃肠液	可为血性液
触诊	无腹膜刺激征，可及肿胀肠袢	有腹膜刺激征，无肿物可及
肠鸣音	肠鸣音亢进，呈“气过水”声	不亢进，或消失
腹腔穿刺	阴性	可得血性液
X 线检查	有液平	有孤立、胀大的肠袢

表 30-5　高位与低位肠梗阻的鉴别

鉴别要点	高位	低位
梗阻部位	空肠上段	回肠、结肠
呕吐	早、频繁	晚、少或无
呕吐物	多为胃内容、渐少	量不定、粪性物
腹胀	不明显	明显
X 线检查	无明显液平	有多个液平，阶梯状

表 30-6　机械性和麻痹性肠梗阻的鉴别

鉴别要点	机械性肠梗阻	麻痹性肠梗阻
病因	有器质性病变史	有肠系膜根部损伤、低钾、腹膜炎、腹部手术史
腹痛	绞痛、剧烈	胀痛、轻
呕吐	明显	不明显
腹胀	可不明显，或局限	显著，全腹

续表

鉴别要点	机械性肠梗阻	麻痹性肠梗阻
肠鸣音	亢进	减弱、消失
X线检查	部分肠胀气，有液平	大、小肠均完全扩张

表 30-7 几种不同原因肠梗阻的鉴别

	粘连性肠梗阻	肠蛔虫堵塞	肠扭转	肠套叠
发病率	最常见，20% ~ 40%	农村较多见	—	小儿常见
病因	①先天性发育异常 ②腹腔内手术、炎症、创伤、出血、异物	蛔虫结聚成团	肠袢及其系膜过长，系膜根部附着处过窄或粘连收缩靠拢	肠管解剖特点、病理因素、肠功能失调、蠕动异常
临床表现	主要是小肠机械性梗阻的表现，应与手术后肠麻痹恢复期的肠蠕动功能失调鉴别	脐周围阵发性疼痛和呕吐，可有呕吐或粪便中排蛔虫的病史	急性机械性肠梗阻表现，小肠扭转多见于青壮年，常饱食后诱发；乙状结肠扭转多见于男性老年人，常有便秘习惯	三大典型症状：腹痛、血便、腹部肿块

第三十一章　阑尾疾病

阑尾尖端指向

阑尾末端不固定，回肠前后下也行；盲肠后下较常见，三带集中阑尾根。

表 31-1　阑尾尖端指向

阑尾尖端指向	相当于钟表指针的方向	相对位置
回肠前位	0 ~ 3 点	尖端指向左上
盆位	3 ~ 6 点	尖端指向盆腔
盲肠后位	9 ~ 12 点	盲肠后方，髂肌前，尖端向上，位于腹膜后
盲肠下位	6 ~ 9 点	尖端向下
盲肠外侧位	9 ~ 10 点	位于腹腔内，盲肠外侧
回肠后位	0 ~ 3 点	回肠后方

急性阑尾炎

右下腹有转移痛，恶心呕吐热不定；阑尾点处有压痛，肌紧反跳弱肠鸣。

腰大闭孔试验阳，白细胞高尿正常；及早切除是原则，穿孔脓肿要提防。

表 31-2　急性阑尾炎概况

项目	基本要点
症状	①转移性右下腹痛：典型腹痛发作始于上腹部，逐渐移向脐部，最后转移并局限在右下腹部 ②胃肠道症状：厌食、恶心呕吐、腹泻、腹胀、排气排便减少 ③全身症状：早期乏力，炎症重时有发热、心率增快等中毒症状
体征	①右下腹固定性压痛（麦氏点、Lanz 点、Morris 点）：最常见和最重要的体征 ②腹膜刺激征象：反跳痛、肌紧张、肠鸣音减弱或消失 ③右下腹肿块 ④结肠充气试验、腰大肌试验、闭孔内肌试验
辅助检查	①实验室检查：血常规白细胞升高 ②影像学检查：立位腹平片、腹部 B 超、腹部 CT、腹腔镜诊断
鉴别诊断	见表 31-3

续表

项目	基本要点
特殊类型阑尾炎	见表 31-4
并发症	见表 31-5
治疗	①治疗原则：一经确诊，应尽早手术切除阑尾；早期手术较安全、简单，可减少并发症。发展到阑尾坏疽或穿孔时会增加手术难度及并发症发病率 ②非手术治疗：可使急性炎症消退，但仍有约 3/4 的患者会复发 ③手术方法：顺行切除阑尾、逆行切除阑尾

表 31-3　阑尾炎的鉴别诊断

鉴别疾病	鉴别要点
消化道溃疡穿孔	既往溃疡病史，突发持续性上腹剧烈疼痛，很快扩散到全腹，并有轻度休克症状；体检有明显腹膜刺激征；X 线检查见膈下游离气体
异位妊娠破裂	突然下腹痛，出现腹膜炎，心率快，血压低，提示有内出血；体检表现为压痛和肌紧张不明显，反跳痛明显；HCG 试验阳性
胆囊炎	常在进食油腻食物后，右上腹剧烈绞痛，放射至右肩及右背部；体检表现为右上腹部有压痛和肌紧张，Murphy 征阳性；B 超见胆囊增大，壁厚
卵巢囊肿破裂	发作突然，左或右下腹剧烈疼痛；出现腹膜炎提示组织坏死；经阴道和下腹双合诊及盆腔 B 超检查可确定诊断
急性盆腔炎	多见于年轻女性，下腹痛、发热；下腹压痛、反跳痛，阴道分泌物多，宫颈举痛，后穹窿触痛明显；经后穹窿穿刺抽得脓液，涂片见白细胞内有革兰氏阴性双球菌，可确诊

表 31-4　特殊类型阑尾炎

	小儿阑尾炎	老年阑尾炎	妊娠阑尾炎	慢性阑尾炎
主诉	无	不强烈	不强烈	经常性右下腹痛
临床症状	不典型	不典型	不明显	可轻可重
穿孔率	高	高	穿孔后不易包裹局限	不高
体征	不明显	不明显	不明显	阑尾部位局限性固定压痛
死亡率	高	高	可造成母子危险	不高
并发症	多	多	较多	不多
感染扩散	易扩散	易扩散	易扩散	不易扩散
治疗原则	早期手术	及时手术	早期手术	手术切除阑尾

表 31-5　阑尾炎的并发症

并发症	特点及处理
急性阑尾炎并发症	①腹腔脓肿：阑尾周围脓肿最常见，也可有盆腔、膈下或肠间隙等处脓肿；临床表现为麻痹性肠梗阻的腹胀症状，压痛性包块，全身感染中毒症状等；治疗原则和方法同阑尾周围脓肿 ②门静脉炎：寒战、高热、轻度黄疸、肝大、剑突下痛等；加重可致感染性休克、败血症，细菌性肝脓肿；大剂量抗生素治疗
阑尾切除术后并发症	①出血：腹痛、腹胀和失血性休克症状；关键在预防，系膜结扎确切；一旦发生，立即输血补液，紧急再次手术止血 ②切口感染：可先行抽出脓液，或于波动处拆除缝线，排出脓液，放置引流，定期换药，短期可治愈 ③粘连性肠梗阻：早期手术，术后左侧卧位，早期离床活动等可预防，病情重者须手术治疗 ④阑尾残株炎：X 线钡剂灌肠确诊，症状重时应再次手术切除阑尾残株

慢性阑尾炎

多有急性发病史，阑尾部位有压痛；钡剂灌肠可助诊，手术切除可断根。

表 31-6　慢性阑尾炎概况

项目	基本要点
病因和病理	大多数由急性阑尾炎转变而来，少数也可开始即呈慢性过程。主要病变为阑尾壁不同程度的纤维化及慢性炎性细胞浸润，管壁增厚，管腔狭窄甚至闭塞，多数阑尾腔中有粪石
临床表现特点	①多有急性阑尾炎病史 ②阑尾部位的固定点局限性压痛 ③钡剂灌肠见阑尾腔不充盈或充盈不完全，72 h 后仍有钡剂残留
治疗	明确诊断后需手术切除阑尾

阑尾肿瘤

阑尾肿瘤有几种，病理切片可知晓；手术切除应施行，若有转移加化疗。

表 31-7　阑尾肿瘤的分型、临床表现及处理措施

类型	病理特性	临床表现	处理措施
阑尾类癌	起源于阑尾的嗜银细胞，约占胃肠道类癌的 45%，占阑尾肿瘤的 90%。部分肿瘤伴黏液囊肿形成，组织学恶性表现不明显。5 年生存率＞ 50%	与急性阑尾炎相似。瘤体小而硬、边界清的黄褐色肿物，多发生于阑尾远端（75%）	瘤体小且无转移者仅行阑尾切除术，有局部浸润或淋巴转移者行右半结肠切除术，远处转移者可化疗

续表

类型	病理特性	临床表现	处理措施
阑尾腺癌	起源于阑尾黏膜的腺上皮，分为结肠型和黏液型两种亚型。预后与盲肠癌相近	与急性阑尾炎或右结肠癌相似	右半结肠切除术
阑尾囊性肿瘤	包括阑尾黏液囊肿和假性黏液瘤两种。囊状结构或含黏液的囊状扩张改变。5年生存率可达50%	局部无痛性肿块，CT检查偶然发现，囊壁可有钙化	良性者仅行阑尾切除术，恶性者可术后有腹腔内播散性种植转移

第三十二章　结肠、直肠与肛门疾病

一、痔

痔的概况

齿线以上称内痔，无痛便血痔核出；齿线以下是外痔，结节边清呈暗紫。
血栓外痔有胀痛，结缔皮赘形不一。坐浴消炎促循环，冷冻激光硬化剂；
结扎套扎或切除，防止久坐及便秘。

表 32-1　痔的分类及临床表现

分类	临床表现
环状痔（花圈痔）	混合痔的晚期突出肛门外，在肛周呈梅花状
混合痔	由直肠上、下曲张静脉丛相互吻合形成
内痔	最常见，肛诊时不能扪及。齿状线上方直肠上静脉丛曲张团块形成
前哨痔	肛裂时下端皮肤因炎症、水肿及静脉、淋巴回流受阻，形成袋状皮垂向下突出于肛门外
嵌顿痔	指痔核脱出肛外后，括约肌痉挛、嵌顿，导致水肿、出血、坏死，可伴剧痛
外痔	齿状线下方直肠下静脉丛曲张团块形成

表 32-2　内痔的分度与临床表现

内痔分度	临床表现
Ⅰ度	便时带血、滴血或喷射状出血，便后出血可自行停止，无痔脱出
Ⅱ度	常有便血，排便时有痔脱出，便后可自行还纳
Ⅲ度	偶有便血，排便或久站、咳嗽、劳累、负重时痔脱出，需用手还纳
Ⅳ度	偶有便血，痔脱出不能还纳或还纳后又脱出

二、肛裂

肛裂概况

便秘便痛便滴血，肛门出现溃疡面；肥大乳头前哨痔，疼痛便秘和出血。
消痛坐浴或局封，切除三联且通便。

表 32-3　肛裂与痔的鉴别

项目	肛裂	痔
便血	少量滴鲜血	无痛性、间歇性、便后出鲜血
病史	习惯性便秘者	习惯性便秘者
部位	好发截石位 6 点，次发于 12 点，侧方少见	内痔好发截石位 3、7、11 点
瘙痒	无	肛周皮肤因分泌物刺激所致
疼痛	便时、便后剧痛（便时剧痛→缓解数分钟→括约肌痉挛剧痛半小时至数小时）	一般无疼痛；血栓性外痔、感染和嵌顿痔有剧痛
治疗	非手术治疗（坐浴、润便、必要时扩肛）、手术（肛裂切除术、肛管内括约肌切断术）	润便、注射治疗、红外线凝固疗法、胶圈套扎疗法、手术
痔核	肛裂三联征（肛乳头肥大 + 肛裂 + 前哨痔）	有

三、直肠肛周脓肿

直肠肛周脓肿概况

直肠肛周生脓肿，肛周疼痛有波动；全身症状可能有，穿刺抽脓可确诊。

切开引流抗感染，辅助治疗及对症。

表 32-4　直肠肛周脓肿概况

基本要点	
分类	
肛门周围脓肿	①肛门周围皮下脓肿最常见 ②表现为肛周持续性跳痛 ③全身症状不明显 ④脓肿形成可有波动感，穿刺抽出脓液可确诊
骨盆直肠窝脓肿（骨盆直肠间隙脓肿）	①少见 ②局部症状不明显，全身症状重 ③脓肿位置深、脓腔大，可达 300 ～ 500 ml； ④确诊靠诊断性穿刺
坐骨直肠窝脓肿（坐骨直肠间隙脓肿）	①位置较深，脓肿较大，可达 60 ～ 90 ml ②局部症状和全身症状都明显
其他肛周脓肿	肛门括约肌间隙脓肿、直肠后间隙脓肿、高位肌间脓肿、直肠黏膜下脓肿
治疗	
手术切开引流	主要的治疗方法
辅助及对症治疗	应用抗生素、局部理疗或坐浴、口服缓泻剂或液体石蜡

四、肛瘘

肛瘘概况

肛旁瘘口挤流脓，扪及硬索肉芽肿；挂线切开或切除，手术疗法最实用。

表 32-5　肛瘘概况

项目	基本要点
分类	
按位置高低分	高位肛瘘（包括单纯性、复杂性）、低位肛瘘（包括单纯性、复杂性）
按与括约肌的关系分	肛管括约肌间型（最常见）、经肛管括约肌型、肛管括约肌上型、肛管括约肌外型
诊断	瘘外口流出少量脓性、血性、黏液性分泌物的临床表现及反复发作的特点，诊断并不困难，重要的是内口位置的确定
治疗特点	肛瘘不能自愈，必须手术治疗
治疗原则	将瘘管切口，形成敞开的创面，促使其愈合
治疗方法	
肛瘘手术关键	尽量减少肛管括约肌的损伤，防止肛门失禁；避免复发
瘘管切开	适用于低位肛瘘
挂线疗法	适用于距肛门 3 ～ 5 cm 内，有内外口低位或高位单纯性肛瘘，或复杂性肛瘘切开、切除的辅助治疗。最大优点是不会造成肛门失禁
肛瘘切除	适用于低位单纯性肛瘘

五、肠息肉及肠息肉病

直肠息肉概况

突向肠腔良性物，伴有便血偶脱出；低位指检高肠镜，应防癌变早切除。

表 32-6　直肠息肉

项目	说明
概念	
肠息肉	一类从肠黏膜表面突出到肠腔内的隆起状病变的临床诊断
肠息肉病	肠道广泛出现数目多于 100 颗的息肉，并具有特殊的临床表现
腺瘤病	多发性腺瘤数目多于 100 颗
分类	

续表

项目	说明
腺瘤性	管状腺瘤、绒毛状腺瘤、管状绒毛状腺瘤
炎性	黏膜炎性增生、血吸虫卵性息肉、良性淋巴样息肉
错构瘤性	幼年性息肉、色素沉着息肉综合征（Peutz-Jeghers 综合征）
其他	化生性息肉、黏膜肥大赘生物
诊断与治疗	见表 32-7

表 32-7　肠息肉与肠息肉病的鉴别

项目	家族性肠息肉病	肠息肉	色素沉着息肉综合征	直肠息肉	Gardner 综合征
癌变	几乎 100%，有家族史	乳头状腺瘤癌变率高	可癌变，常有家族史	有癌变倾向	癌变倾向明显，有家族史
部位	结直肠，极少累及小肠	肠道任何部位	小肠	直肠	
临床表现	便血，排便时偶有息肉脱出肛门口	反复发作的腹痛、便血、肠梗阻、肠套叠	口唇、口腔黏膜黑斑，便血，肠套叠	便血，排便时偶有息肉脱出肛门口	便血，肠外伴发肿瘤
年龄	20 ~ 40 岁占 75%	不定	青少年	一般＞40 岁	30 ~ 40 岁
特点	广布结直肠，无蒂息肉，极少累及小肠	单个或多个，直径数毫米至数厘米，有蒂或无蒂	属于错构瘤，分布于全部消化道，伴口唇、口腔黏膜黑斑	单个，有蒂	肠息肉伴多发性骨髓瘤和多发性软组织瘤
治疗	全结肠切除	内镜下切除，有癌变行肠切除	病变广泛，无法根治	经肛门切除；电灼，开腹手术	全结肠切除

六、直肠脱垂

直肠脱垂概况

长咳久泻体虚弱，排便肠管自肛脱；初期可还后难纳，黏膜糜烂因多磨。
针灸局注植物油，手术悬吊肛紧缩。

表 32-8　直肠脱垂概况

项目	基本要点
表现	①主要症状为有肿物自肛门口脱出 ②伴有下坠、排便不尽感和肛门失禁、直肠出血及肛门瘙痒 ③嵌顿时肛门疼痛严重
诊断	根据临床表现可进行诊断，注意与腹外疝鉴别（表 32-9）
治疗	①非手术：适于儿童患者（有自愈的可能）。软化大便，防止腹压增加，加强营养。老年体弱不能手术者可采用黏膜下注射硬化剂疗法 ②手术：适于严重脱垂患者，常用的手术包括直肠悬吊固定术、直肠脱垂经会阴切除术

表 32-9　直肠脱垂与腹外疝的鉴别

鉴别要点	直肠脱垂	腹外疝
定义	直肠壁部分或全层向外脱出，无腹膜脱出	肠内容物连同腹膜一并脱出腹外
病因	①解剖因素：婴幼儿发育不良、老年、营养不良、手术外伤损伤局部 ②腹压增高：慢性咳嗽、慢性便秘、排尿困难 ③其他：内痔、直肠息肉经常脱出	①解剖因素：腹壁薄弱、老年、切口感染、先天性薄弱部位 ②腹压增高：慢性咳嗽、慢性便秘、排尿困难 ③其他：体位关系（站立位易发生）
临床表现	肿物自肛门脱出	腹股沟区可复性包块
治疗	①婴幼儿可能自愈，可先保守治疗 ②手术	①婴幼儿可能自愈，可先保守治疗 ②手术

七、慢性便秘

慢性便秘概况

便秘功能或器质，五类原因属器质。功能性者非手术，器质性者加手术。

表 32-10　慢性便秘概况

项目	基本要点
分类	
功能性便秘	①进食少，食物缺少纤维素或水分不足 ②工作紧张，干扰了正常的排便习惯 ③滥用泻药，形成药物依赖

续表

项目	基本要点
器质性便秘	①慢传输型便秘：肠道运输能力减弱导致的便秘。女性多见，伴腹部膨胀不适，经结肠传输时间测定可发现其全结肠或乙状结肠、直肠传输时间延迟 ②直肠前突：女性多见，因直肠阴道隔薄弱，长期受排便时粪便的压迫致直肠向阴道凸出导致。指检时可触及直肠前壁有明显薄弱松弛区域，排便造影可直接显示直肠前突的宽度和深度 ③直肠黏膜脱垂：因直肠黏膜松弛、脱垂，致排便时形成套叠，堵塞肛管上口，结果排便越困难、越用力，梗阻越重。排便造影可见到侧位片上用力排便时出现的漏斗状影像。直肠指检可发现直肠下端黏膜松弛或肠腔内黏膜堆积 ④耻骨直肠肌综合征：由耻骨直肠肌痉挛性肥厚使盆底出口处梗阻而导致的便秘。进行性、长期、严重的排便困难。指检时能感到肛管紧张度增加。肛管测压时能发现其静息压及收缩压均增高。肛管肌电图检查可发现耻骨直肠肌、外括约肌有反常电活动以及明显的直肠传输功能减弱及滞留现象 ⑤盆底痉挛综合征：正常排便时，耻骨直肠肌和肛管外括约肌应当松弛，以便于粪便排出。若不能松弛，反而痉挛、收缩，阻塞粪便的出口，导致排便困难。直肠指检可触到痉挛状的内括约肌，直肠测压可发现静息压升高。排便造影能观察到肛管直肠角在用力排便时不但不变大，反而变小
治疗原则	①非手术：多食纤维素类食品及养成定时排便习惯和辅用泻剂、栓剂及灌肠治疗 ②手术：针对粪便输送和排出过程中的缺陷做相应的处理，对慢传输型便秘需切除无传输能力的结肠，效果较肯定。对出口缺陷者则可施行以下各种修补、固定手术：a. 直肠前突修补术用于修补直肠阴道隔薄弱区，治疗直肠前突导致的便秘；b. 直肠固定术治疗直肠脱垂型便秘；c. 耻骨直肠肌部分切除术，用于治疗耻骨直肠肌综合征导致的便秘；d. 由于有时慢传输型和出口梗阻型便秘的因素同时存在，术前诊断不全，常是治疗效果不好的原因

八、直肠癌

直肠癌概况

便血或者脓血便，腹痛腹胀里急重。直肠指检内镜查，影像检查助分期。

手术治疗最主要，放疗化疗有作用。

表 32-11　直肠癌概况

项目	基本要点
分期	见表 32-12
临床表现	①直肠刺激症状：里急后重，排便习惯改变 ②肠腔狭窄症状：腹痛，腹胀，肠鸣音亢进等不完全性肠梗阻的表现 ③癌肿破溃症状：便血或脓血便

续表

项目	基本要点
鉴别诊断	见表 32-13
手术治疗	
根治性手术	① Dixon 术：又称经腹直肠癌切除术，是目前应用最多的直肠癌根治术，适用于距齿状线 5 cm 以上的直肠癌（肿块距肛缘＞7 cm） ② Miles 术：又称腹会阴联合直肠癌根治术，适用于腹膜返折以下的直肠癌（距肛缘＜10 cm）
姑息性手术	① Hartmann 手术：即经腹直肠癌切除、近端造口、远端封闭手术，适用于全身一般情况差，不能耐受 Miles 手术，急性肠梗阻不宜行 Dixon 手术者 ②乙状结肠或横结肠双腔造瘘术：仅为解除肿瘤导致的梗阻
放疗	对放疗敏感性低，放疗主要用于根治术的辅助治疗。有手术禁忌或拒绝手术的直肠癌患者。晚期肿瘤的疼痛症状改善。术前放疗以提高手术切除率，常用术前放疗 + 手术 + 术后放疗的“三明治”疗法
化疗	5- 氟尿嘧啶（5-FU）是直肠癌化疗的主要药物，可联合应用左旋咪唑或亚叶酸钙或甲酰四氢叶酸增强 5-FU 的疗效。单独放疗或化疗疗效有限。由于 5-FU 对放疗有致敏作用，目前多将放疗与化疗联合应用，作为手术前的辅助治疗

表 32-12 结、直肠癌分期（Dukes 1935）

分期	主要依据或表现
Dukes A 期	癌肿仅限于肠壁内，未超过肌层，无淋巴结转移
Dukes B 期	癌肿穿透肠壁，侵入浆膜和（或）浆膜外，但无淋巴结转移
Dukes C 期	癌肿侵犯肠壁全层，有淋巴结转移
C_1 期	淋巴结转移仅限于癌肿附近，如结肠 / 直肠壁及结肠旁淋巴结
C_2 期	淋巴结转移至系膜和系膜根部，但能根治切除
Dukes D 期	远处转移，或因局部广泛浸润或淋巴结广泛转移，不能切除

注：1984 年，我国将 A 期细分为癌肿局限于黏膜下层（A_1）、浅肌层（A_2）、深肌层（A_3），将 C_1、C_2 合并为 C 期。

表 32-13 右侧、左侧结肠癌及直肠癌的鉴别

	右侧结肠癌	左侧结肠癌	直肠癌
肿块性质	肿块型多见	溃疡型、浸润型多见	溃疡型多见（50%）
转移	发生较晚	发生较早	发生较早
腹部肿块	多有（主要表现）	较少扪及，偶尔肛诊可及	无
全身症状	较重（主要表现）	轻	少见

续表

	右侧结肠癌	左侧结肠癌	直肠癌
贫血	多有（主要表现）	少见	少见（晚期可有）
便血	多无	多有（主要表现）	多有
肠梗阻	较少引起肠梗阻（稀便）	多有（主要表现）	可有
手术方式	一期或二期手术	二期手术为主	有肠梗阻者二期手术，无则一期手术

第三十三章　肝 疾 病

一、偶发性肝肿块

偶发性肝肿块概况

询问病史和体检，影像病检及化验；确定肿块之性质，治疗方案才可选。

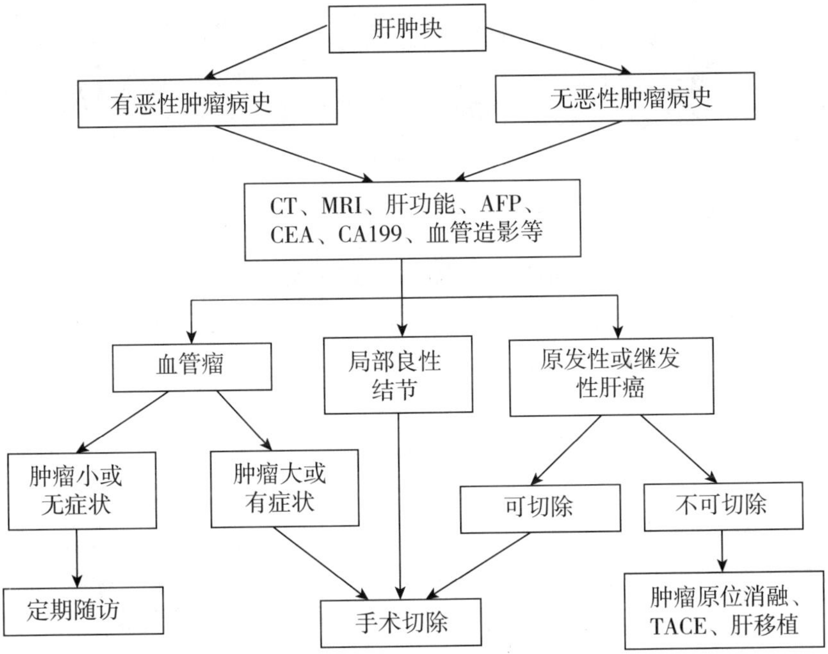

图 33-1　肝肿块规范的诊疗程序

二、细菌性肝脓肿

细菌性肝脓肿概况

急起寒战又高热，肝痛肝大叩击痛。血液检验及培养，B 超 CT 可检查。
抗菌消炎及支持，穿刺引流效果佳。

表 33-1 细菌性肝脓肿概况

项目	基本要点
感染途径	胆道逆行感染、肝动脉、门静脉、淋巴系统及伤口
致病菌	多为大肠埃希菌、金黄色葡萄球菌、厌氧链球菌、类杆菌属等
临床表现	起病较急，主要症状是寒战、高热、肝区疼痛和肝大
辅助检查	血分析及血培养、B 超及 CT 检查
诊断	根据病史、临床表现、心脏超声和 X 线检查，即可诊断本病。必要时可行诊断性穿刺，抽出脓液即可证实本病
鉴别诊断	阿米巴性肝脓肿（表 33-2）、右膈下脓肿、胆道感染及肝癌特别是肝内胆管细胞癌等
治疗	①全身支持疗法 ②抗生素治疗 ③经皮肝穿刺脓肿置管引流 ④外科手术治疗：手术方式有脓肿切开引流或肝叶切除等 ⑤中医中药治疗

表 33-2 细菌性肝脓肿与阿米巴性肝脓肿的鉴别

	细菌性肝脓肿	阿米巴性肝脓肿
病原菌	大肠埃希菌、金黄色葡萄球菌、厌氧链球菌	阿米巴
感染途径	胆管、肝动脉、门静脉	肠道
临床表现	起病急，全身中毒症状重，寒战、高热，部分患者可有黄疸	起病缓，病程长，发热不规律，盗汗，黄疸少见
实验室检查	血白细胞计数明显↑，血细菌培养可（+）	血白细胞计数可↑，血细菌培养可（−）。血清学阿米巴抗体（+）
粪便检查	无特殊表现	部分患者可找到阿米巴滋养体或包囊
脓液	多为黄白色脓液，涂片和培养可发现细菌	大多为棕褐色脓液，无臭味，镜检可见阿米巴滋养体。如无混合感染，涂片和培养可无细菌
诊断性治疗	抗阿米巴药物治疗无效	抗阿米巴药物治疗有好转
脓肿	较小，常为多发性	较大，多为单发，多见于肝右叶
治疗	抗生素＋穿刺或切开引流	抗阿米巴治疗＋穿刺或切开引流

三、肝囊肿

肝囊肿概况

囊肿症状不明显，B 超体检可发现；囊肿过大应处理，小的囊肿观其变。

表 33-3　肝囊肿的分类

分类	疾病
寄生虫性肝囊肿	肝棘球蚴病
非寄生虫性肝囊肿	先天性、创伤性、炎症性和肿瘤性囊肿

表 33-4　先天性肝囊肿的临床特点及治疗

	单发性肝囊肿	多发性肝囊肿
好发年龄	20 ～ 50 岁	40 ～ 60 岁
男女比例	1 ∶ 4	—
好发部位	肝右叶	全肝
临床表现	上腹饱胀、隐痛、右上腹肿块	肝表面触及多发囊性结节
影像学检查	B 超、CT、X 线	B 超、CT、X 线
治疗原则	①小囊肿：无须处理 ②大囊肿：囊肿直径＞ 10 cm 或引起消化道压迫症状者可采用穿刺、开窗术或加胆肠吻合术、肝叶切除	①一般情况：不主张手术治疗 ②症状明显者：可行穿刺、开窗术

四、原发性肝癌

原发性肝癌概况

既往肝炎肝硬化，近期肝痛肝肿大；甲胎蛋白持续高，结合 B 超尤为佳。
手术切除效最好，半肝放疗效提高，局部治疗方法多，肝脏移植效堪夸。
消融或化疗栓塞，米兰标准肝移植。

表 33-5　原发性肝癌

项目	基本要点
临床表现	早期缺乏典型临床表现，一旦出现症状和体征，疾病多已进入中、晚期。常见临床表现有肝区疼痛、全身及消化道症状和肝大等。发生肺、骨、脑等脏器转移者，可产生相应症状

续表

项目	基本要点
诊断与鉴别诊断	诊断需结合病史、症状、体征、AFP及影像学检查 ①肝癌血清标志物的检测：AFP和血液酶学以及其他肿瘤标记物如CEA、CA19-9等 ②影像学检查：超声、CT、MRI、选择性肝动脉造影、超声引导下肝穿刺针吸细胞学检查、腹腔镜检查 ③鉴别诊断：肝硬化、继发性肝癌、肝良性肿瘤、肝脓肿、肝棘球蚴病以及与肝毗邻器官如右肾、结肠肝曲、胃、胰腺等处的肿瘤等
治疗	早期采用以手术切除为主的综合治疗 ①手术切除包括部分肝切除和肝移植 ②消融：通常在超声引导下经皮穿刺行微波、射频、冷冻、无水乙醇注射等消融治疗 ③放射治疗 ④经肝动脉和（或）门静脉区域化疗或经肝动脉化疗栓塞（TACE） ⑤全身药物治疗包括生物和分子靶向药物（如索拉非尼），以及中医中药治疗

注：转移性肝癌和肝良性肿瘤本书略。

第三十四章　门静脉高压症

门静脉高压症概况

常有肝病肝硬化，脾功亢进脾肿大；呕血黑便及腹水，食管吞钡内镜查。

治疗尽量非手术，手术分流多方法。

表 34-1　门静脉高压症概况

项目	基本要点
临床表现	主要是脾大、脾功能亢进、呕血或黑便、腹水或非特异性全身症状
诊断	①病史：肝炎、黄疸、血吸虫病等肝病病史 ②症状：疲乏、嗜睡、厌食、脾功能亢进、呕血或黑便、腹水、非特异性全身症状、肝硬化特殊症状 ③体征：腹水征（+），脾大、男性女乳、蜘蛛痣、肝掌 ④辅助检查：血常规三系均减少，肝功能检查，腹部超声检查，食管吞钡 X 线及内镜检查，便潜血（+）等
治疗	①非手术治疗：对于有黄疸、大量腹水、肝功能严重受损（Child-Pugh C 级）发生大出血的患者应尽量采用非手术疗法。治疗方法包括：a. 建立有效的静脉通路，扩张血容量，采取措施监测患者生命体征；b. 药物止血：三甘氨酰赖氨酸加压素、生长抑素和其八肽衍生物—奥曲肽等；c. 内镜治疗：硬化剂注射疗法和食管曲张静脉套扎术等；d. 三腔二囊管压迫止血。经颈静脉肝内门体静脉分流术 ②手术治疗：有分流术（表 34-2）、断流术、单纯脾切除、肝移植等，根据病情选用

表 34-2　各类门体静脉分流术的优缺点

分类	优点	缺点
非选择性门体静脉分流术：将门静脉血完全转流入体循环 门静脉 - 下腔静脉分流术 肠系膜上 - 下腔静脉分流术 中性脾 - 肾静脉分流术	门静脉压力下降显著，降压止血效果可靠	破坏第一肝门结构，术后血栓发生率增高，肝性脑病发生率增高 30% ~ 50%，肝功能不能改善
选择性门体静脉分流术： 远端脾 - 肾静脉分流术	肝性脑病发生率低	—
断流术：贲门周围血管离断术＋脾切除（高位食管支的离断为手术成败的关键）	术后肝功能改善，止血效果好；适用于肝功能差（Child C 级）	—

第三十五章　胆道疾病

一、胆管系统常用的检查

胆管系统常用检查

检查方法有多种，根据需要选择用。

表 35-1　胆管系统常用的检查方法

检查方法	特点及临床应用
B 超	①诊断胆管疾病的首选，对胆石症、胆囊炎、胆管肿瘤诊断准确率较高（各疾病准确率分别为胆囊结石 95% ～ 100%，肝内胆管结石 90%，肝外胆管结石 80%，胆总管下端结石 60%） ②鉴别黄疸原因 ③诊断其他胆管疾病（胆囊炎、胆囊及胆管肿瘤、胆管蛔虫、先天畸形）
腹部平片	目前已基本被 B 超取代，15% 的胆囊结石可显影
胆管造影	静脉胆管造影可显示胆管有无狭窄、扩张、充盈缺损等，目前基本被 ERCP、MRCP 取代
内镜逆行胰胆管造影（ERCP）	直接观察十二指肠和乳头部情况，可取活检；造影可显示胆管系统和胰腺导管的解剖和病变
磁共振胆胰管成像（MRCP）、CT	清楚地显示肝内外胆管扩张的范围和程度，结石分布情况，肿瘤部位、大小、胆管梗阻水平等
T 管造影	了解胆管有无狭窄、结石残存，胆总管下端通畅情况
经皮肝穿刺胆管造影（PTC）	有创检查，可有胆汁漏、出血、胆管感染等并发症，适用于肝内胆管扩张、黄疸原因的鉴别
核素扫描	静脉注射 ^{99m}Tc-EHIDA，被肝细胞清除并分泌，与胆汁一起经胆管排泄至肠腔，从而使胆管系统显像。有助于黄疸的鉴别诊断。优点是在肝功能损害、血清胆红素中度升高时仍可应用。适用于：①急性胆囊炎时的胆囊管梗阻；②胆肠吻合口狭窄；③手术后胆汁漏；④胆肠吻合后 Roux-en-Y 肠袢淤积
胆管镜	包括术中或术后胆管镜，可观察胆管有无结石、肿瘤、狭窄，并可经胆管镜进行一些治疗

二、胆石症

胆囊结石概况

右侧上腹剧烈痛，若有发热白C高；墨菲征阳肌反跳，阻塞黄疸检肝尿。
胆囊造影可检查，结石强声检B超。可以试服排石汤，饮食糖高脂应少；
胆囊手术可治疗，T管拔前要试夹。

表 35-2 胆囊结石

项目	基本要点
好发性别与年龄	40岁以上的肥胖女性
典型临床表现	胆绞痛（上腹部或右上腹部持续性疼痛，伴阵发性加剧，可向肩胛部和背部放射，同时伴有恶心、呕吐），多发生于饱餐、进食油腻食物后
部分不典型	静止性胆囊结石。上腹隐痛常被误诊为“胃病”
胆囊积液	胆囊结石长期嵌顿或阻塞胆囊管但未合并感染者，可导致胆囊积液（白胆汁）
并发症	单纯胆囊结石极少引起黄疸；细小的结石进入胆总管成为胆总管结石；诱发胆源性胰腺炎；胆石性肠梗阻；诱发胆囊癌
Mirizzi 综合征	胆囊管与胆总管伴行过长或者胆囊管与肝总管汇合位置过低，持续嵌顿于胆囊颈部或较大的胆囊管结石压迫肝总管，引起肝总管狭窄；反复炎症致胆囊肝总管瘘管，胆囊管消失、结石部分或全部堵塞肝总管。临床特点是反复发作胆囊炎、胆管炎及梗阻性黄疸
治疗首选	腹腔镜胆囊切除（LC）
静止性胆囊结石	无须立即行胆囊切除，只需观察随诊
胆囊切除术适应证	①结石直径3 cm；②合并需要开腹的手术；③伴有胆囊息肉＞1 cm；④胆囊壁增厚；⑤胆囊壁钙化或瓷性胆囊；⑥儿童胆囊结石；⑦合并糖尿病；⑧有心肺功能障碍者；⑨胆囊结石10年以上
胆总管探查指征	①梗阻性黄疸，胆总管结石，反复发作胆绞痛、胆管炎、胰腺炎；②术中证实胆总管有病变：结石、蛔虫、肿块、扩张（直径＞1 cm）、管壁增厚、发现胰腺炎或胰头肿物、胆管抽出脓、血性胆汁或泥砂样胆色素颗粒；③胆囊结石细小
T管拔除指征	①术后2周；②体温正常；③无腹痛；④无黄疸；⑤T管造影显示肝内外胆管无阻塞
腹腔镜胆囊切除术（LC）	准确认清胆囊三角区的局部解剖关系，确认和分离胆囊管和胆囊动脉，对保证手术安全、成功和预防并发症的发生具有重要意义
LC的适应证	无手术禁忌的胆囊良性疾病，如胆囊结石、胆囊息肉、慢性胆囊炎
LC的禁忌证	疑有胆囊癌、腹腔内严重感染、Mirizzi综合征、合并胆肠瘘、腹腔广泛粘连者

续表

项目	基本要点
LC中转开腹手术的指征	难以控制的动脉出血；大量静脉出血难以止血；发现或疑有胆管损伤；Calot三角或胆囊周围有坚固的瘢痕性粘连，难以分离；不能辨认正常解剖关系，或发现有解剖异常者

表 35-3 胆石病临床特点及治疗

	胆囊结石	肝外胆管结石	肝内胆管结石
结石成分	胆固醇、胆色素、混合结石	胆固醇（继发），胆色素（原发）	胆色素结石
临床表现	①无症状；②胆绞痛；③上腹隐痛；④胆囊积液；⑤Mirizzi综合征；⑥继发感染、胆管结石、胆源性胰腺炎、内瘘、胆囊癌	①可无症状；②梗阻后引起胆管炎表现，即腹痛、寒战高热、黄疸；③体检：右上腹压痛，腹膜刺激征；④实验室：白细胞↑、胆红素↑	①可多年无症状；②急性胆管炎，表现即腹痛、寒战高热、黄疸；③继发肝脓肿、肝硬化；④实验室：白细胞↑、胆红素↑、转氨酶↑
检查手段	首选B超，其次CT或MRCP	B超、CT、MRCP、ERCP	B超、CT、MRCP、ERCP、PTC
治疗方法	无症状者定期随访，必要时腹腔镜胆囊切除术或开腹手术	手术取石，内镜取石（EST）	胆管切开取石术、胆肠吻合术、肝切除术、肝移植术

三、胆囊炎

胆囊炎概况

腹痛发热白C高，墨菲征阳肌反跳；阻塞黄疸检肝尿，胆汁查菌脓细胞。
炎症壁厚囊管大，胆囊造影收缩差；禁食补液抗感染，平时糖高脂应少。
手术治疗可选用，T管拔前要试夹。

表 35-4 胆管感染的临床特点及治疗

	急性结石性胆囊炎	慢性胆囊炎	急性梗阻性化脓性胆管炎
病因	胆囊管结石梗阻，细菌感染	90%的发病与胆囊结石有关	胆管梗阻：结石、狭窄、肿瘤

续表

	急性结石性胆囊炎	慢性胆囊炎	急性梗阻性化脓性胆管炎
临床表现	①诱因：饱餐、睡眠体位 ②症状：右上腹绞痛，发热 ③体征：右上腹压痛，可触及肿大胆囊，腹膜刺激征，Murphy 征（+） ④实验室检查：白细胞↑，胆红素可↑	①症状：饱餐或进食油腻食物后出现上腹胀满，疼痛，与上消化道疾病相似；一般不伴发热和黄疸；多可自行缓解 ②体征：右上腹轻压痛	① Charcot 三联征：腹痛、寒战高热、黄疸 ② Reynolds 五联征：除三联征外，还有休克、神经中枢系统抑制表现 ③体征：右上腹压痛，腹膜刺激征（+） ④实验室检查：白细胞↑，胆红素可↑，转氨酶↑
检查手段	① B 超（首选）：胆囊增大，胆囊壁水肿增厚，胆囊颈部多有结石嵌顿 ② CT 或 MRCP：也有助于诊断	B 超（首选）：胆囊多无增大，可有萎缩，胆囊壁增厚，胆囊内多有结石甚至充满结石	① B 超：确定梗阻部位和病变性质 ② CT 和 MRCP：有助诊断 ③检查兼治疗：ERCP + ENBD、PTC + PTCD
治疗方法	①非手术治疗：禁食、补液、抗感染 ②手术治疗：胆囊切除术、胆囊部分切除术、胆囊造口术	①非手术治疗：抗炎利胆药物 ②手术治疗：首选腹腔镜胆囊切除，对无症状结石手术应慎重	①非手术治疗：抗感染、纠正内环境紊乱 ②手术治疗：胆总管切开减压，ENBD 或 PTCD

四、胆道蛔虫

胆道蛔虫概况

剑突下方钻顶痛，不痛之时如常人；B 超显示蛔虫影，保守治疗常可行。

表 35-5　胆道蛔虫症的诊治

项目	基本要点
病因	肠道内环境改变时，小肠中下段内蛔虫→十二指肠→ Oddi 括约肌→胆总管→ Oddi 括约肌痉挛诱发胆绞痛、胰腺炎
特点	剑突下阵发性钻顶样疼痛，缓解期宛如常人，剧烈腹痛和轻微腹部体征不对称
诊断	B 超检查为首选方法，显示胆管内有平行强光带及蛔虫影，有确诊价值
治疗	非手术治疗为主，仅在出现并发症时才考虑手术治疗

五、胆道肿瘤

胆道肿瘤概况

早期症状无特异，影像检查可助诊；手术治疗为主要，放疗化疗可紧跟。

表 35-6 胆道肿瘤概况

	胆囊息肉	胆囊腺瘤	胆囊癌	胆管癌
好发人群	无特定人群	中、老年妇女	50 岁以上女性	50 ～ 70 岁男性
好发部位	囊内	囊内单发或多发	胆囊体部和底部	上段最多见
临床表现	多无症状，可伴有左上腹疼痛，消化道症状	可合并坏死、出血、感染表现	早期无特异症状，晚期黄疸、恶病质、转移灶表现	黄疸（可伴陶土便）、胆囊肿大、肝大，胆道感染
检查	B 超	B 超	CA19-9、B 超、CT	胆红素↑、B 超
转移途径	不转移	不转移	淋巴转移、肝转移	浸润性转移
治疗原则	宜行手术，尤其是恶性病变者	宜手术切除胆囊	首选手术切除	手术为主，综合治疗

第三十六章　上消化道大出血的鉴别诊断和外科处理原则

上消化道大出血概况

表现呕吐与便血，询问病史和体检。查明病因很重要，内镜选择性造影。

输血输液加止血，手术治疗加内镜。

表 36-1　上消化道大出血概况

项目	基本要点
常见病因	①胃十二指肠溃疡：占 40% ~ 50% ②门静脉高压症：占 20% ③应激性溃疡或急性糜烂性胃炎：占 20% ④胃癌：占 2% ~ 4% ⑤胆道出血：更少见
出血部位的确定	
病史	①有无胃、十二指肠溃疡病史，溃疡病恶变症状 ②使用阿司匹林、肾上腺皮质激素史 ③有无饮酒史（弥漫性胃炎） ④有无黄疸、腹水、肝病史（食管静脉曲张）
体检	①上腹部压痛（胃、十二指肠溃疡） ②上腹部肿块（胃癌） ③紫斑、瘀斑 ④蜘蛛痣、肝掌、男性女乳，肝、脾大（肝硬化）
实验室检查	①血常规（RBC、Hb、Ht、WBC，PLT）：判断出血程度、输血指征 ②凝血功能（PT、APTT、Fbg）：鉴别出血倾向、有无血液病 ③肝功能（ALT、AST、AKP、TP、ALB、TBiL、血氨）：诊断肝硬化 ④肾功能（BUN、Cr）：判定出血部位及肾功能损害程度
辅助检查	①鼻胃管或三腔管检查：判定出血部位和出血速度 ②内镜检查：检查距出血时间越近，诊断阳性率越高 ③选择性腹腔动脉或肠系膜上动脉造影：急诊手术术前定位很有意义 ④ X 线钡餐检查：出血停止后 36 ~ 48 h 进行
治疗	①输血、输液：早期急救时可快速输入平衡盐溶液及血浆代用品，并做输血前准备。若在 45 ~ 60 min 内输入平衡盐溶液 1500 ~ 2000 ml 后血压、脉率仍不稳定，还应输入胶体溶液

续表

项目	基本要点
治疗	②垂体后叶素：可收缩内脏小血管，减少门静脉血流，起到止血作用。但对合并心血管系统疾病的患者应慎用。方法为“三二疗法”：5% 葡萄糖溶液 200 ml ＋垂体后叶素 20U，在 20 min 内滴完 ③三腔二囊管 ④内镜：上消化道出血的首选诊断方法。一般在出血后立即或 6 ～ 12 h 内进行，可确定其真正出血原因，也可在内镜下行止血治疗（电凝、激光、微波、曲张静脉结扎、注射硬化剂、止血药物） ⑤制酸剂的应用和手术

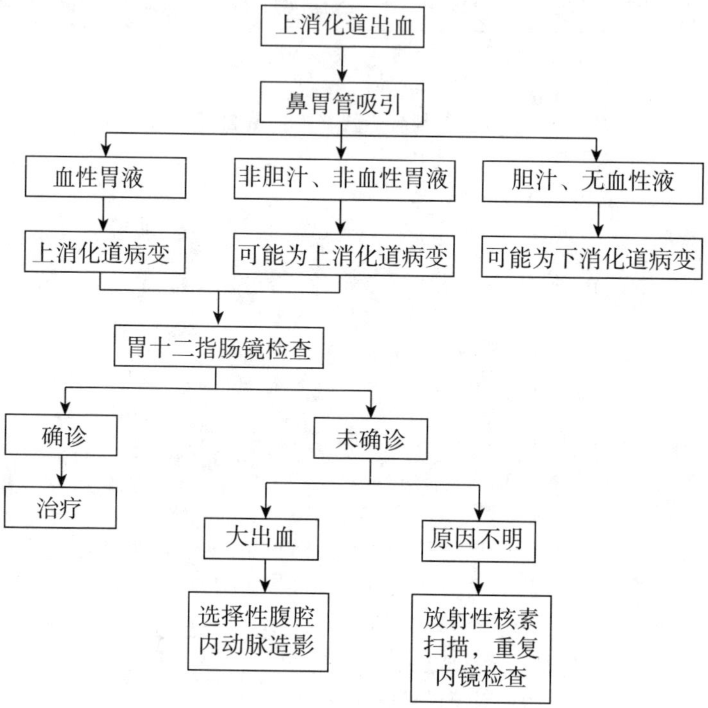

图 36-1　上消化道出血诊断步骤

表 36-2　几种上消化道出血疾病的比较

	食管或胃底静脉出血	胃及十二指肠球部出血	胆道出血
病史	多有肝炎或血吸虫病史	多有溃疡病史、酗酒服用阿司匹林、吲哚美辛等	多有肝内感染或肝外伤史
临床表现	呕血为主，单纯便血少见	呕血为主，也可以便血为主	便血为主

续表

	食管或胃底静脉出血	胃及十二指肠球部出血	胆道出血
出血量	每次达 500 ~ 1000 ml 容易导致休克	每次出血量一般＜ 500 ml 并发休克者少见	每次 200 ~ 300 ml 很少导致休克
保守治疗	治疗后短期内反复呕血	多能止血，但日后再出血	多能止血，但常周期性复发
有无周期性出血	无	无	有，间隔 1 ~ 2 周出血一次
合并胆系症状	肝硬化严重时可有	无	胆道出血三联征
胃镜 /X 线	发现食管下段静脉曲张	胃或十二指肠球部溃疡	无特殊
体格检查	多有慢性肝功能不全表现，如肝掌、黄疸、腹水	多无特殊体征	右上腹压痛、肝区叩痛 有时可扪及肿大的胆囊

第三十七章　急腹症的诊断与鉴别诊断

急腹症概况

临床诊断急腹症，询问病史查体征；辅助检查有多种，综合分析诊断明。

表 37-1　急腹症的临床诊断分析

项目	基本要点
病史	
现病史	①腹痛：诱因、部位、缓急、性质 ②消化道症状：厌食、恶心、呕吐、排便情况 ③其他伴随症状：如发热、贫血、休克、黄疸、尿频、尿急、血尿等
月经史	如异位妊娠破裂多有停经史，卵巢滤泡或黄体破裂常在两次月经的中期发病
既往史	可排除已根治性疾病，对此次腹痛的诊断也有帮助
体格检查	
全身情况	①神志、表情、体位、呼吸、心率、黄染、高热等 ②基本生命体征：体温、脉搏、呼吸、血压
腹部检查	①视：外形、蠕动波、腹式呼吸、腹胀、肿物、出血点等 ②触：由非疼痛区域开始，重点查压痛、反跳痛、肌紧张的部位、范围及程度。腹部疼痛最显著的部位往往是病变所在处。除腹膜炎体征外，还要查肝、脾有无肿大，有无肿块等 ③叩：肝浊音界，移动性浊音，肝区、肾区叩痛 ④听：肠鸣音、振水音
直肠指检	松紧、温度、肿物、触痛、指套染血和黏液、波动等
辅助检查	
实验室检查	白细胞计数提示炎症、中毒；红细胞、血红蛋白、血细胞比容的连续测定提示腹腔内出血；尿中大量红细胞提示泌尿系损伤或结石；血、尿淀粉酶升高提示胰腺炎；hCG 升高提示异位妊娠等
X 线检查	膈下游离气体，多个气液平面或较大气液平面，钡灌肠、异位钙化影等对诊断有意义
超声检查	肝、胆、胰、脾、肾、输尿管、阑尾、盆腔内在病变迅速评价的首选方法
CT	不受肠气干扰，对实质脏器破裂、急性胰腺炎等具有重要诊断价值
内镜检查	在上、下消化道出血的部位及病灶性质方面有重要诊断意义，还可以在内镜指引下应用硬化剂、微波或激光等技术进行止血治疗

续表

项目	基本要点
动脉造影	诊断肝破裂出血、胆道出血、小肠出血的部位，并进行栓塞止血
诊断性腹腔穿刺或灌洗	对诊断不确切的急腹症可采用此法。对诊断明确或严重腹胀者不宜采用此法。穿刺点选择两侧下腹脐和髂前上棘连线的中外1/3交界处。抽出不凝血提示腹腔内出血；对穿刺液做相关检查，做出诊断；盆腔积液、积血，女性可行后穹窿穿刺

常见急腹症

常见急腹症十种，临床表现略不同；体格检查应仔细，辅助检查可助诊。

表37-2　常见急腹症的诊断和鉴别诊断要点

疾病名称	临床症状	体格检查	辅助检查
胃十二指肠溃疡急性穿孔	多有溃疡病史，突发持续上腹剧烈疼痛，很快扩散到全腹，常伴有轻度休克	明显腹膜刺激征，肝浊音界减小或消失	X线检查膈下有游离气体
急性胆囊炎	常在进食油腻食物后，右上腹剧烈疼痛，放射至右肩及右背部	右上腹压痛及肌紧张，Murphy征阳性	超声提示胆囊增大，壁厚，可见胆囊结石影
急性胆管炎	剑突下区剧烈疼痛，可放射至右肩部，伴寒战、高热，可有黄疸。重时伴有休克和精神症状	上腹部压痛及肌紧张	超声提示胆管扩张及结石影
急性胰腺炎	多于暴饮暴食或饮酒后发病，上腹偏左侧腹痛，持续剧烈，可向肩部放散。恶心、呕吐后症状不缓解。伴腹胀	上腹压痛、反跳痛及肌紧张，有时全腹压痛，上腹为重	血、尿淀粉酶及脂肪酶升高，CT检查示胰腺弥漫性肿大，密度不均，坏死时呈皂泡征，胰周积液
急性阑尾炎	转移性右下腹痛	右下腹固定压痛，炎症加重时有局限腹膜炎，穿孔时全腹腹膜炎，以右下腹为重	彩超可发现炎性肿大的阑尾
小肠急性梗阻	突发剧烈的腹部绞痛，伴恶心、呕吐，吐后腹痛缓解。高位梗阻呕吐早且频繁，低位梗阻腹胀明显，肛门停止排气、排便	可见蠕动波或扩张的肠袢，肠鸣音活跃，有高调肠鸣音及气过水声	腹立位平片提示小肠充气扩张并见明显的液气平面

续表

疾病名称	临床症状	体格检查	辅助检查
腹部钝性伤后急性腹痛	实质脏器破裂出血，腹痛持续但不重，空腔脏器穿孔出现剧烈腹痛	心率快、血压低等失血征象或腹膜刺激征	腹腔穿刺抽出不凝血，彩超或CT提示肝、脾破裂可确诊；腹立位见膈下游离气体提示空腔脏器破裂伤；腹腔内容物进入胸腔提示膈肌破裂伤；腹腔穿刺抽出大量澄清液可能为膀胱破裂，抽出胃内容物为消化道破裂
急性盆腔炎	淋球菌感染多见，年轻人多见，下腹痛，发热	下腹压痛、反跳痛。阴道分泌物多，宫颈举痛，后穹窿触痛明显	经后穹窿穿刺抽得脓汁，涂片见球菌
卵巢囊肿蒂扭转	发作突然，左或右下腹剧烈腹痛	腹膜炎提示肿瘤坏死	双合诊及三维彩超可确诊
异位妊娠	有停经史，突发下腹痛，出现腹膜炎；心率快、血压低提示内出血	压痛、肌紧张不明显，反跳痛明显。阴道不规则流血	穿刺有不凝血。hCG阳性。彩超可帮助确诊

第三十八章　胰腺疾病

一、急性胰腺炎

急性胰腺炎

上腹突然有剧痛，前倾减轻食后重；发热恶呕血压低，局部压痛反跳痛。

血尿淀粉酶升高，B 超 CT 胰腺肿；禁食减压抑分泌，解症补液及扩容。

表 38-1　急性胰腺炎概况

项目	基本要点
临床表现	①腹痛：主要症状，为左上腹剧痛，呈持续性，可阵发加剧。特点是呕吐后腹痛不缓解 ②放射痛：可放射至左肩、左腰背部 ③恶心、呕吐：剧烈且频繁，呕吐物为胃十二指肠液 ④腹胀和腹膜炎：化学性炎症所致 ⑤休克：最常见并发症，为有效血容量不足所致，其原因包括缓激肽类致血管舒张、胰腺坏死释放心肌抑制因子使心肌收缩不良、并发感染或消化道出血 ⑥电解质紊乱：代谢性酸中毒，低钾、低镁、低钙血症 ⑦体征：腰部、季肋部和下腹部皮肤出现大片青紫斑（Grey-Turner 征）和脐周青紫斑（Cullen 征）
并发症	见表 38-2
诊断和检查	见表 38-3
治疗	
非手术治疗	①禁食、胃肠减压：防止呕吐、减轻腹胀、增加回心血量 ②补充体液，防治休克：胰腺炎时，大量体液丢失，急性胰腺炎最常见的并发症是休克 ③抑制胰酶活性：抑肽酶、加贝酯 ④抑制胰腺分泌：H_2 受体阻滞药（西咪替丁）、质子泵抑制剂、生长抑素 ⑤镇痛解痉：常用山莨菪碱、阿托品等，效果不明显时可用弱阿片类制剂、非甾体类镇痛药
手术治疗	手术方式：胆囊切除、胆管探查 T 管引流、胰腺坏死物质清除、胰周引流、空肠造瘘

表 38-2 急性胰腺炎的并发症

并发症	基本要点
局部并发症	①胰腺脓肿：急性出血坏死性胰腺炎起病 2 ~ 3 周后，因胰腺及胰周坏死继发感染而形成脓肿，出现高热、腹痛、上腹肿块和中毒症状 ②假性囊肿：病后 3 ~ 4 周形成，多位于胰体尾部，可压迫邻近组织引起相应症状，囊肿穿破可致胰源性腹水
全身并发症	并发 MODS：①急性呼吸衰竭（急性呼吸窘迫综合征）：突然发作，进行性呼吸窘迫、发绀等，常规氧疗不能缓解；②急性肾衰竭：表现为少尿、蛋白尿、进行性血尿素氮、肌酐增高等；③心力衰竭和心律失常；④消化道出血；⑤胰性脑病；⑥败血症和真菌感染；⑦高血糖；⑧慢性胰腺炎

表 38-3 急性胰腺炎的诊断和检查

检查项目	临床意义
血淀粉酶	血淀粉酶＞500 U/dl（Somogyi）可确诊，但是指标高低与病情严重程度不平行，数小时升高，6 ~ 8 h 可测，24 h 达高峰，4 ~ 5 天降至正常
尿淀粉酶	24 h 开始升高，48 h 达高峰，1 ~ 2 周恢复正常
C 反应蛋白	有助于评估与监测急性胰腺炎的严重性，胰腺坏死时，CRP 明显升高
血清脂肪酶	24 ~ 72 h 开始升高，持续 7 ~ 10 天
白细胞	多数升高
血糖	升高（持续＞10 mmol/L 提示胰腺坏死，预后不良）
血钙	降低（＜1.5 mmol/L 提示出血坏死性胰腺炎，预后不良）
CT	为诊断胰腺坏死的最佳方法

二、慢性胰腺炎

慢性胰腺炎概况

中上腹部持续痛，腹泻恶心厌油腻；腹胀消瘦又乏力，半数患有糖尿病。

除去病因很重要，对症治疗应适宜；治疗相应并发症，减轻疼痛用手术。

表 38-4 慢性胰腺炎

项目	基本要点
临床表现	①腹痛：最常见症状（占 90%），上腹剑突下或偏左腹痛，常放射至腰背部，呈束腰状且持续时间较长 ②胰腺内分泌不足：糖尿病（占 1/3） ③外科四联征：腹痛、体重下降、糖尿病、脂肪泻 ④内科五联征：腹痛、胰腺假性囊肿、胰腺钙化、糖尿病、脂肪泻

续表

项目	基本要点
诊断	目前尚无慢性胰腺炎的早期诊断检查手段。诊断标准：①有明确胰腺炎组织学诊断；②有明确胰腺钙化；③有典型慢性胰腺炎症状和体征，有明确的胰腺外分泌障碍和 ERCP 等典型慢性胰腺炎影像学特征，除外胰腺癌；④EUS 有典型的慢性胰腺炎影像学特征
治疗原则	急性发作时，治疗原则同急性胰腺炎；止痛、补充胰酶、应用胰岛素
手术	目的在于减轻疼痛，不能根治 ①胰管引流术：经十二指肠行 Oddi 括约肌切开或成形术，胰管空肠侧侧吻合术 ②胰腺切除术：胰体尾部切除、胰腺次全切除、胰头十二指肠切除、保留幽门的胰头十二指肠切除、保留十二指肠的胰头切除、全胰切除术等。对于顽固性疼痛者，还可行内脏神经切断或神经节注射无水乙醇

三、胰腺癌

胰腺癌概况

腹痛黄疸体重降，B 超内镜加 CT。手术切除胰头癌，放疗化疗亦可用。

表 38-5　胰腺癌概况

项目	基本要点
病理	按部位可分为胰头癌（70% ～ 80%）和胰体尾部癌。90% 为导管细胞癌，少数为囊腺癌、腺泡细胞癌
诊断	①临床表现：腹痛、黄疸、体重下降 ②影像学检查：定位和定性，B 超、CT、EUS、ERCP、PTC、DSA ③病理检查：FNA
治疗	①胰头癌手术：标准胰十二指肠切除术（Whipple） ②保留幽门胰十二指肠切除（PPPD） ③胰体尾部癌手术：胰体尾加脾切除 ④姑息手术：胆肠吻合、胃空肠吻合 ⑤化疗：吉西他滨、5-FU ⑥放疗

四、壶腹周围癌

壶腹周围癌概况

壶腹周围癌三症：黄疸消瘦和腹痛。影像检查可助诊，手术治疗应施行。

表 38-6 壶腹周围癌

类型	临床特点	治疗
壶腹癌	黄疸出现早，可有波动性，常合并胆管感染。粪便潜血可为阳性。ERCP 可见十二指肠乳头隆起的菜花样肿物，胆管与胰管于汇合处中断，其上方胆胰管扩张。壶腹癌与胰头癌的鉴别见表 38-7	行 Whipple 手术或 PPPD，预期效果较好
胆总管下端癌	恶性程度较高。黄疸出现早，进行性加重，出现陶土色粪便。多无胆道感染。胰管末端受累时可伴有胰管扩张。ERCP 胆管不显影或梗阻上方胆管扩张，其下端中断，胰管可显影正常。MRCP 亦有同样诊断价值	
十二指肠腺癌	肠道梗阻不完全，黄疸出现较晚，黄疸不深，进展较慢。由于肿瘤出血，粪便潜血可为阳性，患者常有轻度贫血。肿瘤增大可致十二指肠梗阻	

注：PPPD 为保留幽门的胰头十二指肠切除术。

表 38-7 胰腺肿瘤的鉴别

项目	胰头癌	壶腹癌
5 年生存率	低	高
病理	腺癌多见	腺癌最多见
恶性度	高	低
黄疸出现	较晚	较早
黄疸特征	进行性	可波动
切除率	低	高
转移	淋巴转移	淋巴转移

五、胰腺囊肿

胰腺囊肿概况

胰腺囊肿有三种，恶心呕吐上腹隆。影像检查可助诊，手术治疗可选用。

表 38-8 胰腺囊肿分型及临床特点

囊肿分型	病因	临床表现	诊断	治疗
胰腺假性囊肿	胰腺炎的局部并发症，也可由外伤引起	上腹膨隆，腹胀，压迫胃、十二指肠引起恶心、呕吐。感染时有发热和腹痛	超声可确定囊肿的部位和大小；CT 可显示与胰腺关系，鉴别是否为肿瘤性囊肿	①内引流术：囊肿空肠 Roux-en-Y 吻合术或经内镜治疗 ②外引流术：可致外瘘

续表

囊肿分型	病因	临床表现	诊断	治疗
先天性胰腺囊肿	先天性胰管发育异常，多合并肝、肾囊肿	同上	同上	根据病变部位和范围选择手术方式
滞留性囊肿	胰管阻塞的结果，多位于胰尾	同上	同上	同胰腺假性囊肿

六、胰腺内分泌瘤

胰岛素瘤

胰岛素瘤最常见，首发症状低血糖。化验影像助诊断，手术切除较理想。

表 38-9 胰岛素瘤概况

项目	基本要点
来源	胰岛素瘤是来源于胰岛 B 细胞的一种罕见肿瘤，但在胰腺内分泌肿瘤中最常见。约 95% 为良性
临床表现	清晨自发性低血糖，也可由进餐延误、运动、劳累、精神刺激或发热等诱发，给予葡萄糖后症状缓解
实验室检查	空腹低血糖，葡萄糖耐量试验可呈低平曲线，胰岛素水平升高，胰岛素释放指数大于 0.4
影像学检查	B 超、增强 CT、MRI、腹腔动脉造影。术中超声简单易行，定位准确
治疗	一经确诊应手术切除。术中检查血糖。注意多发，避免遗漏。恶性胰岛素瘤应切除转移灶。胰岛细胞增生症需行胰腺大部切除术

胃泌素瘤

易发十二肠溃疡，腹痛腹泻较顽固；血清胃泌素增高，抑酸无效需手术。

表 38-10 两种胰腺内分泌瘤的比较

	胰岛素瘤	胃泌素瘤（Zollinger-Ellison 综合征）
发病情况	男女之比 = 2 ： 1，95% 为良性，为最常见的胰腺内分泌肿瘤	发生于任何年龄，16 岁以下儿童占 5%，60% 为恶性
肿瘤情况	95% 为单发，直径 1.0 ～ 2.5 cm 分布于胰头、体、尾	75% 单发，25% ～ 30% 合并多发内分泌肿瘤 I 型（MEN_1 = 甲状旁腺功能亢进 + 胰腺内分泌瘤 + 垂体瘤）

续表

	胰岛素瘤	胃泌素瘤（Zollinger-Ellison 综合征）
临床表现	Whipple 三联征：禁食后低血糖，血糖＜2.8 mmol/L，给予葡萄糖后缓解	反复发作的上消化道溃疡＋腹痛、腹泻（占50%） 溃疡多位于十二指肠球部
化验检查	①空腹血糖＜2.2 mmol/L ②葡萄糖耐量试验低平曲线 ③血清胰岛素＞6 μU/ml	①无胃切除史 BAO＞15 mmol/h ②胃切除术后 BAO＞5 mmol/h，BAO/MAO＞0.6 ③空腹血清胃泌素＞1000 pg/ml
治疗原则	手术切除肿瘤	抑酸治疗、手术治疗

第三十九章　脾 疾 病

脾疾病概况

脾的疾病有多种，脾破裂属于急诊；掌握切脾适应证，防治术后并发症。

表 39-1　脾的主要相关疾病

疾病分类	具体要点
脾与造血系统疾病	溶血性贫血、血小板减少性紫癜、慢性白血病、淋巴瘤、骨髓增生性疾病、脾相关的遗传代谢性疾病
感染性疾病	脓毒症、伤寒、传染性单核细胞增多症、亚急性细菌性心内膜炎
充血性脾大	肝硬化门静脉高压症致充血性脾大
脾占位性病变	①脾囊肿、脾脓肿 ②脾肿瘤 a．良性：血管瘤、淋巴管瘤、错构瘤、纤维瘤、脂肪瘤 b．恶性：淋巴肉瘤、纤维肉瘤、血管内皮肉瘤、淋巴瘤 c．脾转移瘤：血行转移原发灶为肺癌、乳腺癌、卵巢癌等 淋巴转移来自于腹腔脏器 直接侵犯来自于邻近器官如胃、结肠
脾损伤	各种原因所致脾破裂
少见脾疾病	脾动脉瘤、脾梗死、副脾、游走脾、脾紫癜、脾种植

表 39-2　肝破裂和脾破裂的鉴别

	肝破裂	脾破裂
发病率	腹部开放性损伤中，肝破裂占首位（37%）	腹部闭合性损伤中，脾破裂占首位（20% ~ 40%）
病因	开放伤、闭合伤	闭合伤、开放伤
病理	分 2 种：真性破裂、包膜下血肿	分 3 种：真性破裂、被膜下破裂、中央型破裂
临床表现	空腔脏器和实质性脏器损伤的双重表现：腹腔内出血、腹膜炎体征（胆汁外溢）、黑便、呕血（胆道出血）	典型实质性脏器损伤的表现：腹腔内出血
合并症	右下位肋骨骨折	左下位肋骨骨折
破裂部位	右肝破裂多于左肝	多位于脾上极和膈面 85% 合并有包膜和实质破裂

续表

	肝破裂	脾破裂
治疗方法	边术前准备，边紧急手术： ①彻底清创、确切止血、消除胆漏、通畅引流 ②如果入肝血流被完全阻断后仍大量出血，说明肝静脉或腔静脉损伤	边术前准备，边紧急手术： ①脾切除、修补、脾片移植、腹腔镜 ②保守治疗仅适用于轻度单纯性破裂
并发症	继发性肝脓肿	脾切除后凶险性感染（OPSI），发生率1% 致病菌为肺炎链球菌，多发于2岁以下婴幼儿。接种多效价肺炎球菌疫苗

表 39-3 脾切除适应证

适应证	具体疾病
脾大、脾功能亢进	①造血系统疾病：遗传性球形红细胞增多症、原发性脾淋巴瘤、血小板减少性紫癜急性型发生危及生命的出血 ②充血性脾大：门静脉高压症伴继发性脾功能亢进
脾损伤	各种原因致脾破裂，保守治疗无效
脾占位性病变	①脾囊肿较大伴有症状者或寄生虫性囊肿 ②脾原发性肿瘤 ③孤立单发的脾转移瘤
脾感染性疾病	脾脓肿、脾结核
其他脾疾病	游走脾有明显压迫症状或急性扭转
其他规范性手术的脾切除术	肿瘤根治术附加脾切除术

表 39-4 脾切除术后常见并发症

	腹腔大出血	膈下感染	血栓 - 栓塞性并发症	脾切除术后凶险性感染
临床表现	引流管大量血液 低血容量表现	术后高热 左季肋部叩痛	栓塞不同的部位出现不同症状	突然寒战高热、头痛、恶心呕吐、腹泻、昏迷、休克、DIC
原因	脾窝创面严重渗血，脾蒂结扎线脱落，术中遗漏出血血管	膈下积液、积血感染	脾切除术后血小板骤升	脾切除后机体免疫功能减弱、抗感染能力下降
治疗	输血、输液，若短时间内出现低血容量性休克，需再次手术止血	应用抗生素 B超引导下穿刺置管引流 切开引流	抗凝治疗，抗血小板聚集药物	及早大剂量应用抗生素

续表

	腹腔大出血	膈下感染	血栓-栓塞性并发症	脾切除术后凶险性感染
预防	术前纠正凝血障碍，术中严格止血	术中严格止血 避免损伤胰尾 术后膈下放置引流管	血小板计数＞$1000 \times 10^9/L$ 应用肝素抗凝	2 岁以下的婴幼儿，在抢救生命第一的前提下尽量行保脾手术

第四十章　周围血管与淋巴管疾病

周围血管疾病的临床表现

周围血管性疾病，临床表现有多种；疼痛水肿肤色变，溃疡肿块或跛行。

表 40-1　周围血管疾病的临床表现

主要表现	临床意义
间歇性跛行	慢性动脉阻塞或静脉功能不全的典型症状，其跛行时间可作为估计供血不足的大致指标。多见于 Buerger 病
动脉性静息痛	急性或慢性动脉阻塞，可引起组织缺血及缺血性神经炎，导致持续性疼痛
静脉性静息痛	急性主干静脉阻塞时，远端肢体因严重淤血导致持续性胀痛，伴静脉回流障碍
静脉性水肿	多发生在下肢深静脉回流障碍或有逆流病变时，因下肢静脉高压使血清蛋白渗入并积聚于组织间隙，引起水肿。特征为凹陷性水肿，踝及小腿最明显，但不累及足
淋巴水肿	多为淋巴管阻塞，富含蛋白质的淋巴液积聚在组织间隙内所致 特征：凹陷性或坚实，具有海绵状特性，以足踝最明显，后期形成典型的象皮肿
指压性色泽改变	动脉血流减少或静脉回流障碍时，复原时间延长 在发绀区指压后不出现暂时性苍白，提示局部组织已发生不可逆的缺血性改变
运动性色泽改变	静息时正常，运动后肢体远侧皮肤苍白者，提示动脉供血不足
体位性色泽改变	又称 Buerger 试验。阳性提示动脉供血不足、静脉逆流或回流障碍
动脉和静脉	动脉搏动减弱或消失；杂音；静脉曲张，提示血管扩张或狭窄
肿块	搏动性肿块提示动脉瘤，无搏动性肿块提示海绵状血管瘤
溃疡或坏疽	提示动脉缺血或静脉淤血

表 40-2　周围血管损伤的诊断依据

诊断依据	临床应用
有确定诊断意义的症状和体征	动脉搏动消失伴肢体远端缺血征象
有高度拟诊意义的症状和体征	与创伤不相称的局部肿胀，邻近主干血管的穿通伤出现伴行神经损伤症状，不能用已知创伤解释的休克，血管穿刺、插管后出现肢体缺血或明显肿胀
静脉损伤临床诊断依据	自伤口深部持续涌出暗红色血液，出现缓慢增大的非搏动性肿块

血栓闭塞性脉管炎

间歇跛行肢体痛，冷麻白淤无脉动；伯尔格征呈阳性，动脉造影见其行。
止痛解痉扩血管，烟酸丹参或川芎；病情严重宜手术，切除搭桥式多种；
鼓励多饮利循环。

表 40-3　血栓闭塞性脉管炎概况

项目	基本要点
病因	外因：吸烟（重要因素）、寒冷与潮湿的生活环境、慢性损伤和感染 内因：自身免疫功能紊乱、性激素和前列腺激素失调、遗传因素
流行病学	多为青壮年男性，并有吸烟嗜好
既往史	有游走性浅静脉炎病史
症状	①患肢怕冷、皮肤温度降低 ②患肢疼痛 ③感觉异常 ④组织营养障碍改变
体征	皮肤色泽苍白或发绀，患肢远侧动脉搏动减弱或消失
排除因素	一般无高血压、高脂血症、糖尿病等易致动脉硬化因素，需要排除动脉硬化性闭塞症（表 40-4）、多发性大动脉炎、糖尿病足
辅助检查	①一般检查：记录跛行距离和时间、皮温测定、患肢远侧动脉搏动消失、肢体抬高试验（Buerger 试验） ②特殊检查：肢体血流图、血管彩超动脉造影
治疗	
一般疗法	①严格戒烟，防止受冻、受潮和外伤 ②止痛剂及镇静剂 ③患肢适度锻炼
药物治疗	①中医中药：活血化瘀药，如丹参、川芎等 ②扩张血管及抑制血小板聚集的药物：前列腺素 E_1、α 受体阻滞药或 β 受体激动药、硫酸镁溶液、低分子右旋糖酐 ③抗生素：广谱抗生素
高压氧疗法	改善组织的缺氧状况
手术疗法	腰交感神经切除术、动脉重建术
创面处理	干性坏疽创面消毒包扎，感染创面湿敷；组织坏死有明确界限应截肢处理

表 40-4 动脉硬化性闭塞症与血栓闭塞性脉管炎鉴别

鉴别点	动脉硬化性闭塞症	血栓闭塞性脉管炎
发病年龄	多见于45岁以上	青壮年多见
血栓性浅静脉炎	无	常见
高血压、冠心病、高脂血症、糖尿病	常见	常无
受累血管	大、中动脉	中、小动静脉
其他部位动脉病变	常见	无
受累动脉钙化	可见	无
动脉造影	广泛性不规则狭窄和节段性闭塞，硬化动脉扩张、扭曲	节段性闭塞，病变近、远侧血管壁光滑

动脉栓塞

心脏病史伴房颤，心电X线助诊断。一旦确诊不容缓，大脉阻塞取血栓；
小脉阻塞暂内治，抗凝溶栓扩血管。患肢下垂禁热敷，经常注意肢保暖。

表 40-5 动脉栓塞的诊治

项目	基本要点
来源	①心源性最多见；②血管源性；③医源性
部位	①下肢较上肢多见；②下肢：股总动脉＞髂总动脉＞腘动脉和腹主动脉分叉处；③上肢：肱动脉＞腋动脉＞锁骨下动脉
特征	5P：Pain（疼痛），Pallor（苍白），Pulselessness（无脉），Paresthesia（感觉异常），Paralysis（麻痹）
诊断	皮温测定：明确变温带的平面；超声多普勒：探测肢体主干动脉栓塞的部位；动脉造影：了解栓塞部位、远侧动脉是否通畅、侧支循环情况 、是否继发血栓
非手术治疗	①适用于：小动脉栓塞，全身情况不能耐受手术者，肢体已出现明显坏死征象者；②措施：纤溶（尿激酶）、抗凝（肝素、香豆类衍生物）、扩血管药物等
手术治疗	切开动脉取栓，利用Fogarty球囊导管取栓

雷诺综合征

女性手指易发病，苍白青紫继潮红；戒烟保暖扩血管，交感末梢可切除。

表 40-6　雷诺综合征概况

项目	基本要点
定义	指小动脉阵发性痉挛，受累部位程序性出现苍白及发冷、青紫及疼痛、潮红后复原的典型症状。常于寒冷刺激或情绪波动时发病
病因	不明，相关因素有女性激素、交感兴奋、遗传、免疫
病理	动脉内膜增厚、弹性纤维断裂及管腔狭窄、继发血栓
临床表现	女性，双侧发病，手指好发，可累及趾、面颊和外耳 典型症状：遇冷顺序出现苍白、青紫、潮红
检查诊断	冷激发试验，实验室检查
治疗	保暖、戒烟、药物（抗交感、扩血管、抑制血小板聚集），免疫治疗，胸交感神经切除或交感神经末梢切除

原发性下肢静脉曲张

静脉功能三试验，深浅交通分不良。硬化注射加压法，重者手术高位扎。

不穿紧裤多走动，端坐勿久防受压。

表 40-7　原发性下肢静脉曲张的诊治

项目	基本要点
发病人群	多发生于持久站立、久坐少动、体力活动强度高的人群
特点	静脉性溃疡及皮肤营养性改变的好发部位：足靴区（小腿下 1/3 内侧）
侵犯静脉	以大隐静脉曲张多见，单独的小隐静脉曲张较为少见
发病部位	以左下肢多见，但双下肢可先后发病
临床表现	下肢浅静脉扩张、迂曲。当交通静脉瓣膜破坏后，可出现踝部轻度肿胀和足靴区皮肤营养性变化，如皮肤色素沉着、皮炎、湿疹、皮下脂质硬化和溃疡形成
特殊检查方法	见表 40-8
非手术疗法	患肢穿弹力袜或用弹力绷带
硬化剂注射和压迫疗法	适用于少量、局限的病变；作为手术的辅助治疗，处理残留的曲张静脉
手术方式	大隐静脉或小隐静脉高位结扎与曲张静脉剥脱术
手术指征	下肢深静脉通畅试验（Perthes 试验）阴性

表 40-8 特殊检查方法

检查方法	临床意义
Buerger 试验（体位性色泽改变试验）	先抬高下肢 70° ～ 80°，或上肢过头，持续 60 s，肢体远端皮肤如出现苍白色，提示动脉供血不足；再将下肢下垂，正常人皮肤色泽 10 s 内恢复，如时间超过 45 s，且色泽不均匀者，进一步提示动脉供血障碍；肢体持续下垂，出现明显潮红或发绀者，提示静脉逆流或回流障碍
Perthes 试验	检查深静脉是否通畅，是决定手术与否的关键检查，如果阳性则为大隐静脉高位结扎的禁忌证
Pratt 试验	判断交通支瓣膜功能是否不全
Trendelenburg 试验	大隐静脉瓣膜功能试验

动静脉瘘概况

动静脉瘘两类型，先天性与损伤性；患处肥大或包块，皮温升高闻杂音；
血管造影助诊断，手术治疗宜施行。

表 40-9 两种血管瘘的比较

	先天性动静脉瘘	损伤性动静脉瘘
病因和分类	胚胎发育原始丛状血管结构残留 ①干状动静脉瘘 ②瘤样动静脉瘘 ③混合型	大多由贯通伤引起 直接瘘 间接瘘
临床表现	①患肢肥大增长 ②患肢皮温升高、多汗，皮肤血管瘤 ③浅静脉曲张、湿疹、溃疡	①急性期搏动性包块、震颤、杂音 ②慢性期静脉扩张、皮温升高、杂音、震颤 ③远侧肢体动脉供血减少，静脉淤血表现，心衰
检查和诊断	①周围静脉压增高，血氧含量增高 ② X 线示骨骼增长、增粗 ③动脉造影动脉主干增粗，分支增多，静脉早期显影	创伤史，临床表现 ①指压瘘口试验 ②静脉压测定 ③静脉血含氧量测定 ④超声多普勒 ⑤动脉造影
治疗	①手术切除或瘘口结扎 ②患肢骨骺抑制术 ③弹力袜	①瘘口切除，修补动静脉瘘口 ②结扎并重建动脉、修补静脉裂口 ③四头结扎术

淋巴水肿

原发继发两类型，局部表现象皮肿。影像检查可助诊，保守无效手术用。

表 40-10　淋巴水肿概况

项目	基本要点
定义	淋巴水肿（lymphedema）是慢性进展性疾病，由淋巴循环障碍及富含蛋白质的组织间液持续积聚引起
病因和分类	目前较为常用的是将淋巴水肿分为两类 ①原发性淋巴水肿：又分为先天性、早发性、迟发性 ②继发性淋巴水肿
临床表现	①主要临床表现：水肿、皮肤改变、继发感染、溃疡、恶变 ②病程进展分期 潜伏期：组织间液积聚，淋巴管周围纤维化，尚无明显肢体水肿 Ⅰ期：呈凹陷性水肿，抬高肢体可大部分或完全缓解，无明显皮肤改变 Ⅱ期：非凹陷性水肿，抬高肢体不能缓解，皮肤明显纤维化 Ⅲ期：肢体不可逆性水肿，反复感染，皮肤及皮下组织纤维化和硬化，呈典型“象皮腿”外观
检查和诊断	主要方法有：淋巴核素扫描显像、CT 与 MRI、淋巴造影
治疗	①非手术治疗 a．抬高患肢，护理局部皮肤及避免外伤等 b．利用套筒式气体加压装置包裹患肢，促进淋巴回流 c．手法按摩 d．烘绑压迫疗法 ②手术治疗 a．切除纤维化皮下组织后植皮术 b．重建淋巴循环 c．带蒂组织移植术

第四十一章　泌尿系统损伤

一、肾损伤

肾损伤概况

血尿腰痛和休克，腰部肿块伴触痛；常规检查血与尿，影像检查可助诊；
紧急止血抗休克，保守无效应手术。

表 41-1　肾损伤概况

项目	基本要点
临床表现	①休克：多为失血性休克 ②血尿：血尿与损伤程度并不一致 ③疼痛：患侧腰痛，腹膜刺激征，肾绞痛 ④腰腹部肿块：伴触痛和肌强直 ⑤发热：肾周血肿、尿外渗继发感染
诊断	
病史和体检	
化验	①尿常规：血尿为诊断肾损伤的重要依据之一，主要用于肾损伤的筛查 ②血常规：血红蛋白和血细胞比容持续降低提示有活动性出血
B超	可作为伤后的最初筛选检查，彩超检查对肾血管损伤的诊断有一定帮助
CT	首选检查，能精确估计肾实质伤情，显示肾实质裂伤程度、尿外渗和血肿范围、肾组织是否失活、与周围脏器关系以及对侧肾情况
MRI	作用与CT类似，对血肿更具特征性
排泄性尿路造影（IVU）	可发现造影剂排泄减少、造影剂外渗、患肾不显影
肾动脉造影	可以排除肾蒂断离、肾动脉栓塞、肾血管痉挛等情况，尤其在IVU患肾不显影时有优势，同时可以行肾动脉分支栓塞以控制出血，因系有创检查，较少应用
逆行尿路造影	主要用于IVU检查不显影者，易导致感染，较少用
治疗	
紧急处理	①抗休克、复苏、止血 ②明确有无合并伤 ③做好手术探查的准备

续表

项目	基本要点
保守治疗	①绝对卧床 2 ～ 4 周 ②输血补液 ③抗感染、对症治疗 ④严密观察：生命体征＋局部肿块＋血尿颜色＋血红蛋白和红细胞比容
保守期间手术探查指征	①抗休克无效 ②血尿逐渐加重，血红蛋白和血细胞比容持续降低 ③腰、腹部肿块进行性增大 ④合并有腹腔内脏器损伤
手术治疗	方式包括：肾修补、肾部分切除术、肾切除 ①开放性肾损伤：原则上均需手术探查，经腹腔入路 ②重度闭合性肾损伤：尽早经腹手术 ③医源性肾损伤：及时终止或改变手术方式
并发症处理	腹膜后尿囊肿、肾周脓肿切开引流。输尿管狭窄、肾积水施行成形术或肾切除术。恶性高血压行血管修复或肾切除术。动 - 静脉瘘和假性肾动脉瘤施行选择性肾动脉栓塞术

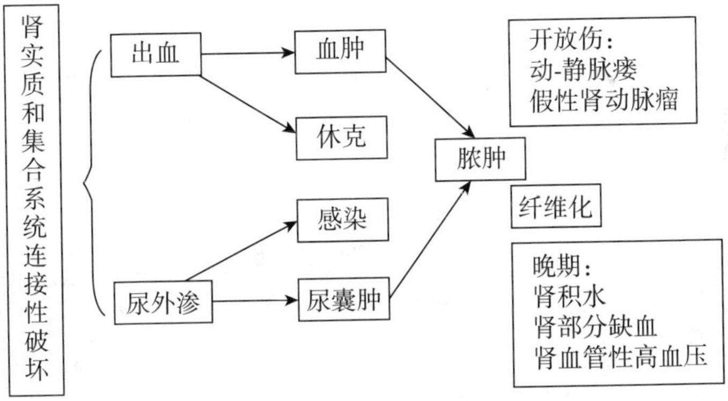

图 41-1　肾损伤的临床表现

二、输尿管损伤

输尿管损伤概况

血尿尿瘘尿外渗，CT 检查可助诊。恢复尿管连续性，手术治疗应紧跟。

表 41-2 输尿管损伤概况

项目	基本要点
临床表现	①血尿；②尿外渗；③尿瘘；④梗阻症状
诊断和鉴别诊断	①术中怀疑输尿管损伤时，由静脉注射靛胭脂，如有裂口则可见蓝色尿液从损伤处流出。排泄性尿路造影、CT 可显示损伤处的尿外渗、尿瘘或梗阻 ②鉴别诊断：a. 输尿管阴道瘘和膀胱阴道瘘：美蓝试验；b. 双侧输尿管结扎和急性肾小管坏死：膀胱镜逆行输尿管置管
治疗	原则：尽早恢复输尿管连续性，防止缺血坏死和其他各种晚期并发症 ①挫伤：可自愈 ②钳夹伤、小穿孔：输尿管支架引流 7 ～ 10 日经膀胱镜拔除 ③结扎：切除结扎缺血段、对端吻合、放置输尿管支架管 3 ～ 4 周 ④离断、部分缺损：对端吻合、输尿管—膀胱吻合 / 缺损过长—肾造瘘、输尿管皮肤造口、自体肾移植、回肠代输尿管 ⑤输尿管狭窄：插管、扩张、支架引流

三、膀胱损伤

膀胱损伤概况

休克腹痛和尿瘘，明显血尿排尿难；两种类型应鉴别，导尿测漏试验阳。

输血输液抗休克，尿液引流保通畅；闭合膀胱壁缺损，手术治疗应跟上。

表 41-3 膀胱损伤概况

项目	基本要点
临床表现	①休克；②腹痛；③排尿困难和血尿；④尿瘘；⑤局部症状
诊断	①病史和体检 ②导尿试验：膀胱损伤时导尿管多可顺利插入膀胱，测漏试验阳性（经导尿管向膀胱内注入生理盐水 200 ～ 300 ml，片刻后再吸出，液体出入量差异大） ③ X 线检查：自导尿管向膀胱内注入造影剂，发现造影剂漏至膀胱外 ④鉴别诊断：应区别腹膜外型与腹膜内型膀胱破裂（表 41-4）
治疗	治疗原则：闭合膀胱壁缺损。保持通畅的尿液引流，或完全的尿流改道。充分引流膀胱周围及其他部位的尿外渗 ①紧急处理：抗休克、输血、补液、对症治疗 ②膀胱挫伤或轻度尿外渗：导尿管持续引流尿液 10 日 ③手术治疗：术后留置导尿管或耻骨上膀胱造瘘，持续引流尿液 ④并发症处理：盆腔血肿避免切开，必要时填塞止血或行选择性盆腔血管栓塞术

表 41-4 腹膜外型与腹膜内型膀胱破裂鉴别要点

	腹膜外型膀胱破裂	腹膜内型膀胱破裂
损伤部位	多见于膀胱前壁损伤	多见于膀胱后壁和顶部损伤
伴发伤	多伴骨盆骨折	可有自发性膀胱破裂（膀胱结核、放射性膀胱炎）
腹膜损伤	腹膜完整	腹膜破裂和腹腔相通
尿外渗范围	膀胱周围组织、耻骨后间隙	腹腔内
临床症状	下腹痛、压痛、肌紧张 直肠指检可触及肿物，可有压痛	全腹压痛、反跳痛、肌紧张 移动性浊音
治疗	①腹膜外切开膀胱，清除尿外渗，修补穿孔 ②耻骨上膀胱穿刺造瘘	①剖腹探查，修补腹膜和膀胱壁 ②腹膜外耻骨上膀胱穿刺造瘘

四、尿道损伤

尿道损伤概况

尿道损伤最多见，尿道出血尿外渗；局部血肿排尿难，手术治疗有指征。

表 41-5 尿道损伤

项目	后尿道损伤	前尿道损伤
病因	骨盆骨折	骑跨伤
部位	尿道膜部（多见）、前列腺部	尿道球部（多见）、阴茎部
尿道出血	有	有
排尿困难	有	有
尿外渗	至耻骨后间隙、膀胱后	至会阴、阴茎、阴囊
血肿	有	有
诊断	导尿、膀胱造影、直肠指检	导尿、膀胱造影
治疗	耻骨上膀胱造瘘 3 个月后行尿道修补（经腹 - 会阴）	导尿管引流，失败即行尿道修补（经会阴），严重者行耻骨上膀胱造瘘
术后	定期尿道扩张	定期尿道扩张

注：尿道以尿生殖膈为界，分前、后尿道。

表 41-6 泌尿系统损伤小结

	肾损伤	膀胱损伤	输尿管损伤	后尿道损伤	前尿道损伤
特点	尿外渗、疼痛	尿外渗、腹痛	尿外渗	尿外渗	尿外渗
血尿情况	血尿	血尿	血尿	尿道出血	尿道出血
其他表现	腰腹部肿块、发热	排尿困难、尿瘘	尿瘘、梗阻症状	血肿、排尿困难	局部血肿、排尿困难

第四十二章　泌尿、男性生殖系统感染

泌尿、男性生殖系统感染的感染途径

血行淋巴与直接，上行感染最常见。

表 42-1　泌尿、男性生殖系统感染的感染途径

项目	血行感染	上行感染
发病情况	少见	最常见
途径	感染灶→血液→肾皮质→肾盏、肾盂	尿道→膀胱、输尿管→肾盂、肾盏→肾实质
部位	肾皮质（双侧）	肾实质，也可累及单侧或双侧肾盂、肾盏
致病菌	多为金黄色葡萄球菌	多为大肠埃希菌
人群	免疫功能低下者	妇女新婚期，妊娠期、婴幼儿、尿路梗阻者
症状	急剧，有寒战、高热等全身症状	主要为膀胱刺激征，无明显全身症状
治疗	血浓度高的抗菌药物	尿液浓度高的抗菌药物＋解痉药

注：感染途径中以上行感染最常见，还有血行感染、淋巴道感染和直接感染。

急性肾盂肾炎

发热尿频肾叩痛，脓尿有菌有血胞。急慢分期以半年，有效抗菌最重要。

大量饮水增尿量，饮食确保热量高。

急性膀胱炎

尿频尿急又尿痛，下腹压痛尿口红。红白脓胞细菌尿，呋喃磺胺喹诺酮。

日饮三升稀尿液，莨菪解痉得轻松。

表 42-2　急性肾盂肾炎和急性细菌性膀胱炎的比较

项目	急性细菌性膀胱炎	急性肾盂肾炎
年龄	20 ～ 40 岁多见	儿童、新婚期、妊娠期、老年女性
途径	上行（常见）、血行、淋巴道、邻近器官感染	上行（常见）、血行感染
全身症状	不明显，体温正常或仅有低热	寒战、高热常见

续表

项目	急性细菌性膀胱炎	急性肾盂肾炎
腰痛	无腰痛及肾区叩痛，但膀胱区有压痛	单侧或双侧腰痛，肾区压痛，肋脊角叩痛
膀胱刺激征	突发膀胱刺激征	上行：膀胱刺激征后，发生全身症状 血行：先有全身症状，后有膀胱刺激征
抗菌疗法	3 天	7 ~ 14 天

非淋菌性尿道炎和淋菌性尿道炎

尿频尿急又尿痛，下腹压痛尿口红。红白脓胞细菌尿，尿道刺痒刺激征。
淋菌非淋两类型，病原检查可确诊。应用有效抗生素，预防工作应抓紧。

表 42-3 非淋菌性尿道炎和淋菌性尿道炎的比较

项目	非淋菌性尿道炎	淋菌性尿道炎
病史	不洁性行为史	不洁性行为史
病原体	沙眼衣原体、支原体、滴虫、单纯疱疹病毒等	萘瑟球菌（淋球菌）
发病率	高（属性传播疾病第 1 位）	较低
分泌物	少量白色稀薄分泌物	大量脓性分泌物
分泌物涂片	多核白细胞内有衣原体或支原体包涵体	多核白细胞内有成对排列的 G^- 双球菌
抗菌药	米诺环素（美满霉素）、红霉素	青霉素
潜伏期	1 ~ 5 周	2 ~ 5 天
途径	性接触	性接触、间接传播、垂直传播
症状	尿道刺痒，尿道刺激症状	尿道口黏膜红肿、瘙痒、刺痛，尿道刺激症状

前列腺炎

尿频尿急与尿痛，尿后尿口“滴白”症。前列腺液应检查，直肠指检可助诊。
抗菌药物应服用，综合治疗及对症。

表 42-4　急性细菌性前列腺炎和急性附睾炎的比较

项目	急性附睾炎	急性细菌性前列腺炎
膀胱刺激征	可伴尿频、尿急、尿痛	尿频、尿急、尿痛常见
病因	大肠埃希菌（最常见）、葡萄球菌、结核分枝杆菌、淋球菌、衣原体、支原体	大肠埃希菌（最常见）、假单胞菌、葡萄球菌、链球菌、淋球菌、衣原体、支原体
主要感染途径	局部感染扩散	尿道上行感染
次要感染途径	血行感染、逆行感染	血行感染、尿液经前列腺管逆流
排尿困难	一般不伴有	可发生排尿困难或急性尿潴留
局部	阴囊明显肿胀，皮肤红肿，会阴部放射痛	会阴部坠胀感
抗菌疗法	疗程 7 天	疗程 7 ～ 14 天
全身症状	起病突然，全身症状明显，寒战、高热	起病突然，全身症状明显，寒战、高热
治疗	卧床休息、止痛、解痉、抗感染，托起阴囊、精索封闭、广谱抗生素、脓肿切开	卧床休息、止痛、解痉、抗感染，严禁前列腺按摩，急性尿潴留者禁行尿道导尿

表 42-5　慢性前列腺炎的分类

项目	慢性非细菌性前列腺炎	慢性细菌性前列腺炎
病因	衣原体、支原体、滴虫、真菌、病毒	大肠埃希菌（最常见）、变形杆菌、克雷伯菌属、淋球菌
发病率	常见	少见
反复尿路感染发作	无	常有
临床表现	见表 42-6	见表 42-6
前列腺液检查	①炎症表现（白细胞＞ 10 个 /HP） ②细菌培养阴性	①炎症表现（白细胞＞ 10 个 /HP） ②细菌培养阴性
症状	有	有
直肠指检	前列腺饱满、质软、轻压痛	前列腺饱满、质软、轻压痛
治疗	①抗菌 ②综合治疗（坐浴、前列腺按摩、α 受体阻滞药等）	①抗菌效果不理想 ②综合治疗（坐浴、前列腺按摩、活血化瘀等）

表 42-6 慢性前列腺炎的临床表现

临床表现	说明
排尿改变	尿频、尿急、尿痛
尿道分泌物	排尿和便后尿道口“滴白”。合并精囊炎时，可有血精
疼痛	会阴部、下腹隐痛不适，有时腰骶部、耻骨上、腹股沟区等有酸胀感
性功能减退	可有阳痿、早泄、遗精或射精痛
并发症	变态反应如虹膜炎、关节炎、神经炎、肌炎、不育等

第四十三章　泌尿、男性生殖系统结核

泌尿、男性生殖系统结核概况

青壮年有结核史，尿频血尿日渐重。尿培养见结核菌，血沉加快肾叩痛。
营养支持与抗痨，手术治疗考虑用。

表 43-1　泌尿系统结核概况

项目	基本要点
诊断依据	
病史	青壮年，尤其是有结核病史者；反复发作尿频，一般抗生素治疗效果不佳，应考虑泌尿系统结核的可能
症状	①反复发生的尿频、进行性加重（最初的表现），后期伴有尿急、排尿痛、尿道灼热感 ②血尿或脓血尿，血尿多在尿路刺激症状后出现，偶见大量肉眼血尿 ③全身症状一般不重，偶有低热，少数晚期患者可有肾衰竭的表现 ④少部分患者可有高血压表现
体征	①一般无阳性体征 ②少数患者一侧肾积水时可触到腰部包块，偶有腰部叩痛 ③并发其他部位结核时会有相应症状，如寒性脓肿、窦道形成（尤其是阴囊皮肤出现窦道） ④慢性肾衰竭时可有相应体征
辅助检查	①尿查结核杆菌（诊断关键），尿中结核菌培养 ②尿常规可见脓尿、血尿，血沉可以加快，B 超、CT、磁共振 ③膀胱镜、X 线检查（平片、尿路造影），诊断流程见图 43-1
鉴别诊断	见表 43-2
治疗	
药物治疗	①支持疗法：加强营养，注意休息 ②药物治疗：原则是早期、足量、全程、联合用药；同碱化药液，增加疗效，积极预防药物的毒副作用，定期复查肝、肾功能
手术治疗	肾切除术，肾部分切除术，肾病灶切除术等

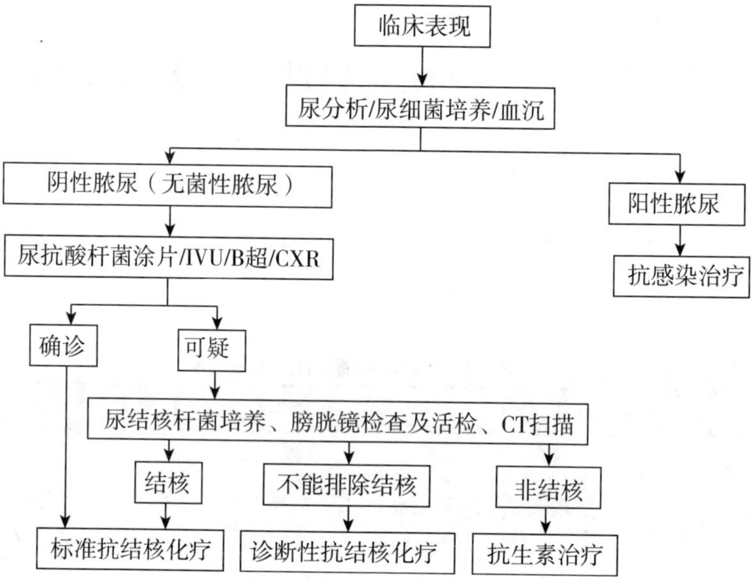

图 43-1　泌尿系统结核的诊断流程

表 43-2　泌尿系统结核的鉴别诊断

鉴别疾病	鉴别点
非特异性泌尿系统感染	一般抗生素有效，个别反复发作的泌尿系统感染要注意与泌尿系统结核鉴别，必要时进行影像学或细菌学检查并定期复查，避免漏诊或误诊
泌尿系统肿瘤	泌尿系统肿瘤，有一部分泌尿系统结核患者会出现大量肉眼血尿，应与泌尿系统肿瘤鉴别
其他尿路梗阻疾病	发生尿道狭窄、尿潴留时要与之相鉴别

第四十四章　泌尿系统梗阻

一、泌尿系统梗阻概况

泌尿系统梗阻概况

泌尿管道多细长，易发梗阻应考量。梗阻常见并发症，感染结石肾损伤。

梗阻先行要解除，病因治疗护肾脏。

表 44-1　泌尿系统梗阻概况

项目	基本要点
病因	小儿以先天性疾病常见；成人以结石、损伤、炎性狭窄常见；妇女常与盆腔内疾病有关；老年男性良性前列腺增生最常见，其次为肿瘤
分类	按性质分机械性梗阻和动力性梗阻，按部位分上尿路梗阻和下尿路梗阻，按程度分部分性梗阻和完全性梗阻，按来源分腔内性梗阻和腔外性梗阻
病理生理	梗阻部位以上压力增高，尿路扩张积水，长时间梗阻将导致肾积水和肾功能损害
并发症	有感染、结石形成和肾功能损害
治疗原则	总的治疗原则是解除梗阻 ①肾功能在正常范围内者：应尽快明确梗阻的原因，解除梗阻与病因治疗争取同时进行。病因与解除梗阻不能同时处理时，先行解除梗阻，待患者病情允许后，再进一步行病因治疗 ②肾功能已有严重损害者：应立即解除梗阻，治疗合并症，恢复肾功能，以后再对病因做进一步治疗 ③急性梗阻时：应及早做诊治，保护肾功能

二、肾积水

肾积水概况

原发继发两类型，并发感染尿毒症。询问病史和体检，辅助检查可助诊。

病因治疗最为重，手术治疗视病情。

表 44-2 肾积水概况

项目	基本要点
临床表现	①原发性肾积水：如先天性肾盂输尿管连接处狭窄引起的肾积水，症状不明显或似有腰部隐痛不适，甚至可全无症状 ②继发性肾积水：泌尿系结石、肿瘤、炎症或结核引起的继发性肾积水，表现为原发病变的症状和体征。上尿路急性梗阻致肾积水时，表现为肾绞痛、恶心、呕吐、血尿及肾区压痛等。下尿路梗阻时，主要表现为排尿和尿潴留，肾积水症状临床多表现为不同程度的肾功能损害 ③并发症症状：肾积水并发感染，则表现为急性肾盂肾炎症状。长期肾积水并发肾功能不全，严重者可出现尿毒症症状
诊断	①病史及体格检查 ②实验室检查 ③影像学检查：主要包括超声、尿路平片、尿路造影、MRI 及 CT 检查等 ④内镜检查：输尿管镜及膀胱镜检查对腔内病变引起的梗阻如结石、肿瘤、狭窄等可明确诊断，并可同时进行治疗
治疗	①病因治疗：去除肾积水病因，尽可能保留患肾 ②肾造瘘术：利于感染的控制和肾功能的改善 ③肾切除术：重度肾积水，引起肾性高血压或合并严重感染，肾功能严重丧失，而对侧肾功能正常时可切除患肾

三、尿潴留

尿潴留概况

尿潴留有两病因：机械梗阻动力性。治疗重在除病因，恢复排尿应抓紧。

表 44-3 尿潴留概况

项目	基本要点
病因	①机械性梗阻：如良性前列腺增生、前列腺肿瘤、膀胱颈挛缩、先天性后尿道瓣膜及各种原因引起的尿道狭窄、肿瘤、异物和尿道结石等 ②动力性梗阻：主要为中枢和周围神经系统病因造成神经源性膀胱功能障碍引起
临床表现与诊断	尿潴留应注意与无尿鉴别，后者是指肾衰竭或上尿路完全梗阻，膀胱内空虚无尿
治疗	①急性尿潴留：解除病因，恢复排尿。常见治疗方法有留置导尿和耻骨上膀胱穿刺造瘘术 ②慢性尿潴留：需根据病因治疗

四、良性前列腺增生

良性前列腺增生概况

前列增生老年人，尿频尿急尿失禁。排尿迟缓又断续，直肠指检可助诊。
药物治疗若无效，手术治疗应施行。

表 44-4　良性前列腺增生概况

项目	基本要点
病因	2 个必备条件：老龄和有功能的睾丸
临床表现	①刺激性症状：尿频、尿急、夜尿和急迫性尿失禁。逼尿肌不稳定是引起刺激性症状的主要原因 ②梗阻性症状：排尿迟缓、断续、尿流细而无力、射程短、终末滴沥、排尿时间延长，以及尿潴留、充溢性尿失禁。逼尿肌收缩功能受损是引起梗阻性症状的主要原因 ③并发症症状：主要有血尿、急性尿潴留和膀胱结石等
诊断	①病史：国际前列腺症状（I—PSS）评分 ②体格检查：直肠指检、局部神经系统检查 ③影像学检查：超声检查（泌尿系统 + 残余尿量） ④实验室检查：尿液分析、血清 PSA ⑤尿流率测定
鉴别诊断	应与膀胱颈挛缩、前列腺癌、尿道狭窄、神经源性膀胱功能障碍等相鉴别
治疗	
等待观察	适于轻度下尿路症状（I—PSS 评分 ≤ 7）的患者，以及中度以上症状（I—PSS 评分 ≥ 8），同时生活质量尚未受到明显影响的患者
药物治疗	① α 受体阻滞药：适用于有下尿路症状的前列腺增生患者，治疗后 48 h 即可出现症状改善。代表药物有特拉唑嗪、阿呋唑嗪、多沙唑嗪、坦索罗辛等 ② 5α- 还原酶抑制剂：适用于有前列腺体积增大伴下尿路症状的患者。代表药物有非那雄胺、度他雄胺等 ③植物制剂：如普适泰、锯叶棕果实提取物等药物
外科治疗	①适应证：当排尿梗阻症状严重、残余尿量 > 50 ml，或出现前列腺增生导致的并发症如反复尿潴留、反复泌尿系感染、膀胱结石、继发上尿路积水，药物治疗疗效不佳而全身状况能够耐受手术者，具有外科治疗适应证，应采用外科治疗 ②治疗方式：开放性前列腺摘除术、经尿道前列腺电切术（TURP）、经尿道激光治疗、经尿道球囊高压扩张术、前列腺尿道网状支架及经直肠高强度聚焦超声（HIFU）等

第四十五章 尿 石 症

尿石症的诊断

疼痛血尿排石史，可有感染刺激征。B 超 CT 磁共振，腔镜平片均助诊。

表 45-1 尿路结石的诊断

诊断依据	基本要点
病史	结石史、生活地区及习惯、有无代谢性疾病、有无性畸形或器质性病变如尿道狭窄、输尿管囊肿、多囊肾、海绵肾等
症状	①疼痛：多数为绞痛，会阴部疼痛是尿道结石的特点 ②血尿：疼痛后出现血尿是尿路结石的特点 ③排石：排结石史 ④感染：少数患者伴感染或本身就是感染性结石 ⑤尿路刺激征：膀胱结石的典型表现
体征	泌尿系结石体征较轻，症状与体征不符是泌尿系结石的特点，肾区叩击痛是肾和输尿管结石的体征；大的膀胱结石双合诊时可触及；尿道结石有时可在尿道触及结石
辅助检查	B 超、CT、磁共振检查，腔镜（膀胱镜、尿道镜、输尿管镜、肾盂镜），X 线检查（平片、尿路造影）、尿常规

表 45-2 尿路结石的鉴别诊断

疾病	鉴别要点	鉴别的重要性
急腹症	尿路结石的特征是症状重、体征轻，辅助检查可以帮助鉴别	因为二者治疗方法截然不同，尿路结石可以应用镇痛药物，但急腹症如果盲目应用镇痛药是十分危险的，所以二者鉴别诊断十分重要
妇产科疾病	宫外孕、卵巢滤泡或黄体囊肿破裂、急性输卵管炎或盆腔炎	育龄女性应询问月经史和生育史，宫外孕可危及患者生命，值得重视。而卵巢滤泡或黄体囊肿破裂、急性输卵管炎、盆腔炎都会有明显的腹膜炎体征

尿石症的治疗

尿石成分分四种，治疗药物可选用。体外冲击波碎石，镜下取石或手术。

表 45-3　尿路结石的成分

	磷酸盐结石	草酸钙结石	尿酸盐结石	胱氨酸结石
X 线	可见多层现象	易显影	不显影	不显影
病因	尿路感染和梗阻	不明	尿酸代谢异常	家族性遗传性疾病
质地	易碎	质硬，不易碎	质硬	质坚硬
形态	粗糙，不规则	粗糙，不规则	光滑，颗粒状	光滑，蜡样
颜色	灰白色、黄色或棕色	棕褐色	黄色或红棕色	淡黄色至黄棕色
比例	少见	最常见	少见	罕见

表 45-4　尿路结石的饮食疗法

结石类型	饮食疗法
含钙结石	①限制草酸的摄入：如限制菠菜、茶、巧克力、草莓、各种坚果等富含草酸的食物摄入量 ②限制肉类蛋白质摄入：肉类蛋白质每日摄入量不宜超过 1 g/kg ③限制氯化钠摄入：每日限制在 5 g 以内
尿酸结石	采取低嘌呤饮食：忌食动物内脏和鱼虾类、限食各种肉类等富含嘌呤的高蛋白食物
胱氨酸结石	限制富含蛋氨酸的食物：如蛋类、奶类、肉、花生和小麦等

表 45-5　尿路结石的药物治疗

结石种类	药物	机制	剂量	用途和用法
含钙结石	枸橼酸钾	结晶抑制因子，钙络合剂	2 ~ 3 g，每日 3 次	用于低枸橼酸尿症
	氢氯噻嗪	增强肾对钙的重吸收	256 mg，每日 1 次或 2 次	用于除甲状旁腺功能亢进之外的各种高钙尿症
尿酸结石	枸橼酸钾	碱化尿液	2 g，每日 3 次	将尿 pH 控制在 6.5 ~ 7
	别嘌醇	抑制尿酸合成	100 mg，每日 3 次	用于血尿酸 > 427 μmol/L、尿尿酸 > 8 g/L 者
磷酸铵镁结石	抗生素	抑制细菌尿	—	根据药敏试验选用
	乙酰氧肟酸	解脲酶竞争性抑制剂	250 mg，每日 2 次	用于术后残石或不能行外科治疗者
胱氨酸结石	枸橼酸钾	碱化尿液	2 g，每日 3 次	将尿 pH 维持在 7
	硫普罗宁	胱氨酸结合剂	250 mg，每日 3 次	用于尿胱氨酸 > 3 g/L

表 45-6 泌尿系结石的概况

项目	输尿管结石	肾结石	膀胱结石	尿道结石
膀胱刺激征	合并膀胱壁段结石时出现	合并感染时出现	有	无
特点	典型肾绞痛、放射痛	肾区疼痛、肋脊角叩痛	排尿突然中断，改变姿势后继续排尿，放射痛、排尿困难	排尿困难伴尿痛
恶心、呕吐	尿路完全性梗阻时有	无	无	无
疼痛	肾绞痛，腰部或上腹部阵发性疼痛，沿输尿管、腹股沟放射	肾区疼痛，肾盂内大结石及肾盏结石可无症状	排尿时突然疼痛，放射至远端尿道，改变排尿姿势后缓解	尿痛、会阴部剧痛
血尿	肉眼、镜下血尿	肉眼、镜下血尿	终末血尿	少见
治疗	药物治疗，体外冲击波碎石，输尿管镜取石、碎石，腹腔镜输尿管取石，输尿管切开取石	药物治疗，体外冲击波碎石，肾镜取石、碎石，开放手术	膀胱镜取石、碎石，耻骨上膀胱切开取石	前尿道结石推挤取出后，尿道结石推入膀胱后，按膀胱结石处理

第四十六章　泌尿、男性生殖系统肿瘤

泌尿系统肿瘤概况

共有症状是血尿，可有疼痛和肿块。影像检查助诊断，病理检查很重要。
手术治疗是首选，还可放疗和化疗。

表 46-1　泌尿系统肿瘤概况

项目	肾癌	肾盂癌	膀胱癌	肾母细胞瘤
腹部肿块	晚期症状	晚期症状	晚期症状	典型症状
年龄	50 ~ 70 岁	40 ~ 70 岁	50 ~ 70 岁	7 岁以下儿童
全身症状	发热、高血压、血沉增快	晚期恶病质	晚期恶病质	发热、高血压、红细胞增多
特征	血尿、疼痛、肿块	间歇性无痛性血尿	间歇性肉眼血尿	巨大腹部肿块
疼痛	腰部钝痛、隐痛	常无痛，血块堵塞输尿管可有肾绞痛	为晚期表现	可有腹痛
性别	男：女＝12 ∶ 1	男：女＝2 ∶ 1	男：女＝4 ∶ 1	
血尿	间歇性无痛性肉眼血尿（常见）	间歇性无痛性肉眼血尿为早期症状，少数为镜下血尿	血尿为最早、最常见症状，为间歇性肉眼血尿	1/3 为镜下血尿，肉眼血尿极少见
诊断	B 超、CT、X 线、MRI	尿细胞学检查	膀胱镜检查	B 超、CT、MRI
治疗	根治性肾切除	肾＋全长输尿管切除	手术	手术，放、化疗

前列腺癌概况

直肠指检可发现，血清 PSA 测定。影像检查可助诊，治以病情来决定。

表 46-2　前列腺癌概况

项目	基本要点
病理	腺癌（占 98%）、移行细胞癌、鳞癌、未分化癌等
转移途径	血行转移（最常转移至脊柱、骨盆）、淋巴转移、直接浸润
分期	用 TNM 分期（分 4 期）
临床表现	多数无明显症状，可表现为下尿路梗阻症状

续表

项目	基本要点
血尿	少见
诊断	直肠指检、经直肠B超检查和血清PSA测定是临床诊断前列腺癌的基本方法
鉴别诊断	应与前列腺增生鉴别。见表46-3
治疗	T_2期以内者进行放疗，T_3、T_4期者以内分泌治疗为主，局限在前列腺包膜以内者行前列腺切除术

表46-3 前列腺癌与前列腺增生的鉴别

项目	前列腺癌	前列腺增生
临床表现	无明显症状，肿瘤较大时可出现膀胱刺激征，血尿少见	尿频、排尿困难，合并感染时可有膀胱刺激征，血尿少见，合并结石、感染时可有
部位	外周带	移行带
好发人群	老年男性	＞50岁
诊断	直肠指检+经直肠B超检查+血清PSA测定	直肠指检是重要的检查方法，经直肠超声波被普遍采用，血清特异性前列腺抗原（PSA）测定

第四十七章　运动系统畸形

一、先天性肌斜颈

先天性肌斜颈

先天性的肌斜颈，多因产伤而引起，胸锁乳突肌痉挛，一岁以后宜手术。

表 47-1　先天性肌斜颈概况

项目	基本要点
概念	先天性肌斜颈是指一侧胸锁乳突肌纤维性挛缩，颈部和头面部向患侧偏斜畸形
病因	臀位产、产伤、牵拉导致胸锁乳突肌损伤出血，血肿机化、挛缩而形成
临床表现	出生后一侧胸锁乳突肌有肿块→ 10 天至 2 周肿块变硬，不活动→ 5 ～ 8 个月逐渐消退，胸锁乳突肌纤维性挛缩、变短，呈条索状，牵拉枕部并偏向患侧
治疗	早发现，早治疗，效果显著。晚期斜颈需要矫形手术。手术适合 1 岁以上患儿

二、发育性髋关节脱位

发育性髋关节脱位

单侧脱位时跛行，双侧骨盆向前倾。轻症带蹬吊带法，重症手术来矫正。

表 47-2　发育性髋关节脱位临床表现及治疗

	站立前期	脱位期
临床表现	新生儿和婴儿表现不明显 有特殊体征时应怀疑：①患侧大腿内部皮肤皱褶增多；②患儿会阴部增宽；③患侧髋关节活动少且受限；④患侧肢体缩短；⑤牵拉患侧下肢有弹响感或弹响声	①开始行走的时间较晚 ②单侧脱位时跛行，双侧脱位时骨盆前倾，行走呈鸭步
检查	髋关节屈曲外展试验，Allis 征，“弹进”及“弹出”试验（适合 3 个月以下婴儿），X 线检查应在出生后 3 个月以上进行	Trendelenburg 征（单足站立试验）阳性，推动患侧股骨时股骨头可上、下移动（打气筒征）
治疗	1 岁以内使用带蹬吊带法	1 ～ 3 岁轻症可用带蹬吊带法，4 ～ 6 周不能复位使用石膏固定，也可用小“人字位”石膏固定；4 岁以上及成人都需要不同方式的矫形手术

第四十八章　骨折概论

骨折的原因

骨折发生有原因：暴力疲劳及病理。骨折类型有多种，移位表现亦不同。
疼痛肿胀功能障，活动异常有畸形。可有发热或休克，影像检查可确诊。

表 48-1　骨折的原因

原因	特点
直接暴力	直接作用于受伤部位发生骨折，常伴有不同程度的软组织损伤
间接暴力	通过传导、杠杆、旋转和肌肉收缩使肢体远处发生骨折，后者又称撕脱骨折
疲劳性骨折	长期、反复、轻微的直接或间接暴力作用于骨骼某一部位发生骨折
病理性骨折	骨髓炎、骨肿瘤致骨骼破坏，受轻微外力即发生的骨折

表 48-2　骨折的分类

分类	概念
按骨折处皮肤和黏膜的完整性，骨折端与外界是否相通	①闭合性骨折：骨折处皮肤或黏膜完整，骨折端不与外界相通 ②开放性骨折：骨折处皮肤或黏膜破裂，骨折端与外界相通者；耻骨骨折伴膀胱或尿道破裂、尾骨骨折刺破直肠均属于开放性骨折
按骨折的程度和形态	①不完全骨折：骨的完整性和连续性部分中断，如裂缝骨折、青枝骨折。前者骨质仅出现裂隙，无移位，多见于扁骨；后者多见于儿童，骨质和骨膜部分断裂，可有成角畸形 ②完全骨折：骨的完整性和连续性完全中断 a．横形骨折：骨折线和骨干纵轴接近垂直 b．斜形骨折：骨折线与骨干纵轴呈一定角度 c．螺旋形骨折：骨折线呈螺旋状 d．粉碎性骨折：骨骼碎成 3 块以上 e．嵌插骨折：骨折端相互嵌插，多见于干骺端骨折 f．压缩性骨折：多见于松质骨，如椎体和跟骨，骨质因压缩而变形 g．骨骺分离：即经过骨骺的骨折，骨骺的断面带有数量不等的骨组织
按骨折端稳定程度	①稳定骨折：骨折端不易移位或复位后不易再移位者。如裂缝骨折、青枝骨折、横形骨折、椎体压缩性骨折（< 1/4）、嵌插骨折 ②不稳定骨折：骨折端易移位或复位后易再移位者。如斜形骨折、螺旋形骨折、粉碎性骨折等

表 48-3　骨折段的移位

移位类型	概念
成角移位	两骨折段的纵轴线交叉成角，以其顶角的方向为准，有向前、后、内、外成角
侧方移位	以近侧骨折段为准，远侧骨折段向前、后、内、外的侧方移位
缩短移位	两骨折段相互重叠或嵌插，使其短缩
分离移位	两骨折段在纵轴上相互分离，形成间隙
旋转移位	远侧骨折段围绕骨的纵轴旋转

表 48-4　骨折的诊断要点

诊断依据	基本要点
局部表现	①一般表现：疼痛，肿胀，功能障碍，张力性水疱，皮下瘀斑，压痛 ②特有体征：畸形、异常活动、骨擦音或骨擦感。具有三者之一即可诊断，但若无也不能除外骨折。如裂缝骨折和嵌插骨折，可不出现特有体征
全身表现	①休克；②发热，一般不超过 38℃
影像学检查	X 线检查、CT 检查、MRI 检查均可确诊

骨折的并发症

骨折并发症多种，早期晚期各不同。

表 48-5　骨折的并发症

并发症	成因
早期	
休克	股骨、骨盆骨折，多发性骨折
脂肪栓塞综合征	骨折周围脂肪组织丰富、血管多，脂肪滴进入破裂的静脉窦内
内脏器官损伤	
肝脾破裂、肺损伤	肋骨骨折
膀胱、尿道、直肠损伤	骨盆骨折，骶尾骨骨折
周围组织损伤	
重要血管、神经损伤	邻近骨折断端牵拉、切割、挤压
脊髓损伤	脊柱骨折、脱位
骨筋膜室综合征	水肿、出血使筋膜室内压力过高，压迫血管
晚期	

续表

并发症	成因
坠积性肺炎，压疮，深静脉血栓形成，关节僵硬	老年，活动减少，长期卧床
缺血性骨坏死，缺血性肌挛缩	缺血
损伤性骨化，创伤性关节炎	骨折性质
感染	开放性骨折，清创不彻底，护理不当
急性骨萎缩	交感神经性骨质疏松

骨折的愈合过程

血肿形成纤维痂，骨痂形成骨组织。再经改建重塑后，才算骨折愈合时。

表 48-6 骨折的愈合过程

项目	血肿炎症机化期	原始骨痂形成期	骨痂改造塑形期
特点	血肿机化形成肉芽组织，转化为纤维结缔组织，连接两骨端（纤维连接）。同时骨外膜的成骨细胞活跃增生，1周后即开始形成与骨干平行的骨样组织，向骨折处延伸增厚。稍晚骨内膜也发生同样变化	骨内、外膜面骨细胞增生，骨化形成梭形的内、外骨痂，称膜内面骨。骨断端间及髓腔内的纤维组织逐渐转化为软骨组织，形成环状骨痂和髓腔内骨痂，即连接骨痂，称作软骨内成骨。形成桥梁骨痂，标志着原始骨痂形成。膜内成骨较软骨内成骨快	原始骨痂新生骨小梁逐渐增粗，排列逐渐规则和致密，被板层骨所代替，形成坚强的骨性连接。根据 Wolff 定律，应力轴线上的骨不断加强，轴线外的则被吸收清除，骨髓腔重新沟通
时间	2 周	4 ~ 8 周	8 ~ 12 周

影响骨折愈合的因素

复位及时又正确，营养良好年龄轻。断端固定早又牢，功能锻炼早进行。
保持良好血供应，骨折愈合早完成。

表 48-7 影响骨折愈合的因素

影响因素	说明
年龄	儿童愈合快于成人。如新生儿股骨骨折 2 周愈合，成人则需 3 个月左右
健康状况	健康状况不良者，骨折愈合时间延长

续表

影响因素	说明
骨折部位的血供	影响骨折愈合的主要因素，血供不良者延迟愈合 ①骨折两断端血液供应良好，则愈合快。多见于干骺端骨折，如胫骨髁骨折 ②骨折段一端血液供应差，则愈合慢。如胫骨中、下1/3骨折 ③骨折段两端血液供应都差，则愈合更慢 ④骨折段完全丧失血液供应。如股骨颈关节囊内骨折易导致股骨头缺血坏死
软组织嵌入	可导致骨折难愈合甚至不愈合
感染	开放骨折、局部感染可严重影响骨折愈合
治疗方法的影响	多次手法复位失败、术中软组织和骨膜剥离过多、碎片摘除过多、骨折固定不牢固、骨牵引不当、过早和不恰当的功能锻炼都可使骨折愈合延迟

骨折的急救与治疗

抢救休克扎伤口，妥善固定速转运。正确复位与固定，康复治疗分期行。

表48-8　骨折的急救与治疗

项目	基本要点
骨折的急救	①抢救休克 ②包扎伤口 ③妥善固定：避免骨折端在搬运过程中对周围重要组织，如血管、神经、内脏的损伤；减少骨折端的活动，减轻患者疼痛；便于运送 ④迅速转运
治疗原则	①复位：解剖复位和功能复位，酌情采用手法复位或切开复位 ②固定 a．外固定：小夹板固定、石膏绷带固定、外展架固定、持续牵引、外固定器 b．内固定：切开复位时，采用金属内固定物 ③康复治疗：分早、中、晚期治疗

开放性骨折的处理

询问病史和体检，观察伤口及拍片。清创修复和固定，闭合创口保安全。

表48-9　开放性骨折的处理

项目	基本要点
开放性骨折的分度	①第一度：骨折由骨折端自内向外刺破，软组织损伤轻 ②第二度：皮肤破裂或压碎，皮下组织与肌肉中度损伤 ③第三度：广泛的皮肤、皮下组织与肌肉严重损伤，常合并血管、神经损伤

续表

项目	基本要点
术前检查与准备	①询问病史，了解创伤的经过、受伤的性质和时间、急救处理的情况等 ②检查全身情况，是否有休克和其他危及生命的重要器官损伤 ③通过检查肢体的运动、感觉、动脉搏动和末梢血液循环状况，确定是否有神经、肌腱和血管损伤 ④观察伤口，估计损伤的程度、软组织损伤情况和污染程度 ⑤拍摄患肢正、侧位X线片，了解骨折类型和移位
清创的时间及要点	①清创：清洗；切除创缘皮肤；关节韧带和关节囊严重挫伤者，应予切除；骨外膜应尽量保留，以保证骨愈合；骨折端的处理 ②组织修复：骨折固定、重要软组织修复、创口引流 ③闭合创口：直接缝合、减张缝合和植皮术、延迟闭合、皮瓣移植

开放性关节损伤的处理原则

Ⅰ度清创可缝合，Ⅱ度关节需清洗，Ⅲ度清创需修复，伤口缝合应延期。

表 48-10 开放性关节损伤处理原则

分度	损伤程度	处理方法及效果
第一度	锐器刺破关节囊，创口较小，关节软骨和骨骼无损伤	此类损伤无需打开关节，以免污染进一步扩散，创口行清创缝合后，可在关节内注入抗生素，予以适当固定3周，开始功能锻炼，经治疗可保留关节功能。如有关节肿胀、积液则按化脓性关节炎早期处理
第二度	软组织损伤较广泛，关节软骨及骨骼部分破坏，创口内有异物	应在局部软组织清创完成后，更换手套、敷单和器械，再扩大关节囊切口，充分显露关节，用大量生理盐水反复冲洗。彻底清除关节内异物、血肿和小的碎骨片。大的骨片应予复位，并尽量保持关节软骨面的完整，用克氏针或可吸收螺线钉固定。关节囊和韧带应尽量保留，并应予以修复。关节囊的缺损可用筋膜修补。必要时关节腔内放置硅胶管，术后用林格液加抗生素灌洗引流，于术后48 h拔除。经治疗可恢复部分关节功能
第三度	软组织毁损，韧带断裂，关节软骨和骨骼严重损伤，创口内有异物，可合并关节脱位及血管、神经损伤等	经彻底清创后敞开创口，无菌敷料湿敷，3～5天后可行延期缝合。亦可彻底清创后，大面积软组织缺损可用显微外科组织移植，如用肌皮瓣或皮瓣移植修复。关节面严重破坏，关节功能无恢复可能者，可行一期关节融合术

表 48-11　骨折愈合的处理

	骨折延迟愈合	骨折不愈合	骨折畸形愈合
概念	经治疗，超过一般愈合时间，未出现骨折连接	经治疗，超过一般愈合时间，再度延长治疗，仍然不愈合	未达到功能复位要求，存在成角、旋转或重叠畸形
主要病因	营养不良，固定不可靠	嵌夹软组织，骨缺损，血运破坏大	复位不佳，固定不牢，过早拆除外固定，牵拉负重
X 线表现	骨折端骨痂少，轻度脱钙，骨折线明显	骨痂少，骨端分离，断端萎缩光滑，骨髓腔封闭	畸形愈合的表现
治疗原则	针对病因适当处理	手术（植骨，内固定）	重者行矫形手术

第四十九章　上肢骨关节损伤

锁骨骨折

青枝骨折向上弯，折端重叠是横断。粉碎骨片并移位，挺胸板拉位复原。

压垫固定三四周，伸肩屈肘练旋腕。垫背仰卧肩后伸，固定得当防压管。

上肢骨骨折

上肢骨折有多种，部位不同症不同，手法复位尽可能，必要切开内固定。

表 49-1　上肢骨骨折概况

	临床特点和治疗原则	主要合并伤	说明
锁骨骨折	儿童多为青枝骨折，三角巾悬吊 3 ～ 6 周，成人多为横形、粉碎性骨折，可用“8”字绷带固定	臂丛神经、锁骨下血管损伤	多为间接暴力引起，少用切开复位内固定
肱骨外科颈骨折	①无移位三角巾悬吊上肢 3 ～ 4 周 ②外展型超肩小夹板 U 型石膏固定 ③内收型外固定支架，粉碎性 T 型钢板固定	臂丛神经、腋血管损伤	分类： ①无移位骨折 ②外展型骨折 ③内收型骨折 ④粉碎性骨折
肱骨髁上骨折	多发生在 10 岁以下儿童，可分为伸直型和屈曲型（表 49-2） 手法复位失败可使用切开复位内固定	肱动脉损伤，前臂骨筋膜室综合征	合并伤，前臂骨筋膜室综合征的“5P”征
肱骨干骨折	见表 49-3		
前臂双骨折	①尺骨上 1/3 骨折合并桡骨小头脱位的孟氏骨折 ②桡骨下 1/3 骨折合并尺骨小头脱位的盖氏骨折 治疗：手法复位外固定，若失败则采用切开复位内固定	前臂骨筋膜室综合征	注意复位的顺序区别
桡骨下端骨折	①掌倾角 10°～ 15°，尺倾角 20°～ 25° ② Colles 骨折为腕背伸，手掌着地前臂旋前受伤 ③ Smith 骨折为腕屈曲，手背着地受伤 ④ Barton 骨折为桡骨关节背侧发生骨折 ⑤大多数可以手法复位外固定治疗，不稳定者可以切开复位		注意骨折端移位特点

表 49-2　两种肱骨髁上骨折

项目	伸直型肱骨髁上骨折	屈曲型肱骨髁上骨折
远折端	向上移位	向前移位
近折端	向前、向下移位	向后、向下移位
结局	近折端刺破肱动脉、正中神经，易导致前臂骨筋膜室综合征	很少合并神经、血管损伤
发病率	较高	较低
病因	跌倒时身体前倾、手掌着地导致	跌倒时肘关节屈曲位、肘后着地导致
治疗	一般采用手法复位外固定	同伸直型。但手法复位的方向相反，在屈肘 40° 左右行外固定即可

表 49-3　肱骨干骨折概况

项目	基本要点
解剖重点	肱骨干中下 1/3 段后外侧有桡神经沟
病因	肱骨干骨折可由直接暴力或间接暴力引起。骨折端的移位取决于外力作用的大小、方向、骨折的部位和肌肉牵拉方向等
分型	横形骨折、粉碎性骨折、斜形骨折、螺旋形骨折 骨折的移位主要取决于暴力的大小、方向与肌肉牵拉的方向
临床表现	①上臂出现疼痛、肿胀、畸形、皮下瘀斑、上肢活动障碍 ②检查可发现假关节活动、骨摩擦感、骨传导音减弱或消失 ③ X 线拍片可确定骨折的类型、移位方向 ④合并桡神经损伤，可出现垂腕，各手指掌指关节不能背伸，拇指不能伸，手背桡侧皮肤感觉减退或消失
治疗原则	①大多数肱骨干横形或短斜形骨折可采用非手术方法治疗（手法复位，外固定） ②手术指征： a．反复手法复位失败，骨折端对位、对线不良 b．骨折有分离移位，或骨折端有软组织嵌入 c．合并神经血管损伤 d．陈旧骨折不愈合 e．影响功能的畸形愈合 f．同一肢体有多发性骨折 g．8 ～ 12 h 以内污染不重的开放性骨折 ③手术方法：切开复位，钢板螺钉或带锁髓内针固定 ④有桡神经损伤的患者，术中探查神经，若完全断裂，可一期修复桡神经

上肢关节脱位

脱位常见三类型，手法复位再固定。

表 49-4 上肢关节脱位的分类、临床表现及治疗

分类		临床表现	并发症	治疗原则
肩关节脱位	分为前脱位（最多见）、后脱位、盂下脱位、盂上脱位	特有姿势，方肩畸形，Dugas 征阳性	—	Hippocrates 法复位，三角巾悬吊固定
肘关节脱位	后脱位，前脱位，外侧方脱位，内侧方脱位	肘后空虚，肘后三角关系破坏	Volkmann 前缺血	手法复位，超肩关节夹板固定
桡骨头脱位	—	多见于小儿，有上肢牵拉史，疼痛	桡神经损伤	手法复位

肩关节脱位

肩部肿痛形方方，搭肩直尺两验阳。前下摸到肱骨头，足蹬复位用得常。

上臂贴胸固三周，功能锻炼早复康。

表 49-5 肩关节脱位和肘关节脱位

	肩关节脱位	肘关节脱位
分类	①分前脱位、后脱位、上脱位、下脱位 4 型 ②以前脱位最常见	①分前脱位、后脱位、尺侧或桡侧侧方脱位 ②以后脱位最常见
临床特点	①外伤史（上肢外展外旋或后伸着地） ②患处疼痛、肿胀，不敢活动肩关节 ③方肩畸形、关节盂空虚 ④ Dugas 征阳性	①外伤史（上肢外伤） ②患处疼痛、肿胀，不敢活动肘关节 ③肘后三角关系破坏、肘后空虚 ④ X 线可明确脱位情况、是否合并骨折
治疗	手法复位 Hippocrates、Kocher、Stimson 复位成功后 Dugas 征由阳性转为阴性	复位成功后，肘关节恢复正常活动，肘后三角关系转为正常

注：肱骨髁上骨折肘后三角关系正常，肘关节脱位肘后三角关系破坏。

桡骨小头半脱位

5 岁以下最常见，患臂最近被牵拉。不能举臂痛不肿，手法复位效最佳。

表 49-6　桡骨头脱位

项目	基本要点
解剖重点	儿童期，桡骨头环状韧带较薄弱且松弛，旋转牵拉伤后可嵌入关节内，形成半脱位
病因	多为桡骨头半脱位，多发生在 5 岁以下的儿童，受上肢提拉扭转外力所致
临床表现	①儿童的腕、手有被向上牵拉的受伤史，患儿感肘部疼痛，活动受限，前臂处于半屈位及旋前位 ② X 线摄片常不能发现桡骨头有脱位改变
治疗原则	手法复位即可。一般不必固定，但须告诫家长不可再用暴力牵拉，以免复发

第五十章 手外伤及断肢（指）再植

一、手外伤

手的位置

手的位置分两类：休息位与功能位。手部外伤处理后，一般固定功能位。

表 50-1 手的位置

项目	概念	特点
休息位	自然静止状态的姿势	腕关节背伸 10° ~ 15°，轻度尺偏，掌指关节和指间关节半屈曲，从示指到小指，越向尺侧屈曲程度越大。当腕关节被动背伸则手指屈曲程度加大，掌屈则手指屈曲程度减少。2 ~ 5 指各指尖指向腕舟骨结节，拇指指腹接近或触及示指远侧指向关节侧面
功能位	手可以发挥最大功能的位置，手外伤后，一般固定在此位置	腕关节背伸 20° ~ 25°，轻度尺偏，拇指处于对掌位，掌指关节和指间关节微屈，其余手指略微分开，各关节半屈曲，如握小球状

手外伤的原因

外伤原因有多种，伤口特点各不同。

表 50-2 手外伤的原因

原因	特点
刺伤	伤口小而深，可将污物带至深部，可导致异物残留
锐器伤（切割伤）	伤口整齐、污染轻，深浅不一。可造成指端缺损或断指、断肢
钝器伤（挫伤）	可致皮肤裂伤。重者各种组织严重毁损，断指、断肢
挤压伤	轻者血肿，重者可致皮肤撕脱、脱套，骨折脱位
火器伤	伤口极不整齐，损伤范围广，常有大面积皮肤和软组织缺损及多发粉碎骨折

手外伤的检查诊断

正中神经与桡尺，皮肤血管和肌腱。均需认真做检查，若受损伤有表现。

表 50-3　手外伤的检查诊断

部位	检查内容及意义
皮肤	①皮肤的颜色和温度：与周围皮肤对比 ②毛细血管回流试验：按压皮肤表面，皮色变白，放开按压后，立即恢复红色，表示活力良好；如恢复缓慢或不恢复，表示活力不良或无活力 ③皮肤边缘出血状况：修剪皮肤边缘时，有点状鲜红血液缓慢流出，表示皮肤活力良好；如不出血或流出暗紫血液，表示活力差
肌腱	①近节指骨背侧伸肌腱损伤：近端指间关节屈曲位 ②拇长屈肌腱断裂：掌指关节屈曲无影响 ③掌指关节背侧近端的伸肌腱断裂：掌指关节屈曲位 ④指浅屈肌腱断裂：近侧指间关节不能主动屈曲 ⑤指深、浅屈肌腱断裂：手指呈伸直状态 ⑥指深、浅屈肌腱断裂：两指间关节不能主动屈曲 ⑦指深屈肌腱断裂：远侧指间关节不能主动屈曲 ⑧中节指骨背侧伸肌腱损伤：手指末节锤状指畸形
神经	①正中神经损伤：主要是对掌功能障碍及拇、示指捏物功能障碍，手掌桡侧半和桡侧 3 指半掌面及近侧指间关节远侧的背面皮肤感觉障碍 ②尺神经损伤：主要是手指收、展功能障碍，拇内收不能，环、小指爪形畸形，Froment 征阳性，即示指用力和拇指对指时，呈现示指近侧指间关节明显屈曲而远侧指间关节过伸，拇指掌指关节过伸而指间关节屈曲，以及手部尺侧、环指尺侧和小指掌背侧感觉障碍 ③桡神经损伤：在手部无运动支，如损伤仅出现手背桡侧及桡侧 3 指半近侧指间关节近侧的背面皮肤感觉障碍
血管	① Allen 试验：可检查尺、桡动脉通畅和二者间的吻合 ②动脉损伤：表现为皮色苍白，皮温降低，指腹瘪陷，毛细血管回流试验缓慢或消失，动脉搏动消失 ③静脉损伤：表现为皮色青紫，肿胀，毛细血管回流试验加快，动脉搏动良好

手外伤的治疗

早期清创要彻底，深部组织要处理；闭合伤口应一期，术后处理应适宜。

表 50-4　手外伤的治疗

治疗原则	治疗措施
早期彻底清创	①伤后 6 ～ 8 h 内进行 ②彻底清除一切异物、被污染和失去活力的组织，使污染伤口变成清洁伤口 ③创缘皮肤不宜多切，特别是手掌和手指部的皮肤，以免缝合时张力过大，挫伤皮肤注意判断其活力 ④深部组织应既保证清创彻底，又尽可能保留肌腱、神经、血管等重要组织

续表

治疗原则	治疗措施
正确处理深部组织	①骨折脱位：原则是在任何情况下必须立即准确复位，牢固固定 ②肌腱 a．原则上均应一期修复 b．伸指肌腱无腱鞘，有腱周组织，位于手背疏松的皮下组织中，术后粘连轻，均应一期修复 c．屈指肌腱的“无人区”（指中节指骨中部至掌横纹段），因为此区腱鞘内有浅、深两根肌腱，以往术后往往粘连，主张行二期肌腱移植术。但是目前更新了对肌腱愈合机制的认识，并且改进了缝合方法（显微外科缝合法），也主张一期修复。如腱鞘完整，修复腱鞘 ③神经：有条件者应一期修复，肌腱神经损伤，如创口污染重，损伤广泛，伤后时间长，缺乏必要条件，可二期修复
一期闭合伤口	①无皮肤缺损者，直接缝合 ②如创口纵行越过关节，或平行指蹼边缘，或与皮纹垂直，可采用“Z”字成形术，改变创口方向，避免日后瘢痕挛缩影响功能 ③如有皮肤缺损，创底软组织良好，可采用自体游离皮片移植片
正确的术后处理	①固定位：功能位 ②固定时间：血管吻合 2 周，肌腱吻合 3 ~ 4 周，神经修复后 4 ~ 6 周，关节脱位 3 周，骨折 4 ~ 6 周 ③ 10 ~ 14 天拆线，3 ~ 4 周皮瓣断蒂

二、断肢（指）再植

断肢（指）急救

断肢再植早急救，妥善处理有要求；应当掌握适应证，若有禁忌勿强求。

表 50-5 断肢（指）急救及再植适应证

项目	基本要点
急救	①完全性断肢：需用无菌敷料或清洁布类包好，如距医院近，无需任何处理 ②不完全性断肢：将肢体用木板固定 ③断肢不能直接接触冰块，以防冻伤，也不能用任何液体浸泡 ④距离远采用干燥冷藏法保存：将用无菌或清洁敷料包好的断肢放入塑料袋中，再放在加盖的容器内，外周加冰块保存 ⑤至医院后的处理：置于 4℃冰箱内保存

续表

项目	基本要点
适应证	①全身状况良好是必要条件，若有重要器官损伤应先抢救，等全身状况稳定后再植 ②肢体的条件：断面整齐，污染较轻，再植成活率高，效果较好。辗压伤、撕裂伤，受伤部位组织损伤严重，成功率和功能恢复均较差 ③再植时限：一般以 6 ～ 8 h 为限，如伤后早期冷藏保存可适当延长至 12 ～ 24 h ④离断平面 ⑤年龄：青年人出于生活和工作的需要，应尽量设法再植 ⑥双侧上肢或下肢或多个手指断，可组织两组人员同时进行
禁忌证	①全身情况下不宜长期手术或有出血倾向 ②断肢（指）软组织挫伤重，多发骨折，血管床严重破坏，血管、神经、肌腱高位撕脱者 ③断肢（指）处理不当，经刺激性液体或消毒液浸泡过 ④高温季节未冷藏保存，时间过长时 ⑤患者不要求或不合作

断肢（指）再植手术原则和程序

断肢再植有程序，彻底清创第一步；缝合肌腱与肌肉，血液循环重建立；
缝合神经闭创口，最后包扎与固定。

表 50-6　断肢（指）再植手术原则和程序

项目	基本要点
手术原则	彻底清创，重建骨的连续性，恢复其支架作用，可适当缩短骨骼
手术程序	
缝合肌腱和肌组织	先缝合肌腱和肌组织，再吻合血管，使其有适当血管床，以避免先吻合血管、再缝合肌腱时对吻合口的牵拉刺激
重建血循环	应在无张力下吻合 ①主要血管均予吻合，数目尽可能多 ②动静脉比例为 1 ∶ 2 ③先吻合静脉，再吻合动脉 ④如离断时间短，可先修复其他深部组织，再吻合血管 ⑤如离断时间长，应在骨性支架修复后尽快吻合血管，恢复血循环，缩短组织缺血时间
缝合神经	①尽可能一期缝合 ②如有缺损应一期移植，保持在无张力状态 ③神经外膜缝合或束膜缝合
闭合创口	①应完全闭合，不应遗留任何创面 ②采用直接缝合、“Z”字成形术、皮片移植或皮瓣转移术
包扎	指间分开，指端外露，便于观察。肢体功能位石膏托固定

断肢再植术后处理

一般护理禁吸烟，全身反应要注意。再植血循勤观察，血管危象快处理。
防止血栓管痉挛，抗生素用防感染。肢体成活应锻炼，促进恢复用理疗。

表 50-7 断肢再植术后处理

处理方法	基本要点
一般护理	室温保持在 20 ~ 25℃，卧床 10 ~ 14 天。严防寒冷刺激，严禁吸烟及他人在室内吸烟，防止血管痉挛发生
密切观察全身反应	一般低位断肢和断指再植术后全身反应较轻
定期观察再植肢体血液循环	及时发现和处理血管危象。再植肢体血液循环观察的指标有：皮肤颜色、皮温、毛细血管回流试验，指（趾）腹张力及指（趾）侧方切开出血等
处理血管危象	由血管痉挛或栓塞所致，一旦发现应解下敷料，解除压迫因素，应用解痉药物，如罂粟碱、山莨菪碱（654-2）、妥拉唑林等，有条件者高压氧治疗
防止血管痉挛，预防血栓形成	
预防感染	应用适当抗生素
功能锻炼	肢体成活，骨折愈合拆除外固定后，应积极进行主动和被动功能锻炼，并适当辅以物理治疗，促进功能恢复

第五十一章　下肢骨、关节损伤

髋关节脱位

后脱肢短呈内收，臀部摸及股骨头；前脱肢长加外展，股头前移腹股沟。

Allis 法用提拉，旋转复位治后脱。

表 51-1　髋关节脱位

	临床表现	治疗方法
髋关节后脱位	患肢缩短，髋关节屈曲、内收内旋	Allis 法（提拉法），也可用旋转法
髋关节前脱位	髋关节屈曲、外展外旋	Allis 法
股骨颈骨折	患肢缩短、外旋 45°	皮牵引、闭合/开放复位内固定
股骨转子间骨折	患肢缩短、外旋 90°	骨牵引、开放复位内固定

下肢骨、关节损伤

下肢骨折多类型，部位不同症不同。多数需要做手术，切开复位内固定。

表 51-2　下肢骨骨折的比较

骨折种类	临床特点和治疗原则	主要合并伤
股骨颈骨折	①股骨头血供以旋股内侧动脉最重要 ②根据 X 线表现，Pauwells 角 > 50° 为内收型骨折，不稳定；< 30° 为外展型骨折，稳定 ③患肢外旋（45° ~ 60°），缩短畸形，Bryant 三角及 Nelaton 线改变 ④多需手术治疗，可闭合或切开复位内固定，也可股骨头或全髋关节置换术	股骨头坏死
股骨转子间骨折	① Trozo-Evans 分类将其分为 5 类 ②患肢外旋明显（可达 90°），缩短畸形，有轴向叩击痛 ③多采用切开、复位、内固定	
髌骨骨折	①间接暴力多致横形骨折，直接暴力多致粉碎性骨折 ②分离 > 0.5 cm 应手术，粉碎性骨折需要手术治疗	
胫腓骨骨折	①胫腓骨干骨折多见，粉碎性骨折及开放性骨折的比例较高 ②多需切开复位内固定	腓骨颈骨折可致腓总神经损伤，骨筋膜室综合征
踝部骨折	对有明显移位的骨折，为维持踝关节稳定，多需切开复位内固定	

膝关节半月板损伤

膝部肿痛有弹响，无力欲跪交锁象。关节间隙有压痛，麦氏研磨两征阳。

表 51-3 膝关节半月板损伤概况

项目	基本要点
应用解剖	①半月板分内、外两个：内侧半月板大、呈“C”形；外侧半月板小、呈“O”形 ②半月板血供差，因此破裂后愈合能力很差 ③外侧半月板损伤的概率远高于内侧半月板 ④旋转活动最易使半月板损伤 ⑤半月板损伤的 4 大因素：膝的半屈、内收外展、挤压、旋转
临床表现	①大多有明确外伤史 ②多见于运动员、体力劳动者，男多于女 ③膝关节剧痛、肿胀、不能伸直、关节积血 ④慢性期可有关节交锁——最常见 ⑤活动受损、股四头肌萎缩 ⑥压痛：损伤前角同侧膝眼压痛，损伤后角膝后压痛，损伤体部压痛不明显
特殊检查	见表 51-4
治疗原则	①急性半月板损伤可用长腿石膏托固定 4 周 ②关节镜下修复、摘除半月板

表 51-4 膝关节半月板损伤的特殊检查

检查	临床应用
过伸试验	膝关节完全伸直并轻度过伸时，半月板破裂处受牵拉或挤压，产生疼痛为阳性
过屈试验	将膝关节极度屈曲，破裂的后角被卡住而产生疼痛为阳性
半月板旋转试验（Mc-Murlay-Fouche 试验）	患者仰卧，患侧髋膝完全屈曲，检查者一手放在膝前，手掌对髌骨，手指放在关节间隙处，另一手握住足跟做小腿大幅度环转运动，内旋环转运动查外侧半月板，外旋环转运动查内侧半月板，在维持旋转下将膝关节逐渐伸直，出现响声伴疼痛为阳性。注意出现响声及疼痛时的角度；完全屈曲时出现，表示后角损伤；屈曲 90° 左右出现，表示损伤在体部；微屈时才出现，表示可能前角损伤
研磨试验（Apley 试验）	患者俯卧，膝关节屈曲 90°，检查者将小腿下压，并做内旋和外旋动作，使股骨和胫骨关节面间发生摩擦，若外旋时产生疼痛，提示内侧半月板损伤。检查者将小腿上提，并做内旋和外旋动作，若外旋时产生疼痛，提示内侧副韧带损伤
蹲走试验	检查半月板后角有无损伤。患者蹲下走鸭步，并不时变换方向，或左或右，如出现响声和膝痛，则为阳性

膝关节韧带损伤

暴力方向不相同，受损韧带亦不同；局部肿胀有压痛，及时修复和固定。

表 51-5　膝关节韧带损伤概况

	内侧副韧带	外侧副韧带	前交叉韧带	后交叉韧带
起点	股骨内上髁	股骨外上髁	股骨髁间窝的外侧	股骨髁间窝的内侧
止点	胫骨内髁	腓骨小头	胫骨髁间嵴的前方	胫骨髁间嵴的后方
作用	膝关节伸直时韧带拉紧	膝关节伸直时韧带拉紧	膝关节屈曲时 防止胫骨向前移位	膝关节屈曲时 防止胫骨向后移位
病因	膝外翻暴力	膝内翻暴力	膝伸直位内翻暴力 膝屈曲位外翻暴力	来自前方的暴力
检查	侧方应力试验	侧方应力试验	抽屉试验	抽屉试验
治疗	①扭伤或部分断裂应用长管石膏固定4～6周 ②完全断裂应及时修补	立即修补	①＜2周者手术缝合 ②韧带体部断裂行肌腱移植部分断裂缝合固定4～6周 ③关节镜下缝合	关节镜下修复

表 51-6　膝关节韧带损伤和半月板损伤的比较

	韧带损伤	半月板损伤
病因	外翻、内翻暴力，前方暴力	研磨力量
发生机制	与暴力方向、韧带走向相关，可分为扭伤、完全断裂、部分断裂、联合型损伤	四要素：膝半屈，内收或外展，重力挤压，旋转力量
临床表现	膝关节疼痛肿胀，可行侧方应力试验、抽屉试验、轴移试验检查	膝关节剧痛，弹响，活动障碍。可行过伸过屈试验、半月板旋转试验、研磨试验、蹲走试验检查
治疗原则	部分保守治疗，损伤严重者可手术修复或在膝关节镜下修复	制动保守治疗，膝关节镜下修补或切除术

注：(1) 侧方应力试验用于检查侧副韧带扭伤或断裂，抽屉试验用于检查前后交叉韧带损伤，轴移试验用于检查前交叉韧带断裂后出现的膝关节不稳定。

(2) 过屈试验和蹲走试验用于检查半月板后角，半月板旋转试验用于检查半月板前角，研磨试验用于检查内侧半月板和内侧副韧带有无损伤。

第五十二章　脊柱、脊髓损伤

一、脊柱骨折

脊柱骨折概况

脊柱骨折类型多，曾受外伤局部痛；感觉运动有障碍，影像检查可确诊。

搬运方法应正确，勿使患者再受损；治疗手术非手术，根据病情做决定。

表 52-1　脊柱骨折的诊断与急救搬运

项目	基本要点
分类	①颈椎骨折分类 a．屈曲型损伤：ⅰ．压缩型骨折；ⅱ．骨折 - 脱位 b．垂直压缩型损伤：ⅰ．Jefferson 骨折；ⅱ．爆裂型骨折 c．过伸损伤：ⅰ．无骨折 - 脱位的过伸损伤；ⅱ．枢椎椎弓骨折 d．齿状突骨折 ②胸腰椎骨折分类 a．Denis 依据骨折的稳定性将其分为：稳定型骨折和不稳定型骨折 b．依据骨折形态分类：压缩骨折、爆裂骨折、Chance 骨折和骨折 - 脱位
临床表现	①病史：外伤史。临床症状包括局部疼痛、站立及翻身困难，腹痛、腹胀、四肢或双下肢感觉、运动障碍。应注意是否有其他脏器损伤 ②体征（物理检查）：体格检查时，要注意保暖 ③实验室检查：系围术期准备
辅助检查	X 线，CT，MRI，其他如超声、电生理检查等
诊断	根据外伤史、体格检查和影像学检查一般均能做出诊断
急救搬运	正确的方法是采用担架、木板或门板运送
治疗	见表 52-2

表 52-2　脊柱骨折的治疗

损伤类型	治疗要点
上颈椎损伤	①寰椎前后弓骨折：Helo 架固定 12 周或行颅骨牵引治疗 ②寰枢椎脱位：此型损伤可压迫颈髓 ③齿状突骨折：对Ⅰ型、Ⅲ型和没有移位的Ⅱ型齿状突骨折，一般采用非手术治疗。Ⅱ型骨折一般主张手术治疗 ④枢椎椎弓骨折：无移位的枢椎椎弓根骨折行牵引或 Halo 架固定 12 周

续表

损伤类型	治疗要点
下颈椎（C_3～C_7）损伤	①压缩性骨折：Ⅰ度的压缩骨折可行颈部支具固定8～12周，Ⅱ度或Ⅲ度的不稳定型骨折应行骨折椎体次全切除，内固定植骨整合 ②爆裂骨折：此类病例应前路手术，骨折椎体次全切除，内固定植骨整合 ③骨折-脱位：无椎间盘突出可行颅骨牵引复位及前路椎间融合，也可行后路切开复位固定术 ④颈椎过伸性损伤：常行后路椎管扩大成形术
胸腰椎损伤	①压缩骨折：非手术治疗适于脊柱前柱压缩＜Ⅰ度。若脊柱前柱压缩近Ⅱ度或以上需手术治疗复位固定及脊柱融合 ②爆裂骨折：患者椎管受累超过30%，或有神经症状，则需行脊柱前路或后路复位、减压、内固定和植骨融合术 ③ Chance骨折：手术治疗适用于有明显的脊柱韧带结构断裂及椎间盘损伤的脊柱不稳定型骨折 ④骨折-脱位：应行后路切开复位内固定，对合并神经损伤的患者还需行椎管减压手术 ⑤附件骨折：卧床制动

二、脊髓损伤

脊髓损伤概况

脊髓损伤分五种，临床表现各不同；常有多种并发症，影像检查可助诊。

手术治疗非手术，根据病情做决定；手术治疗效有限，脊髓功能难回春。

表52-3　脊髓损伤概况

项目	基本要点
临床表现	①脊髓震荡：临床上不留任何神经系统后遗症 ②不完全性脊髓损伤 a．前脊髓综合征：出现四肢瘫痪，下肢重于上肢 b．后脊髓综合征：受损平面以下运动功能和痛温觉、触觉存在，深感觉全部或部分消失 c．脊髓中央管周围综合征：损伤平面以下的四肢瘫，上肢重于下肢 d．脊髓半切综合征：损伤平面以下同侧肢体运动及深感觉消失，对侧痛觉和温觉消失 ③完全性脊髓损伤：胸段脊髓损伤表现为截瘫，颈段脊髓损伤则表现为四肢瘫 ④脊髓圆锥损伤：会阴部皮肤感觉缺失，二便不能控制和性功能障碍，双下肢的感觉和运动仍保留正常 ⑤马尾神经损伤：损伤平面以下弛缓性瘫痪

续表

项目	基本要点
脊髓损伤程度评估	常用的是 Frankel 分级
辅助检查	X 线平片、CT、MRI 检查，电生理检查
并发症	①呼吸衰竭与呼吸道感染 ②泌尿生殖道的感染和结石 ③压疮 ④体温失调
治疗原则	①非手术治疗 a．药物治疗：甲泼尼龙冲击疗法 b．高压氧治疗 c．其他：自由基清除剂、改善微循环药物、兴奋性氨基酸受体阻滞药等 ②手术治疗：手术只能解除对脊髓的压迫和恢复脊柱的稳定性，目前还无法使损伤的脊髓恢复功能

第五十三章　骨盆、髋臼骨折

骨盆骨折

骨盆分离与挤压，两项试验均阳性。会阴部位有瘀斑，两侧肢体不等长。

重症考虑做手术，轻症卧床好休息。

表 53-1　骨盆骨折概况

项目	基本要点
临床表现	骨盆分离试验与挤压试验阳性，两侧肢体长度不对称 会阴部瘀斑是耻骨及坐骨骨折的特有体征
并发症	腹膜后血肿、腹腔内脏损伤、后尿道及膀胱损伤，直肠损伤、腰骶神经丛和坐骨神经损伤
治疗原则	优先处理危及生命的急症
治疗方法	
骨盆边缘性骨折	无移位者不必特殊处理，可卧床休息 3 ~ 4 周
骶尾骨骨折	采用非手术治疗，以卧床休息为主，骶部垫气圈或软垫
骨盆环单处骨折	无明显移位，只需卧床休息
单纯性耻骨联合分离	采用骨盆兜悬吊固定。也可手术治疗，在耻骨弓上缘用钢板螺钉行内固定
骨盆环双处骨折伴骨盆环断裂	手术复位 + 内固定，再外加固定支架

髋臼骨折

髋臼如果有骨折，手术治疗是原则。

表 53-2　髋臼骨折概况

项目	基本要点
骨折分型	①单一骨折：累及髋臼的一个柱或壁 ②复合骨折：至少由 2 个单一骨折组合
治疗	①非手术治疗：卧床休息和牵引 ②手术治疗：原则上应手术治疗

第五十四章 周围神经损伤

周围神经损伤概况

切割牵拉或挤压，周围神经易受伤，运动感觉功能降，神经营养不正常。

恢复神经连续性，外科手术来担当。

表 54-1 周围神经损伤概况

项目	基本要点
病因	切割、牵拉、挤压
分类	①神经传导功能障碍：暂时失去传导功能，神经纤维不发生退变。表现为有功能障碍而无肌萎缩，痛觉迟钝而不消失。数天或数周后功能自行恢复 ②神经轴索中断：该神经分布区的运动、感觉功能丧失，肌萎缩和神经营养性改变，多能自行恢复 ③神经断裂：神经修复后其再生速度为平均每天 1 ～ 2 mm
临床表现	见表 54-2 和表 54-3
治疗	尽可能早地恢复神经的连续性
闭合损伤	①大多属于神经传导功能障碍和神经轴索中断，多能自行恢复 ②伤后应观察一段时间（3 个月），如无恢复或恢复不满意，应行手术探查
开放性损伤	①一般创口愈合后 3 ～ 4 周进行 ②如感染，需创口愈合后 2 ～ 3 个月才能进行手术 ③切割伤创面整齐，污染不重，无神经缺损，应一期行神经吻合术 ④碾压伤和撕脱伤断端不整齐，常有神经缺损，难以估计损伤范围时，可行二期神经修复
手术方法	①神经缝合术：应在无张力下缝合。有外膜缝合法（用于肢体近端神经损伤）和束膜缝合法（用于肢体远端神经损伤） ②神经移植术：常取自身腓肠神经 ③神经松解术

表 54-2 周围神经损伤的临床表现及意义

	临床表现	临床意义
运动功能障碍	该神经所支配的肌呈弛缓性瘫痪 主动运动、肌张力、反射均消失	尺神经腕上伤：爪形手 桡神经肘上伤：垂腕
感觉功能障碍	皮肤感觉（痛、温、触觉）消失 实体感觉丧失	尺神经损伤：小指感觉丧失 正中神经损伤：示指、中指远节感觉丧失 神经损伤后：实体感觉很难恢复

续表

	临床表现	临床意义
神经营养性改变	损伤早期：血管扩张、汗腺分泌停止 损伤晚期：血管收缩、皮温降低	汗腺功能检查：无汗表示神经损伤 从无汗到有汗表示神经功能恢复
叩击试验（Tinel 征）	按压或叩击神经干，出现针刺样痛，有麻木感向该神经支配区放射者为阳性	①帮助判断神经损伤部位 ②判断神经修复后神经纤维再生情况
神经电生理检查	肌电位检查、体感诱发电位	用于判断神经损伤部位、程度、再生情况

表 54-3　周围神经损伤比较

	致伤因素	典型表现
臂丛神经损伤	牵拉伤，撕脱伤	全臂丛损伤表现为整个肢肌呈弛缓性麻痹，全部关节主动活动功能丧失。根性撕脱伤则有不同特点
正中神经损伤	腕部切割伤 腕管综合征	①低位损伤（腕部）：拇指对掌功能障碍，手桡侧半感觉障碍（尤为示、中指远节感觉障碍） ②高位损伤（肘上）：整个前臂肌麻痹，还包括拇指和示、中指屈曲功能障碍
尺神经损伤	腕部和肘部损伤	环、小指爪形手畸形，手指内收及外展障碍，Froment 征
桡神经损伤	肱骨中下 1/3 骨折	垂腕畸形；伸腕，伸拇，伸指，前臂旋后障碍；手背桡侧及桡侧 3 个半手指背面皮肤，主要是手背虎口处皮肤麻木
股神经损伤	少见，多为手术伤	股四头肌麻痹→膝关节伸直障碍，股前及小腿内侧感觉障碍
坐骨神经损伤	髋关节后脱位，臀部外伤，肌内注射	股后部肌肉、小腿及足部所有肌肉瘫痪，膝关节不能屈，踝关节与足趾运动丧失，足下垂
胫神经损伤	股骨髁上骨折，膝关节脱位	小腿后群肌及足底肌群麻痹→足跖屈，内收，内翻 小腿后侧、足背外侧及足底感觉障碍
腓总神经损伤	腓骨颈部及腓骨小头伤	小腿前外侧伸肌麻痹，出现足背屈，外翻功能障碍，内翻下垂

周围神经卡压综合征

周围神经受卡压，出现相应综合征，感觉麻木或疼痛，保守无效手术治。

表 54-4　周围神经卡压综合征概况

种类	临床表现	治疗
腕管综合征	正中神经在腕管内受压，是周围神经卡压综合征中最常见的一种	腕管壁增厚：腕管横韧带切开术

续表

种类	临床表现	治疗
肘管综合征	尺神经在肘部尺神经沟内的慢性损伤	尺神经前置术
旋后肌综合征	桡神经深支（骨间背神经）在旋后肌腱弓附近被卡压	切开旋后肌腱弓、切除致压物，必要时行神经松解术
梨状肌综合征	坐骨神经在臀部受到卡压，在下肢神经慢性损伤中最多见	早期可非手术治疗

表 54-5 周围神经卡压综合征的检查试验

试验名称	意义
Mills 试验（前臂伸肌牵拉试验）	阳性提示肱骨外上髁炎（网球肘）
Finkelstein 试验	阳性提示桡骨茎突狭窄性腱鞘炎
屈腕试验（Phallen 征）	阳性见于腕管综合征

第五十五章　运动系统慢性损伤

一、概论

运动系统慢性损伤概况

运动系统慢性伤，临床分为四类型。疼痛压痛或肿块，局部急性无炎症。
预防为重除病因，理疗药物及对症，皮质激素局部用，治疗无效可手术。

表 55-1　运动系统慢性损伤概况

项目	基本要点
病因	①局部组织慢性损伤：长期、反复、持续地重复同一个动作，超过了人体局部的代偿力；操作中技术不熟练、注意力不集中、姿势不正确；身体生理结构或姿态性异常，应力分布不均等，均可造成慢性损伤 ②局部组织急性损伤，未及时修复 ③局部组织异常紧张、痉挛，代谢产物积聚
分类	①软组织慢性损伤：包括肌、肌腱、腱鞘、韧带和滑囊的慢性损伤 ②骨的慢性损伤：疲劳性骨折 ③软骨的慢性损伤：包括关节软骨、骨骺软骨的慢性损伤 ④周围神经卡压伤造成局部神经伤害
临床特点	①疼痛，无明确外伤史 ②有压痛点或肿块，常伴有某种特殊的体征 ③局部无急性炎症表现 ④有与疼痛相关的过度活动史 ⑤部分患者有过可导致运动系统慢性损伤的姿势、工作习惯或职业史
治疗原则	去除病因，预防为主 ①一般治疗：限制致伤动作，纠正不良姿势，改变姿势，分散应力，减少损伤性因素，加强功能锻炼 ②物理治疗：热疗、按摩等可改善局部血液循环，减少粘连，改善症状，局限且较表浅者外用非甾体抗炎药或中药制剂膏药 ③口服非甾体抗炎药：强调短期、单独用药，并选择对肝功能、胃肠道、肾血流量损害小的药物 ④局部注射皮质激素：是临床上常用的行之有效的方法 适应证：慢性损伤性炎症 禁忌证：糖尿病、细菌性感染、胃溃疡、免疫力低下的患者 局部注射时必须注意：

续表

项目	基本要点
治疗原则	a．严格无菌操作 b．注射部位准确无误，不得误入血管或神经组织 c．皮质激素 0.5 ~ 1 ml + 利多卡因 0.5 ~ 4 ml，7 ~ 10 日 1 次，3 ~ 4 次为 1 个疗程。间隔 2 ~ 4 周可重复 1 次 d．注射后短期内局部出现肿胀甚或红热者，应警惕感染，除需严密观察、热敷等处理外应立即停止局部注射皮质激素 e．手术治疗：适用于保守治疗无效的狭窄性腱鞘炎、神经卡压综合征及腱鞘囊肿等

二、慢性软组织损伤

（一）腰腿痛

腰腿痛概况

局部隐痛牵涉痛，体表深处有压痛。休息理疗药镇痛，少数无效手术治。

表 55-2 腰腿痛概况

项目	基本要点
病因	腰腿痛的病因很多，创伤、退变、炎症、肿瘤和先天性疾患等均可出现
疼痛性质及压痛点	①疼痛性质：为局部隐痛，常伴有牵涉痛或沿受损神经向末梢放射的放射痛，有较局限的感觉、运动、反射损害的定位体征 ②压痛点：压痛有特定的部位，深部结构病变在该结构的体表处有深压痛或叩痛
诊断	见图 55-1
治疗	①卧床休息，减少弯腰活动 ②腰背肌锻炼 ③牵引、理疗、推拿和按摩，禁止暴力按摩 ④非甾体抗炎药的使用 ⑤腰椎间盘突出症、腰椎管狭窄症等，经严格非手术治疗无效，可考虑手术治疗

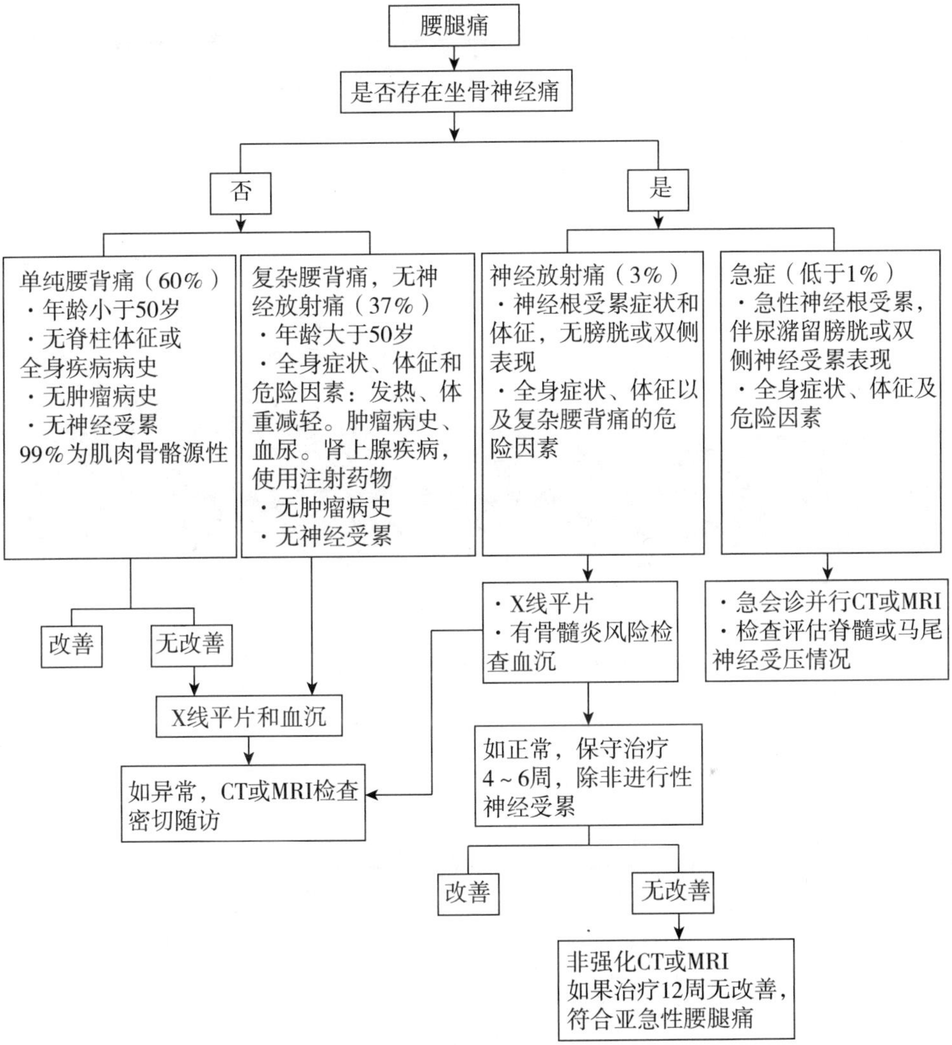

图 55-1 腰腿痛的诊断路径

（二）颈椎病

颈椎病概况

颈椎间盘退行变，临床分为四类型。牵引理疗和药物，脊髓型需手术治。

表 55-3 颈椎病概况

项目	基本要点
病因	①颈椎间盘退行性变：颈椎病发生和发展的最基本原因 ②损伤：颈椎病发生的诱因 ③颈椎先天性椎管狭窄
分型及临床表现	见表 55-4
诊断	根据病史、症状、体征、神经系统检查，结合 X 线平片（正位、侧位、双斜位、过伸及过屈位）、CT、MRI、肌电图等检查，可做出相应的诊断
治疗	①非手术治疗：适合神经根型、椎动脉型和交感神经型颈椎病 a．颈椎牵引、理疗，改善不良工作体位和睡眠姿势。颈椎牵引取端坐位颌枕带牵引，牵引重量 3 ~ 5 kg，每次持续时间 20 ~ 30 min，2 次 / 天，2 周为 1 个疗程 b．应用非甾体抗炎药和肌肉松弛剂等药物 ②手术治疗：适合脊髓型颈椎病，非手术治疗半年无效的神经根型颈椎病，则应采取手术治疗

颈椎病病变分型与 X 线检查

椎盘逐渐退行变，锥体增生椎间窄。压迫脊髓神经根，交感神经椎动脉。

压迫不同分四型，颈椎片上显损害。椎缘增生曲度直，椎孔变小棘突歪。

表 55-4 颈椎病的类型及其特点

项目	神经根型	脊髓型	交感神经型	椎动脉型
临床表现	颈肩痛向上肢放射 Eaton 征阳性	四肢乏力 行走、持物不稳 脊髓受压表现	①交感神经兴奋：头痛、恶心呕吐、瞳孔扩大或缩小、心率加快 ②交感神经抑制：头晕、流泪、心率减慢、血压下降	眩晕（主要症状）、头痛、视觉障碍、猝倒、感觉障碍 神经检查阴性
治疗	①颌枕带牵引 ②推拿按摩 ③物理治疗 ④药物治疗 ⑤无效则手术	①物理治疗 ②药物治疗 ③手术治疗；禁用颌枕带牵引，禁用推拿按摩	①颌枕带牵引 ②推拿按摩 ③物理治疗 ④药物治疗 ⑤无效则手术	①颌枕带牵引 ②推拿按摩 ③物理治疗 ④药物治疗 ⑤无效则手术

注：神经根型最多见，占 50% ~ 60%，脊髓型占 10% ~ 15%。

表 55-5　颈椎病的临床类型

类型	发生机制	临床表现
神经根型	神经根受刺激或压迫	①颈肩痛，并向上肢放射。可有上肢无力、手指动作不灵活。当头部或上肢姿势不当，或突然牵拉患肢即可发生剧烈的闪电样锐痛 ②检查患者颈项部肌肉紧张，活动受限，病程长者可有肌力下降甚至萎缩，臂丛神经牵拉试验（Eaton）阳性，压头试验（Spurling 征）阳性 ③ X 线平片显示颈椎生理前凸消失，椎间隙变窄，椎体前、后缘骨质增生，钩椎关节、关节突关节增生及椎间孔狭窄等退行性改变征象 ④ CT 或 MRI 可见椎间盘突出、椎管及神经根管狭窄及脊神经受压情况
脊髓型	脊髓受刺激或压迫所致	①上肢或下肢麻木无力、僵硬、双足踩棉花感，足尖不能离地，触觉障碍、束胸感，双手精细动作笨拙，不能用筷进餐，写字颤抖，夹持东西无力，手持物经常掉落。后期出现尿频或排尿、排便困难的二便功能障碍 ②检查时可有感觉障碍平面，肌力减退，腱反射活跃或亢进，腹壁反射、提睾反射和肛门反射减弱或消失，Hoffmann 征、髌阵挛及 Babinski 征等阳性 ③ X 线平片表现与神经根型相似 ④ MRI 可显示脊髓受压情况
交感神经型	发病机制不明	①交感神经兴奋症状：头痛或偏头痛，头晕特别在头转动时加重，有时伴恶心、呕吐；视物模糊、视力下降，瞳孔扩大或缩小，眼后部胀痛；心律不齐，心前区痛和血压升高；头颈及上肢出汗异常以及耳鸣、听力下降、发音障碍等 ②交感神经抑制症状：表现为头晕、眼花、流泪、鼻塞、心动过缓、血压下降及胃肠胀气等 ③ X 线、CT、MRI 等检查结果可见一定程度的退变
椎动脉型	椎动脉受压迫或刺激，使基底动脉供血不全	①偏头痛、耳鸣、听力减退或耳聋、视力障碍、发音不清、突发性眩晕而猝倒 ②椎动脉周围有大量交感神经的节后纤维可出现自主神经症状，表现为心慌、心悸、心律失常、胃肠功能减退等 ③神经系统检查可正常，椎动脉造影检查可有阳性发现

月骨缺血性坏死

手腕肿痛有压痛，X 线检查可助诊。关节长期应固定，重者手术考虑用。

表 55-6　月骨缺血性坏死概况

项目	基本要点
临床表现	①起病慢，腕关节胀痛、乏力，活动时加重，休息后缓解 ②查体：腕背轻度肿胀，月骨区有明显压痛，叩击第 3 掌骨头时，月骨区疼痛。腕关节活动受限，以背伸明显 ③ X 线片：早期无异常，数月后可见月骨密度增加，表面不光滑，形态不规则。骨中心有囊状吸收。周围腕骨有骨质疏松
治疗	①早期可将腕关节固定在背伸 20° ～ 30° 位。固定期间定期行 X 线或核素骨显像检查，直到月骨形态和血供恢复为止，通常需 1 年左右 ②月骨已完全坏死、变形者，可行月骨切除。缺损处可用骨填充或人工假体植入。若桡腕关节骨关节炎已严重，应考虑桡腕关节融合术

股骨头骨软骨病

（Legg-Calve-Perthes 病、扁平髋）

股骨头骨软骨病，骨骺缺血性坏死，病理发展分四期，髋关节痛及跛行。

托马斯征为阳性，影像检查可助诊。支架固定一两年，手术治疗晚期用。

表 55-7　股骨头骨软骨病概况

项目	基本要点
病理过程	按发展分为 4 个病理过程，见表 55-8
临床表现	①好发于 3 ～ 10 岁儿童，男女之比约为 6 ∶ 1，单侧发病多见 ②髋部疼痛、跛行，逐渐加重，程度与活动度有明显关系。少数患者以患肢膝内上方牵涉痛为主诉 ③ Thomas 征阳性，患肢肌萎缩，内收肌痉挛。患髋内旋、外展、后伸受限较重。晚期患肢较健侧稍有短缩 ④ X 线片：显示股骨头密度增高，骨骺碎裂、变扁，股骨颈增粗及髋关节部分性脱位等 ⑤ MRI：早期诊断准确率高
治疗	①治疗原则 a．使股骨头完全包容在髋臼内 b．避免髋臼外上缘对股骨头的局限性压应力 c．减轻对股骨头的压力 d．维持髋关节良好的活动范围 ②非手术治疗：用支架将患髋固定在外展 40°，轻度内旋位。白天带支架用双拐下床活动，夜间去除支架三角枕置于两腿之间，仍维持外展、内旋位。支架使用时间为 1 ～ 2 年，定期摄 X 线片了解病变情况，直到股骨头完全重建为止 ③手术治疗：包括滑膜切除术、股骨转子下内旋、内翻截骨术、骨盆截骨术及血管植入术等

表 55-8　股骨头骨软骨病的病理分期

病理分期	基本要点
缺血期	延续数月到1年以上，软骨下骨细胞缺血坏死，骨化中心停止生长，但骺软骨仍可通过滑液吸收营养而继续发育，反可较正常软骨增厚
血供重建期	持续1～4年，新生血管从周围组织长入坏死骨骺，逐渐形成新骨。如外力损伤持续存在，新生骨又将吸收，被纤维肉芽组织所替代，股骨头易受压变形。血供重建是治疗的关键。如处理恰当，能避免发生髋关节的畸形
愈合期	本病到一定时间后骨吸收可自行停止，不断骨化，纤维肉芽组织为新骨所代替，髋臼关节面软骨也可受到损害
畸形残存期	此期病变静止，畸形固定，最终将发展为髋关节的骨关节炎

其他运动系统慢性损伤疾病

其他慢性症多种，临床表现略不同。理疗按摩和制动，手术治疗很少用。

表 55-9　其他运动系统慢性损伤疾病

	临床表现	治疗
狭窄性腱鞘炎	①弹响指和弹响拇：起病缓慢，患指发僵、疼痛。缓慢活动后即消失，有弹响，严重者患指屈曲，不敢活动。患者疼痛常在近侧指间关节。体检：在远侧掌横纹处触及黄豆大小的痛性结节，屈伸患指该结节随屈肌腱上、下移动，或出现弹拨现象。小儿拇长屈肌腱鞘炎常为双侧性，表现为拇指屈伸时发生弹响，或指间关节交锁于屈曲位，掌指关节皮下可触及痛性结节 ②桡骨茎突狭窄性腱鞘炎：腕关节桡侧疼痛，无力提物。检查时皮肤无炎症表现，在桡骨茎突表面有局限性压痛，握拳尺偏腕关节时，桡骨茎突处出现疼痛，称为 Finkelstein 试验阳性	①局部制动和腱鞘骨注射醋酸泼尼松龙或复方倍他米松有很好疗效 ②非手术治疗无效时可考虑行狭窄的腱鞘切开减压术 ③小儿先天性狭窄性腱鞘炎应行手术治疗
腱鞘囊肿	关节附近的一种囊性肿块，手、足小关节处的滑液囊疝和发生在肌腱的腱鞘囊肿统称为腱鞘囊肿。膝关节后方的囊性疝出称腘窝囊肿或 Baker 囊肿。检查可发现 0.5～2.5 cm 的圆形或椭圆形肿物，表面光滑，不与皮肤粘连，扪之如硬橡皮样实质性感觉。用粗针头穿刺可抽出透明胶冻状物	可挤压破裂而自愈。在囊内注入醋酸泼尼松龙 0.5 ml，缝扎粗丝线，并加压包扎，使囊腔粘连而消失。多次复发者可手术切除
肱骨外上髁炎（网球肘）	外侧痛，用力握拳、伸腕时疼痛加重以致不能持物。拧毛巾、扫地等细小的生活动作均感困难。检查时，仅在肱骨外上髁压痛，肘关节活动一般不受影响。伸肌腱牵拉试验（Mills 征）：伸肘，握拳，屈腕，然后前臂旋前，此时肘外侧出现疼痛为阳性	绝大多数患者非手术治疗时有效；限制用力握拳、伸腕。压痛点局部封闭治疗

续表

	临床表现	治疗
粘连性肩关节囊炎（肩周炎、五十肩）	①本病有自限性，一般在 6 ~ 24 个月可自愈 ②多见中老年患病，女性多于男性，左侧多于右侧，局限性疼痛，肩各方向主动、被动活动均不同程度受限，以外旋外展和内旋后伸最重 ③ X 线平片见肩关节结构正常，可有不同程度骨质疏松；MRI 见关节囊增厚，肩部滑囊可有渗出，MRI 对鉴别诊断意义较大	①早期给予理疗、针灸、适度的推拿按摩，可改善症状 ②痛点局限时，可局部封闭 ③短期服用非甾体抗炎药 ④每日进行肩关节的主动活动，活动以不引起剧痛为限 ⑤对症状持续且重者，以上治疗无效时，在麻醉下用手法或关节镜下松解粘连，然后再注入类固醇或透明质酸钠，可取得满意疗效 ⑥由肩外因素引起者需对原发病进行治疗
胫骨结节骨软骨病	好发于 9 ~ 14 岁儿童，多为单侧，局部疼痛、压痛、隆起，伸膝抗阻痛阳性。X 线见该骨骺增大，致密或碎裂	减少剧烈活动，理疗或制动

第五十六章　股骨头坏死

股骨头坏死概况

无菌坏死股骨头，髋关节的内侧痛。X 线平片可确诊，手术治疗可选用。

表 56-1　股骨头坏死概况

项目	基本要点
病因	①创伤性因素：常见于股骨颈骨折、髋关节外伤性脱位及股骨头骨折 ②非创伤性因素：使用肾上腺糖皮质激素，过量饮酒，减压病，镰刀细胞性贫血，特发性股骨头坏死
病理	各种病因致股骨头血液循环阻断，使股骨头缺血，如未能及时修复，则逐步发展为典型的缺血性坏死，表现为软骨表面有压痕，关节软骨下沉，触之有乒乓球样浮动感，软骨龟裂、剥脱，软骨下骨质外露。严重者可出现股骨头变形，头颈交界处明显骨质增生
临床表现	①中年男性多见，双侧受累者占 50% ～ 80% ②早期可以没有症状，多为髋关节内侧疼痛，少数患者表现为膝关节疼痛。严重者可有跛行，甚至扶拐行走 ③体征：髋关节内侧深部压痛，“4”字试验（Patrick′s sign）阳性，髋关节内旋及外展活动受限 ④ X 线平片：主要的诊断手段，分为四期（表 56-2） ⑤ MRI 是一种有效的非创伤性的早期诊断方法
治疗	①非手术疗法：适用于负重面坏死且病灶范围小，包括密切观察、避免负重及药物治疗等 ②手术治疗：有髓芯减压术、带血管蒂骨移植、截骨术、关节置换术等

表 56-2　股骨头坏死的 X 线平片检查

病变分期	X 线平片表现
Ⅰ期（软骨下溶解期）	股骨头外形完整，关节间隙正常，股骨头负重区“新月征”（cres-cent sign），这一征象在诊断股骨头坏死中有重要价值
Ⅱ期（股骨头修复期）	股骨头外形完整，关节间隙正常，负重区可见点状及斑片状密度减低区及囊性改变，常见一密度增高的硬化带包绕
Ⅲ期（股骨头塌陷期）	股骨头失去了圆而光滑的外形，软骨下骨的骨密度增高。关节间隙仍保持正常宽度。Shenton 线基本保持连续
Ⅳ期（股骨头脱位期）	股骨头变扁平，股骨头向外上方移位，Shenton 线不连续。关节间隙可以变窄，髋臼外上缘常有骨赘形成，继发性髋关节骨关节炎

第五十七章　颈、腰椎退行性疾病

颈椎间盘突出症概况

颈肩疼痛和麻木，上肢难抬手无力。影像检查可助诊，保守无效手术治。

表 57-1　颈椎间盘突出症概况

项目	基本要点
临床表现	①多发生于 40 ~ 50 岁，以颈 5 ~颈 6、颈 4 ~颈 5 多见 ②颈神经根压迫时，患者肩痛或上肢放射痛，病程较久者以麻木感为主。压迫严重时表现为突然短期内不能抬举上肢，或手部无力。检查时颈部僵硬，活动受限，神经支配区感觉障碍，患肢肌力下降，腱反射减弱或消失，Hoffmann 征阴性或阳性 ③椎间盘组织压迫脊髓时，患者表现为四肢不同程度的感觉、运动障碍或肛门括约肌功能障碍，也可表现为截瘫、四肢瘫或 Brown-Sequard 综合征等
影像学检查	① X 线检查应摄取颈椎正侧位片、过伸位、过屈位、双斜位片，以观察颈椎序列、各椎间隙高度变化、椎间孔形态的改变及骨赘形成情况等退行性改变 ② MRI 检查是颈椎间盘突出症的重要诊断依据
治疗	①非手术治疗：包括适当休息、卧床、颈部牵引或理疗，应用脱水药、止痛药和神经营养药等 ②手术治疗：椎间盘切除、解除神经根及脊髓的压迫

腰椎间盘突出症

腰部劳损外伤史，腰痛放至臀下肢。咳嗽喷嚏痛加重，重者跛行难走立。

直腿抬高试验阳，脊柱侧弯凸消失。CT 可见突出盘，方向程度与位置。

骨盆牵引卧硬床，硬膜外腔做封闭，手法复位常有效，重者摘除手术治。

表 57-2　腰椎间盘突出症的临床表现

临床表现	基本要点
发病	男多于女，比例为（4 ~ 6）：1，好发于 20 ~ 50 岁
腰痛	最先出现的症状（发生率 91%）
坐骨神经痛	下腰部→臀部→大腿后方→小腿外侧→足
马尾神经受压	二便障碍，鞍区感觉异常
腰椎侧凸	一种为减轻疼痛的姿势性代偿畸形，具有辅助诊断价值
腰部活动受限	以前屈受限最明显（因前屈位是导致发病的重要体位），发生率约 100%

续表

临床表现	基本要点
压痛及骶棘肌痉挛	89% 的患者在病变间隙的棘突间有压痛，约 1/3 患者有腰部骶棘肌痉挛
直腿抬高试验及加强试验[1]	均阳性

注：[1] 直腿抬高试验及加强试验：患者仰卧，伸膝，被动抬高患肢，抬高到 60° 以内即可出现坐骨神经痛（正常人为 60° ～ 70°），称直腿抬高试验（Lasegue）阳性。在直腿抬高试验时，缓慢降低患肢高度，待反射痛消失后，再被动背屈患肢踝关节以牵拉坐骨神经，如又出现放射痛，称加强试验阳性。急性腰扭伤时直腿抬高试验阳性，但加强试验为阴性。

表 57-3　腰椎间盘突出症的神经系统表现

	腰 3 ～ 4 椎间盘突出症	腰 4 ～ 5 椎间盘突出症	腰 3 ～骶 3 椎间盘突出症
受累神经	L_4 神经根	L_5 神经根	S_1 神经根
疼痛部位	骶髂部、髋部，大腿前内侧，小腿前侧	骶髂部、髋部，大腿后外侧，小腿前外侧，足内侧	骶髂部、髋部，大腿，小腿，外踝，足外侧
麻木部位	小腿前内侧	小腿外侧或足背，包括趾	小腿和足外侧，包括外侧三足趾
压痛点	腰 3 ～ 4 棘突旁	腰 4 ～ 5 棘突旁	腰 5 ～骶 1 棘突旁
肌力降低	伸膝无力	踇趾背伸无力	足跖屈无力、屈踇无力
肌肉萎缩	股四头肌	小腿前外侧肌群	小腿后外侧肌群
反射改变	膝反射减弱或消失	无改变	踝反射减弱或消失

表 57-4　腰椎间盘突出症的分型及治疗

分型	临床特点	治疗
膨隆型	纤维环部分破裂，表层完整，髓核向椎管内局限性隆起，但表面光滑	保守
突出型	纤维环完全破裂，髓核突向椎管，表面高低不平或呈菜花状	手术
脱出型	髓核穿破后纵韧带，呈菜花状，根部仍在椎间隙内	手术
游离型	大块髓核组织穿破纤维环和后纵韧带，完全突入椎管，与原间盘脱离	手术
Schmorl 结节及经骨突出型	前者指髓核经上、下软骨终板的裂隙突入椎体松质骨内；后者指髓核沿椎体软骨终板和椎体之间的血管通道向前纵韧带方向突出，形成椎体前缘的游离骨块	保守

第五十八章　骨与关节化脓性感染

急性化脓性骨髓炎

急起寒热患部痛，患肢屈曲不能动。深在压痛皮温高，分层穿刺抽有脓。
骺端模糊虫蚀样，骨膜增生周围肿。足量抗菌参药敏，开窗引流要钻孔。

慢性骨髓炎

急性反复有窦道，患肢增粗沉色素。增生死骨和破坏，骨膜增厚骨形粗。
搔刮窦道摘死骨，清除病灶手术做。

化脓性关节炎

急起寒热关节痛，全身症状较严重。抗生素用量要足，后期手术可采用。

表 58-1　急、慢性血源性骨髓炎与化脓性关节炎比较

	急性血源性骨髓炎	慢性血源性骨髓炎	化脓性关节炎
致病菌	溶血性金黄色葡萄球菌	金黄色葡萄球菌	金黄色葡萄球菌
好发人群	儿童	成人、儿童	儿童
好发部位	长骨干骺端	长骨干骺端	髋、膝关节
病理	骨坏死，死骨形成骨壳，骨性死腔	死骨形成、骨壳、窦道	浆液性纤维性脓性渗出，关节软骨破坏、强直
临床表现	起病急，寒战高热	病程缓慢，急性期发热	起病急，寒战高热
中毒症状	严重	轻	严重
局部症状	患处红肿痛、可溃破导致病理性骨折	急性期可有局部症状 窦道、死骨流出	关节红肿痛，功能障碍，浮髌试验阳性 关节间隙早期增宽、晚期变窄
X 线	14 天阴性 骨膜反应、骨质稀疏	有改变，死骨形成 骨膜反应、骨质破坏	早期无改变 骨质疏松、关节间隙早期增宽、晚期变窄
治疗	抗生素治疗、手术治疗、全身辅助治疗、局部辅助治疗（图 58-1）	手术治疗为主（图 58-2）	抗生素治疗、局部治疗、后期手术矫形（图 58-3）

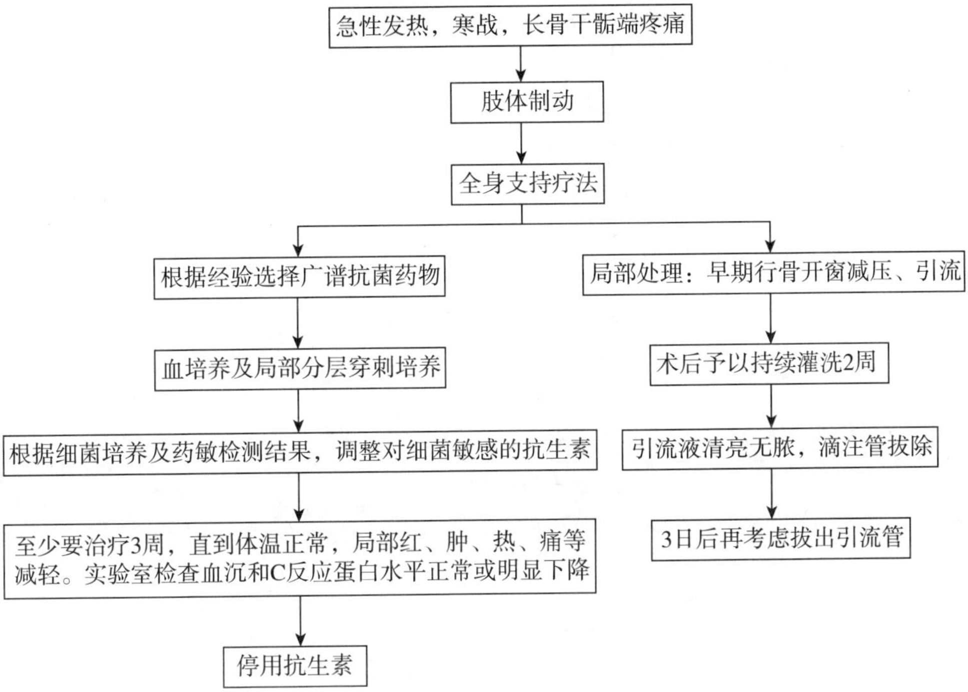

图 58-1　急性血源性化脓性骨髓炎治疗流程

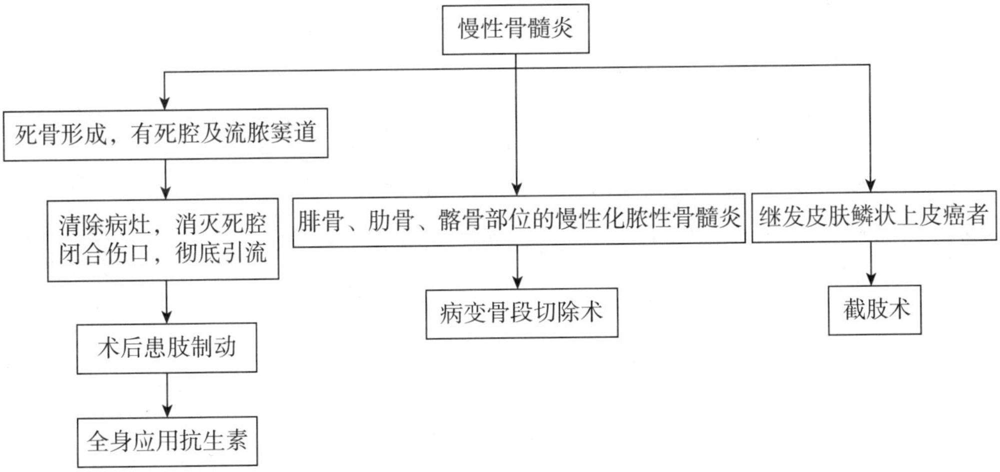

图 58-2　慢性骨髓炎治疗流程

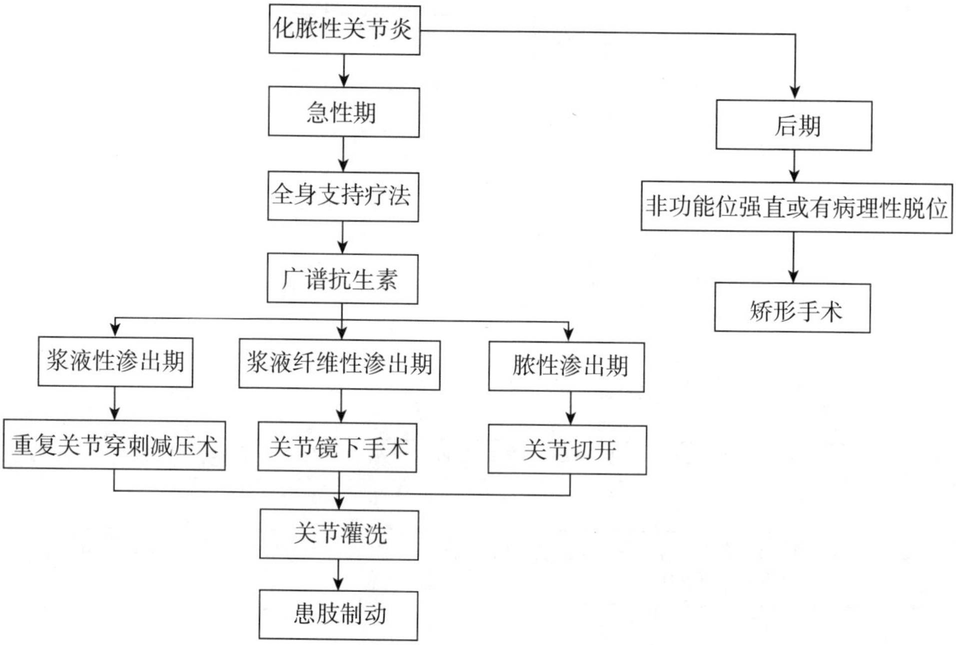

图 58-3 化脓性关节炎治疗流程

表 58-2 各种关节炎的比较

	化脓性关节炎	关节结核	风湿性关节炎	类风湿关节炎	创伤性关节炎	痛风
起病	急骤	缓慢	急	一般不急	缓慢	急，夜间发作
发热	高热	低热	高	偶有高热	无	可有中、低热
关节发病	单发多，很少3个以上	单发多	多发性，对称性，游走性	多发性（超过3个），对称性	单发性	多发，一般2个
好发部位	膝、髋	膝、髋	全身大关节	全身大、小关节	膝、踝、髋	踇趾、跖趾关节
局部症状	急性炎症明显	急性炎症	有急性炎症，伴有心脏病	有急性炎症，伴有小关节病变	无炎症表现	红肿显著
血象	高	异常	高	可增高	不高	高，血尿酸增高
血沉	高	高	高	高	正常	增高
X线	早期无变化	早期无明显变化	无变化	早期无变化	关节间隙窄，骨硬化	早期无变化
穿刺	清-混-脓性，多量脓细胞，可找到G^+球菌	清-混，可找到抗酸杆菌	清，少量白细胞	清，草绿色，混浊，中等量白细胞，类风湿因子阳性	清，少量白细胞	清-混，内有尿酸盐结晶

第五十九章　骨与关节结核

骨与关节结核概述

低热消瘦和盗汗，局部渐痛痉挛成。寒性脓肿和窦道，关节畸形功能障。

脓液查有结核菌，轻度贫血血沉快。软骨破坏骨膜肿，死骨形成骨质坏。

表 59-1　骨与关节结核的诊断

项目	基本要点
临床表现	①有肺结核病史或家族结核病史 ②起病多较缓慢，可无明显全身症状或只有轻微结核中毒症状，少数起病急骤，可有高热，一般见于儿童患者 ③关节病变大多为单发性，病变部位初起隐痛，活动后加剧。儿童患者常有"夜啼"现象 ④浅表关节检查可见关节肿胀和积液，并有压痛。关节常处于半屈曲状态，以缓解疼痛。晚期患者可见肌肉萎缩，关节呈梭形肿胀 ⑤寒性脓肿→窦道→骨瘘或外瘘 ⑥混合性感染，全身中毒症状，严重时可致肝、肾衰竭，甚至死亡 ⑦病理性脱位和病理性骨折 ⑧晚期病变静止后可有各种后遗症、关节功能障碍、畸形等
实验室检查	①红细胞沉降率（ESR）：用来检测病变是否静止和有无复发的重要指标 ② C 反应蛋白（CRP）：可用于结核活动性及临床治疗疗效的判定 ③结核菌素试验（PPD）：对儿童特别是 1 岁以下幼儿可作为结核诊断的依据 ④脓液或关节液涂片查找抗酸杆菌和结核分枝杆菌培养
影像学检查	① X 线检查：起病 6 ～ 8 周后方有 X 线平片改变，不能做出早期诊断 ② CT：可清晰地确定病灶位置和死骨情况，对显示病灶周围的寒性脓肿有独特的优点 ③ MRI：有助于早期诊断 ④关节镜检查：对诊断滑膜结核很有价值
几种结核病的鉴别	见表 59-2

表 59-2　几种结核病的鉴别

	脊柱结核	髋关节结核	膝关节结核
发病	发病率最高（占 50%）	发病率第 3	发病率第 2
部位	腰部＞胸部＞颈部＞骶部	股骨头边缘、髋臼的髂骨部分	股骨下端、胫骨上端关节面
年龄	儿童多见	儿童多见	儿童和青少年多见

续表

	脊柱结核	髋关节结核	膝关节结核
病理分型	中心型椎体结核 边缘型椎体结核	单纯性滑膜结核，单纯性骨结核 全关节结核	单纯性滑膜结核，单纯性骨结核 全关节结核
临床表现	①起病慢，有全身症状 ②疼痛为最早的症状 ③各部位的寒性脓肿 ④胸椎结核为后凸畸形 ⑤腰椎结核拾物试验阳性	①起病慢，有全身症状 ②局部疼痛、跛行、活动受限 ③小儿夜啼，诉膝部疼痛 ④髋关节屈曲内收内旋 ⑤ Thomas 征、4 字试验均阳性	①起病慢，有全身症状 ②膝关节肿胀，积液，浮髌试验阳性 ③膝关节穿刺抽液阳性 ④膝关节屈曲挛缩，寒性脓肿形成 ⑤膝关节纤维性强直，活动障碍
X 线	以骨质破坏和椎间隙狭窄为主。中心型见椎体压缩成楔形，边缘型见椎间隙变窄。椎旁脓肿，腰大肌脓肿阴影	①早期见局限性骨质疏松、关节囊肿胀、进行性关节间隙变窄、边缘性骨质破坏 ②后期可见空洞、死骨、股骨头坏死、病理性脱位	①早期见髌上囊肿胀，局限性骨质疏松 ②中期见关节间隙变窄，边缘性骨腐蚀 ③后期见骨质破坏、关节间隙消失、骨硬化
早期诊断	MRI 具有早期诊断价值 CT 对诊断腰大肌脓肿有价值	MRI 和 CT 可获得早期诊断，能显示微小病灶	MRI 具有早期诊断价值 关节镜对滑膜结核有早诊的独特价值
治疗	①抗结核治疗：局部固定 3 个月，卧床休息 ②手术治疗：切开排脓，病灶清除 矫形手术	①单纯性滑膜结核：抗结核药关节内注射、滑膜切除 ②单纯性骨结核：病灶清除 ③早期全关节结核：病灶清除 ④晚期全关节结核：病灶清除关节融合、转子下截骨	①单纯性滑膜结核：抗结核药关节内注射、滑膜切除 ②单纯性骨结核：病灶清除 ③早期全关节结核：病灶清除，> 15 岁如关节破坏严重，可加行膝关节骨矫形加压融合术

骨与关节结核的治疗

营养支持及抗痨，局部注射或制动。病灶清除或切排，其他手术选择用。

表 59-3 骨与关节结核的治疗

治疗方式	基本要点
支持治疗	注意休息、加强营养、输血等
抗结核治疗	参考内科学教材
局部制动	小关节结核固定 1 个月，大关节结核固定 3 个月
局部注射	最适用于早期单纯性滑膜结核。常用药物为异烟肼 不主张对寒性脓肿反复穿刺抽脓、注射抗结核药

续表

治疗方式	基本要点
手术	
切开排脓	适用于中毒症状重，寒性脓肿混合感染，患者不能耐受病灶清除术者
病灶清除术	①有明显死骨和大脓肿形成 ②窦道长期不愈 ③脊髓受压者 ④单纯性滑膜结核保守治疗效果不好者 ⑤单纯性骨结核髓腔内压力过高者
关节融合术	适用于关节不稳定者
截骨术	用于矫正畸形
关节成形术	用于改善关节功能

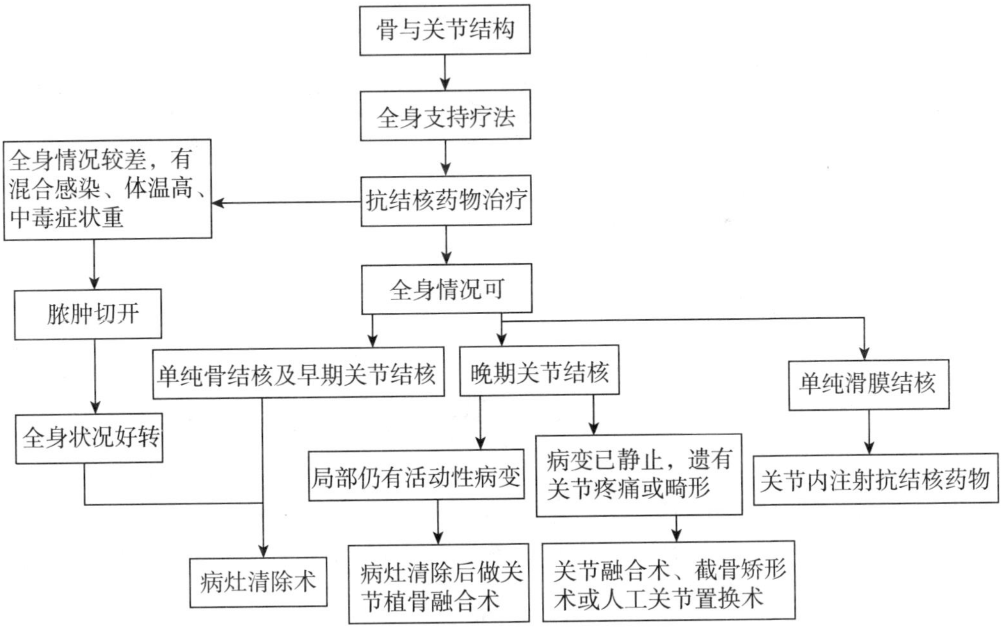

图 59-1　骨与关节结核治疗流程

第六十章　非化脓性骨关节炎

骨关节炎

关节肿大有结节，关节疼痛及压痛，关节无力骨擦感，关节僵硬晨起重。

减少活动和体重，理疗药物可应用，保守治疗若无效，手术治疗考虑用。

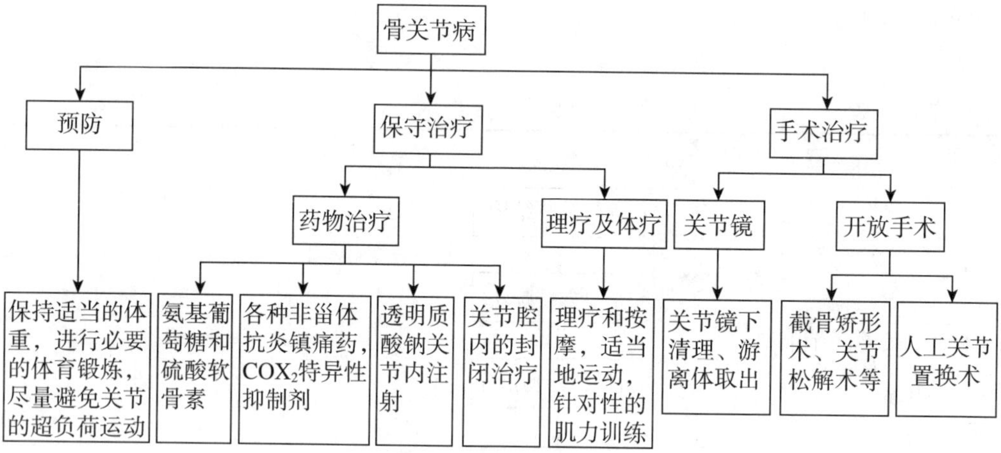

图 60-1　骨关节炎治疗流程

类风湿关节炎

晨僵至少一小时，首小关节是四肢，三个以上关节肿，腕掌近指常对称，

皮下结节活动见，双手 X 线有改变。上述异常超六周，RF 阳性抗体有。

卧床宜于急性期，理疗推拿缓解期。两类药物早联用，抗炎“抑免”两相济[1]。

三药合用最可取，手术最后一着棋。

注：[1] 指抗炎药与免疫抑制药配合应用。

表 60-1　类风湿关节炎与骨关节炎和强直性脊柱炎的比较

	骨关节炎	强直性脊柱炎	类风湿关节炎
好发	中老年，女性多见	16 ～ 30 岁，男性占 90%	20 ～ 45 岁，女性
病理变化	以关节软骨退行性变、继发性骨质增生为特征	以原发性、慢性、滑膜血管翳破坏性炎症、韧带钙化为主	基本病变为关节骨膜的慢性炎症。发病与免疫有关

续表

	骨关节炎	强直性脊柱炎	类风湿关节炎
累及部位	膝、脊柱及远侧指间1～2个关节	从骶髂关节沿脊柱逐渐向上蔓延，呈“竹节样”脊柱	掌指关节、近端指间关节常见多发性、双侧性、对称性
临床表现	①关节疼痛为主要症状 ②关节活动不灵活 ③关节肿胀、渗液、肌萎缩	①早期：骶髂关节痛、下背痛 ②晚期：躯干、髋关节弯曲、驼背畸形、关节僵硬	对称性多关节疼痛、晨僵，多关节受累，活动受限 晚期：关节鹅颈畸形
X线检查	软组织肿胀，关节间隙变窄，关节边缘骨赘形成。晚期骨端变形，关节表面不平整，边缘骨质增生	①早期髂关节骨质疏松、椎间隙增宽 ②中期椎间隙变窄、骶髂关节融合 ③后期为特征样“竹节样”脊椎	①早期关节周围软组织肿胀、关节间隙增宽、骨质疏松、关节积液 ②晚期关节间隙变窄、骨性强直
化验	一般都正常，无特异性	RF阴性、HLA-B27阳性	类风湿因子（RF）阳性
治疗原则	缓解或解除症状，延缓关节退变，保持和恢复患者的日常生活	缓解疼痛、预防畸形、改善功能	控制炎症，减轻症状，延缓病情，保持关节功能，防止畸形

第六十一章 骨 肿 瘤

骨肿瘤概况

骨瘤分为良恶性，由良到恶三期分。疼痛肿胀压迫症，影像病检可助诊。手术治疗为主要，放疗化疗可紧跟。

表 61-1 良性骨肿瘤与恶性骨肿瘤的鉴别

项目	良性骨肿瘤	恶性骨肿瘤
性别	男略多于女	男略多于女
发病率	多见	少见
年龄	成人	年轻
生长方式	多为外生性生长，速度缓慢	为破坏性生长，呈虫蚀样或筛孔样破坏
疼痛	多无，恶变或骨折时痛	常用
病理性骨折	可有	常用
截瘫	可导致	可导致
肿块	质硬无压痛	有压痛
血管怒张	无	有
转移	无	有
X 线病灶	界限清楚，密度均匀	界限不清，病灶不规则，密度不均
骨膜反应	通常无骨膜反应，病灶周围有硬化反应骨	有骨膜反应
特点	皮质膨胀变薄	骨破坏区不规则呈虫蚀样或筛孔样：Codman 三角和“日光射线”见于骨肉瘤，葱皮现象见于尤因肉瘤
骨质破坏	骨质破坏呈单房性或多房性，内有骨化影	溶骨性缺损
举例	骨软骨瘤（最常见）、软骨瘤、骨瘤、骨样骨瘤	骨肉瘤（最常见）、软骨肉瘤、纤维肉瘤、尤因肉瘤、骨髓瘤

表 61-2　骨肿瘤的诊断方法

诊断方法	基本要求
影像学检查	① X 线检查：能反映骨与软组织的基本病变，骨内的肿瘤性破坏表现为溶骨型、成骨型和混合型。有些骨肿瘤的反应骨也可表现为骨的沉积 ② CT 和 MRI 检查：可以为骨肿瘤的存在及确定骨肿瘤的性质提供依据，也可更清楚地描绘肿瘤的范围，识别肿瘤侵袭的程度，与邻近组织的关系，帮助制订手术方案和评估治疗效果 ③ ECT 检查：可以明确病损范围，发现病灶较早，但特异性不高；能早期发现可疑的骨转移灶，防止漏诊；也可了解异体骨、灭活骨的骨愈合情况 ④ DSA 检查：可显示肿瘤供血情况；了解新生肿瘤性血管的改变，监测化疗的效果 ⑤其他：超声波检查、脊椎造影、钡餐造影、关节对比造影、尿路造影等
病理检查	最后确定诊断骨肿瘤唯一可靠的检查，分为切开活检和穿刺活检两种
生化测定	血钙、血清碱性磷酸酶、酸性磷酸酶，尿 Bence-Jones 蛋白
现代生物技术检测	一些骨肿瘤中有常染色体异常，能帮助诊断和进行肿瘤分类，并可更精准地预测肿瘤的行为

表 61-3　骨肿瘤的外科分期

分期	临床表现	影像学特点	组织学形态
G0	包囊完整，无卫星病灶，无跳跃转移，极少远隔转移	肿瘤边界清楚、局限在囊内或外生隆起突向软组织	分化良好，细胞 / 基质之比为低度到中度
G1（低度恶性）	生长较慢，无跳跃转移，偶有远隔转移	肿瘤穿越瘤囊，骨皮质破坏，可向囊外生长	细胞分化中等
G2（高度恶性）	肿块生长快，症状明显，有跳跃转移现象，常发生局部及远隔转移	边缘模糊，肿瘤扩散，波及软组织	核分裂多见，分化极差，细胞 / 基质之比高

表 61-4　良性骨肿瘤的治疗依据

分期	分级	部位	转移	治疗要求
1	G_0	T_0	M_0	囊内手术
2	G_0	T_1	M_0	边缘或囊内手术 + 有效辅助治疗
3	G_0	T_2	M_0	边缘或囊内手术 + 有效辅助治疗

表 61-5 恶性骨肿瘤的治疗依据

分期	分级	部位	转移	治疗要求
Ⅰ A	G_1	T_1	M_0	广泛手术：广泛局部切除
Ⅰ B	G_1	T_2	M_0	广泛手术：截肢
Ⅱ A	G_2	T_1	M_0	根治手术：根治性整块切除加其他治疗
Ⅱ B	G_2	T_2	M_0	根治手术：根治性截肢加其他治疗
Ⅲ A	$G_{1\text{-}2}$	T_1	M_1	肺癌转移灶切除，根治性切除，或姑息性手术加其他治疗
Ⅲ B	$G_{1\text{-}2}$	T_2	M_1	肺癌转移灶切除，根治性切除，或姑息性手术加其他治疗

表 61-6 骨肿瘤的手术界限

类型	切除范围	镜下所见达到要求	手术方法	
			保肢	截肢
囊内手术	在病损内	肿瘤限于边缘	囊内刮除	囊内截肢
边缘手术	在反应区 - 囊外	反应组织 ± 微卫星肿瘤	边缘整块切除	边缘截肢
广泛手术	超越反应区，经正常组织	正常组织 ± “跳跃病损”	广泛整块切除	广泛经骨截肢
根治手术	正常组织 - 间室外	正常组织	根治整块切除	根治解脱

表 61-7 骨肿瘤的治疗

治疗方法	说明
外科治疗	
良性骨肿瘤	①刮除植骨术 ②外生性骨肿瘤的切除
恶性骨肿瘤	①保肢治疗 ②截肢术
化学治疗	使用抗肿瘤药物
放射治疗	
其他治疗	血管栓塞治疗，局部动脉内插管化疗，温热 - 化学疗法，免疫治疗

表 61-8 常见的骨肿瘤比较

	性质	好发部位	临床表现	影像学特点	治疗
骨瘤	良性	颅骨、下颌骨	局部肿块	—	可不治疗
骨样骨瘤	良性	下肢长骨	进行性加重的疼痛，可服阿司匹林止痛	—	手术切除
骨软骨瘤	良性，部分恶变	长骨干骺端	包块，可有疼痛	在干骺端可见从皮质突向软组织的骨性突起，髓腔相同	一般不做治疗
软骨瘤	良性	手足管状骨	无痛性肿胀	溶骨性破坏	手术治疗
骨巨细胞瘤	潜在恶性	股骨下端，胫骨上端	疼痛，乒乓球样包块，关节活动受限	肥皂泡样改变，偏心位溶骨性破坏，无骨膜反应	切除手术＋灭活处理
骨肉瘤	恶性	干骺端	疼痛，恶病质，皮温上升，静脉怒张	血管丰富，Codman三角，“日光射线”	综合治疗
软骨肉瘤	恶性	长骨，髂骨	隐痛，逐渐加重	密度减低的阴影	手术治疗为主
骨纤维肉瘤	恶性	股骨（四肢长骨干骺端，骨干）	疼痛，肿胀	溶骨性破坏，少有骨膜反应	手术为主
尤因肉瘤	恶性	股骨，胫骨，腓骨	进行性加重疼痛，肿胀	“葱皮”现象，溶骨性破坏	放疗为主
骨髓瘤	恶性	脊柱，骨盆	背痛，贫血，恶病质	溶骨性破坏，骨质疏松	化疗，放疗

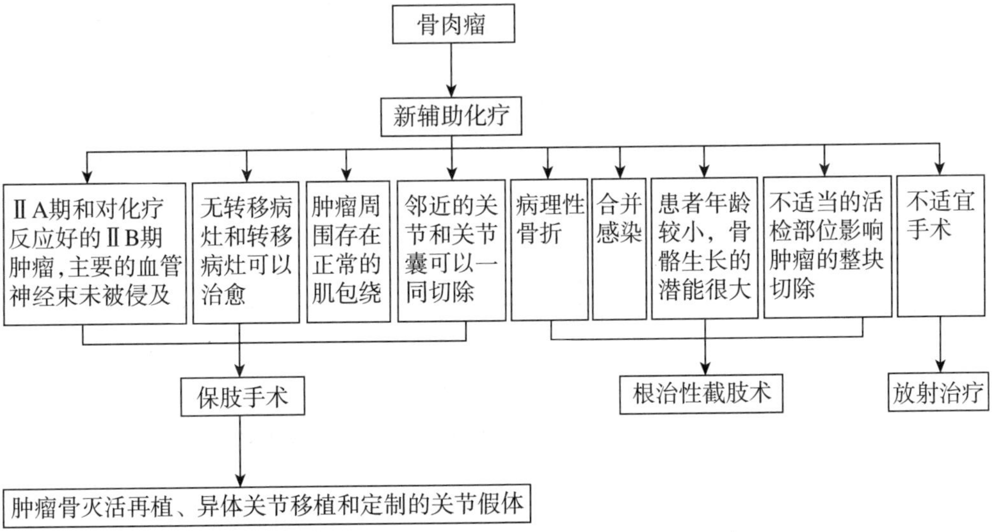

图 61-1 骨肉瘤治疗流程

多发性骨髓瘤

恶性浆C多轻链，全身浸润症多种，肾损钙高肝脾大，出血感染骨骼痛。
血检增多单克隆，凝溶蛋白在尿中。血髓浆C超十五，弥漫溶骨骨疏松。
高钙高黏要多饮，化疗方案各不同。

注："浆C"指浆细胞。

表 61-9　多发性骨髓瘤概况

项目	基本要点
概念	起源于骨髓造血组织、浆细胞过度增生所致的恶性肿瘤
临床表现	①广泛的骨骼溶骨性破坏引起疼痛、病理性骨折、高钙血症、贫血和恶病质。X线表现为多个溶骨性破坏和广泛的骨质疏松 ②骨髓穿刺活检见大量异常的浆细胞即可确诊。血清和尿中发现异常的球蛋白增高，A/G倒置
治疗	以化疗和放疗为主，预防感染和肾衰竭，出现病理性骨折和脊髓压迫者可行外科治疗

转移性骨肿瘤

疼痛肿胀及压迫，敏感检测骨扫描，转移肿瘤用姑息，原发肿瘤应治疗。

表 61-10　转移性骨肿瘤概况

项目	基本要点
发病情况	好发人群：常见于中老年人，儿童多来自成神经细胞肿瘤 好发部位：躯干骨
症状	疼痛、肿胀、病理性骨折和脊髓压迫
X线检查	可表现为溶骨性、成骨性（如前列腺癌）和混合型的骨质破坏，以溶骨性为多见，病理性骨折多见
骨扫描	检测转移性骨肿瘤敏感的方法
治疗	以姑息性治疗为主

骨的其他病损

其他骨病有几种：骨囊肿与肉芽肿，骨纤维发育不良，刮除植骨可治愈。

表 61-11 骨的其他病损

病损类型	临床表现	治疗
骨囊肿	常见于儿童和青少年，好发于长管状骨干骺端，多数无明显症状，或有隐痛，绝大多数患者在发生病理性骨折后就诊。X线表现为干骺端圆形或椭圆形界限清楚的溶骨性病灶，骨皮质膨胀变薄，单发或多发性，经常毗邻骨骺生长板，但不越过生长板	病灶刮除，自体或异体骨移植填充缺损。有些骨囊肿骨折后可以自愈
动脉瘤性骨囊肿	好发于青少年，好发部位为长骨的干骺端，是一种从骨内向骨外膨胀性生长的骨性血性囊肿，疼痛和肿胀为主要症状。X线表现为长骨骨干或干骺端的气球样、透亮的膨胀性、囊状溶骨性改变，偏心，边界清晰，有骨性间隔，有时病灶也可位于中心位置	刮除植骨术是主要的治疗方法
骨嗜酸性肉芽肿	也称朗格汉斯组织细胞肉芽肿病，好发于青少年，好发部位为颅骨、肋骨、脊椎和肩胛骨等，受累部位疼痛和肿胀。X线表为孤立、界限分明的溶骨性缺损，骨膜反应。椎体的嗜酸性肉芽肿可表现为扁平椎体	刮除植骨术或放射治疗法
骨纤维发育不良	亦称骨纤维异样增殖症，是一种髓内良性的纤维性骨性病变，可累及单骨或多骨，好发于青少年和中年，病损进程较慢，无自觉症状，病理性骨折是常见的并发症，X线表现为受累骨骼膨胀变粗，密质骨变薄，典型特征是呈磨砂玻璃样改变，界限清楚，股骨近端的病损可使股骨颈弯曲，酷似“牧羊人手杖”	可采用刮除植骨术，对有畸形者可行截骨矫形术

主要参考文献

1．陈孝平，汪建平，赵继宗．外科学．9 版．北京：人民卫生出版社，2018.
2．王宇，姜洪池．外科学．3 版．北京：北京大学医学出版社，2013.
3．魏保生，吴秀贞．外科学笔记．3 版．北京：科学出版社，2014.
4．张相安．外科学．8 版．西安：第四军医大学出版社，2013.
5．戴显伟．图表外科学．北京：人民卫生出版社，2011.
6．严仲瑜，高嵩．轻松学习外科学．2 版．北京：北京大学医学出版社，2014.